Norbert Schmacke
Vertrauen in die Medizin

Mensch und Medizin

Norbert Schmacke

Vertrauen in die Medizin

Warum sie es verdient
und wodurch es gefährdet wird

Psychosozial-Verlag

Bibliografische Information der Deutschen Nationalbibliothek
Die Deutsche Nationalbibliothek verzeichnet diese Publikation
in der Deutschen Nationalbibliografie; detaillierte bibliografische Daten
sind im Internet über http://dnb.d-nb.de abrufbar.

Originalausgabe

info@psychosozial-verlag.de
www.psychosozial-verlag.de

Umschlagabbildung: medical stethoscope isolated on white background/
© Adobestock/amedeoemaja
Umschlaggestaltung und Innenlayout nach Entwürfen von Hanspeter Ludwig, Wetzlar
Satz: SatzHerstellung Verlagsdienstleistungen Heike Amthor, Fernwald
ISBN 978-3-8379-3264-5 (Print)
ISBN 978-3-8379-6124-9 (E-Book-PDF)

Inhalt

Vorwort

Die Medizin hat in den letzten Jahrzehnten ungeahnte Fortschritte in der Diagnostik und Therapie von Erkrankungen gemacht. Nicht alle Menschen sehen das so, und viele sehen diese Fortschritte als selbstverständlich an. Richtig ist auch, dass es immer noch zahlreiche Erkrankungen gibt, bei denen das Ziel einer Heilung in weiter Ferne liegt. Und es kann nicht außer Betracht bleiben, dass auch erfolgreiche Behandlungen schwerer Erkrankungen oft mit großem Leiden verbunden sind; das betrifft körperliche Schäden, vor allem aber auch Einschränkungen der psychosozialen Integrität. Die AkteurInnen der Medizin konzentrieren sich verständlicherweise auf das Ziel des Erhalts der erwartbaren Lebenserwartung und sehen oft nicht, welch enorme Kraft Kranke bei der Behandlung schwerer Erkrankungen aufbringen müssen. Die partielle Blindheit der Medizin ist einer der Gründe, warum immer wieder Menschen auf die sogenannte Alternativ- oder Komplementärmedizin hoffen. Dies ist doppelt tragisch, weil deren Versprechungen nicht weit reichen und im schlimmsten Fall wirksame Behandlung verhindern. Es stellt sich die Kernfrage, welchen diagnostischen und therapeutischen Empfehlungen wir eigentlich vertrauen können, wenn wir in Sorge um unsere Gesundheit sind oder bereits mit einer nicht nur flüchtigen Erkrankung zurechtkommen müssen.

Früher haben sich Menschen wohl ganz überwiegend ärztlichem Rat gefügt. Eine generelle Skepsis in der Gesellschaft gegenüber jedwedem ExpertInnentum hat längst auch die Ärzteschaft erreicht. Und seit der Verfügbarkeit des Internets ist neben der Ärzteschaft ein neuer gigantischer Experte aufgetaucht, der angeblich auf alle Fragen eine, in Wirklichkeit eine Vielfalt von im Zweifelsfall widersprüchlichen Antworten parat hat. Schon lange vor dem Internetzeitalter hat es in Sachen Gesundheit und Krankheit immer das Bedürfnis gegeben, nach »Alternativen« zu der Medizin zu suchen, die an den Universitäten gelehrt wird. Entsprechende Angebote haben es heute allerdings viel leichter, sich Gehör zu verschaffen. Vor allem haben die immer schon beliebten Erzählungen darüber, was vielleicht unerwartet geholfen hat oder was frau und man unbedingt ausprobieren soll, durch die sozialen Medien explosionsartig zugenommen. Gleiches gilt für Berichte über Gefahren der »Schulmedizin«: ein Kampfbegriff der HomöopathInnen aus dem 19. Jahrhundert, der sagen will, dass Universitäten und approbierte Ärztinnen und Ärzte zu sehr an fixen Überzeugungen festhalten, für neue Ideen nicht offen sind und AußenseiterInnen gezielt ausgrenzen und bekämpfen. Mit der atemberaubenden Kommerzialisierung des Gesundheitswesens ist zudem die Sorge vor einem allzu großen Einfluss der pharmazeutischen Industrie und anderer wirtschaftlicher Interessengruppen gewachsen. So findet sich ein auf den ersten Blick erstaunliches Nebeneinander von wachsender Inanspruchnahme gesundheitlicher Dienstleistungen und Kritik am Medizinbetrieb. Diese schwierige Gemengelage will das Buch sortieren und eine klarere Sicht auf die Frage ermöglichen: Worauf dürfen Kranke heutzutage eigentlich berechtigterweise vertrauen? Es sollen keine Schlichtrezepte »verkauft«, sondern es soll dafür geworben werden, die Entwicklungen der Medizin in Wissenschaft und Praxis anhand zahlreicher Beispiele Revue passieren zu lassen. Es geht nicht darum, unkritisch das Hohelied der Medizin zu singen, aber sehr wohl in der gebotenen Weise darauf zu verweisen, wo sich das immer vorhandene Verhältnis zwischen Heilen, Lindern und Trösten spürbar in Richtung von Heilen entwickelt hat, teils tatsächlich im Sinne der Wiederherstellung der vollständigen Gesundheit, teils im Sinne einer bedeutsamen Verbesserung der Überlebenschancen: »Heilen manchmal, lindern oft, trösten immer«[1] (Payne, 1967, S. 47, Übersetzung d. A.).

Das Buch gliedert sich in drei Abschnitte. Es beginnt mit der Darstellung wichtiger Etappen der Fortschritte der Medizin. Dies geschieht in der Annahme, dass die wirklich enorme Entwicklung der Medizin oft nicht angemessen gesehen wird. Im zweiten Abschnitt wird analysiert, woher das etwa seit den 70er Jahren des 20. Jahrhunderts gewachsene Interesse an »Alternativ-« oder »Komplementärmedizin« stammt – weit über die immer wieder geäußerte Vermutung hinaus, es liege schlicht daran, dass »alternative HeilerInnen« besser zuhörten. Im dritten Kapitel wird ausführlicher dargestellt, welchen Anteil die Medizin daran hat, in das

1 »Guérir quelquefoi, soulanger souvent, consoler toujours.«

Schussfeuer der Kritik geraten zu sein. Die nachfolgenden Ausführungen stützen sich auf wissenschaftliche Analysen, darunter viele Anleihen bei medizinhistorischer Forschung, und fortwährende Beschäftigung mit klinischen und epidemiologischen Studien. Beflügelt hat mich aber auch der Blick auf den Beginn meiner eigenen praktisch-medizinischen Tätigkeit im Krankenhaus zwischen 1975 und 1983. In der geschichtlich betrachtet ja verschwindend kurzen Zeit seither hat sich diese Medizin so unglaublich weiterentwickelt, dass mir meine eigene Tätigkeit in dieser Zeit manchmal sehr klein erscheint – ohne damit die heutige Ära verklären zu wollen. Ich habe bei diesem Rückblick insoweit selbst noch einmal viel gelernt und hoffe, dass dies bei der Lektüre spürbar wird.

Ein Punkt liegt mir sehr am Herzen. So sehr ich mich natürlich bemüht habe, belastbare Quellen für meine Schilderungen zu nutzen, Behauptungen mit nachzuverfolgenden Belegen zu versehen, so sehr weiß ich, dass am Ende die Schlussfolgerungen immer auch subjektiv geprägt sind. Wo ich Gelände betreten habe, das mir aufgrund eigener beruflicher Erfahrungen nicht ausreichend vertraut war, habe ich Rat bei Erfahrenen gesucht. Es ist gleichwohl sicher, dass die aufgeschriebenen Einschätzungen auf vielfältige Einwände stoßen können, und es ist auch wahrscheinlich, dass zwischen Abschluss des Manuskripts und Erscheinen des Buches neue Erkenntnisse hinzugekommen sind, die Berücksichtigung finden müssten. Dass ich mich trotzdem getraut habe, derart große Bögen aufzuspannen, wird von der Hoffnung getragen, ein Nachdenk-Buch geschrieben zu haben, welches bei den Leserinnen und Lesern Interesse weckt, eigene Positionen zu überdenken und hier und da vielleicht selbst tiefer in die Debatte einzusteigen. Ich will aber auch nicht verschweigen, dass meine Darstellung, die auf einigen Jahrzehnten Arbeit in Klinik, öffentlichem Gesundheitsdienst, gesetzlicher Krankenversicherung und Universität beruht, von der Leidenschaft getragen wird, über Fragen, die mir wichtig sind, ins Gespräch zu kommen und – wer will das nicht? – gehört zu werden.

Ein Letztes: Ich habe davon Abstand genommen, all die Frauen und Männer aufzulisten, die mich bei diesem Projekt über unterschiedlich lange Strecken mit ihrem Rat unterstützt haben. Alle, die das getan haben, wissen, wie sehr ich ihre Unterstützung schätze. Mein Wissen und meine Grundhaltung habe ich über lange Zeiträume durch Begegnungen mit zahlreichen ExpertInnen und Betroffenen erworben, die mir immer wieder die Augen öffneten und mich bei konträren Auffassungen veranlasst haben, tiefer in Einzelfragen einzusteigen. All diesen Personen verdanke ich die

Bilder, die ich mir von Krankheit und Gesundheit sowie von der Versorgung Kranker gemacht habe. Ich könnte sie gar nicht alle aufzählen! Ich bin außerordentlich dankbar dafür, dass ich in viele gesellschaftliche Bereiche hineinschauen durfte, in denen auf verschiedene Weise um die Verbesserung der Gesundheits- und Gesundungschancen sowie um einen gelingenden Umgang mit unvermeidlichem Leid gerungen wird.

1 Fortschritte der Medizin

Worum geht es in diesem ersten Kapitel?

Im ersten Kapitel des Buches wird die Geschichte bedeutsamer Fortschritte der Medizin anhand von 22 Beispielen erzählt. Jeder Abschnitt steht für sich. Es ist möglich, eine Reihenfolge nach persönlicher Vorliebe festzulegen. Der aufgespannte Bogen beginnt mit dem Kindbettfieber, dessen Ursache Ignaz Philipp Semmelweis aufdeckte und damit die Todesrate von Gebärenden drastisch senken konnte. Er endet mit dem Blick auf den Umgang mit schwer psychisch Kranken, die über lange Zeiträume ausgeschlossen, eingesperrt und bekämpft wurden, ehe in vielen und in sich widersprüchlichen Etappen seit etwa 60 Jahren ihre Gleichstellung mit körperlich Erkrankten als zentrale Aufgabe bezeichnet werden konnte. Historisch scheint dazwischen das Zeitalter der Seuchen und vieler bedrohlicher Infektionskrankheiten auf, grauenvolle Jahrhunderte, die durch bessere Lebensbedingungen und Medikamente und später dann die Erfindung der Antibiotika und der Impfungen heute fast schon vergessen scheinen. Und es wird gezeigt, dass erst seit wenigen Jahrzehnten die großen gegenwärtigen Bedrohungen wie Schlaganfall, Herzinfarkt und eine ganze Reihe von Krebserkrankungen durch Medikamente, Strahlen und Operationen spürbar positiv beeinflusst werden können. Die Fülle der Behandlungsmöglichkeiten übersteigt alles, was für die heutigen Seniorinnen und Senioren in ihrer Jugend auch nur ansatzweise vorstellbar gewesen wäre. Diese Fortschritte wurden selten über Nacht erzielt, sondern waren häufiger durch mühsame Suchprozesse gekennzeichnet. Auf diesem Weg wurden immer wieder auch einzelne, zutiefst unwürdige Menschenversuche durchgeführt. Und noch nicht vollständig verstanden ist die Geschichte der Verfolgung jüdischer Ärztinnen und Ärzte, die maßgeblich zum hohen Niveau der medizinischen Forschung und Behandlung vor der NS-Zeit beigetragen hatten. Die Fortschrittsgeschichte wird sich fortsetzen – hoffentlich auch dadurch, dass das extreme Gefälle zwischen reichen und armen Ländern beseitigt wird.

Vorbemerkungen

Menschen gewöhnen sich an Standards und fragen von einem bestimmten Zeitpunkt an nicht mehr, wie sich diese Standards entwickelt haben oder wie sich Menschen früher mit anderen, häufig widrigeren Lebensbedingungen arrangieren mussten. Das gilt auch für die Medizin. Selbst die sonst so wichtigen Erzählungen von Eltern und Großeltern vermitteln heute nur schwache Vorstellungen davon, was vor etwa 50 Jahren von der Medizin geleistet werden konnte und wie sehr sich die heutige Versorgung durch die Ärzteschaft, die Pflege und andere Fachberufe davon unterscheidet. Ich möchte deshalb am Beginn des Buchs ohne jeden Anspruch auf Vollständigkeit und in Siebenmeilenstiefeln eine Fortschrittsgeschichte der Medizin skizzieren.

Die wichtigste Vorbemerkung: Ich möchte niemanden missionieren, mein Bild des Fortschritts in der Medizin zu übernehmen. Natürlich bin ich davon überzeugt, gute Beispiele aufgeschrieben zu haben, und hoffe, dass meine Gedanken nachvollziehbar sind. Meine Idee ist eigentlich »nur«, die Leserin und den Leser zum Nachdenken darüber zu bewegen, wie es um ihr eigenes Bild der heutigen Medizin im Lichte der skizzierten Entwicklungen bestellt ist. Das liefert das zweite Stichwort: Weder die Auswahl noch die Schilderung der vorgestellten Beispiele kann ein auch nur annähernd vollständiges Bild der Entwicklungen in der Medizin zeichnen. Die Auswahl ist subjektiv, und jede Expertin, jeder Experte aus den Geschichtswissenschaften und der klinischen Medizin würde anders akzentuierte Darstellungen liefern. Ich kann nur hoffen, dass deutlich wird, dass es nicht um eine Geschichte »großer Männer«, sondern fast immer um komplexe Forschungsstränge geht. Wo ich Wichtiges übersehen habe, würde ich mich über Zuschriften freuen, um diese bei einer anstehenden Überarbeitung zu berücksichtigen. Und genauso neugierig bin ich zu hören, welche anderen Beispiele für das Thema »Fortschritte der Medizin« zu bedenken wären. Die Geschichte der wissenschaftlichen Medizin belegt einen stetigen Wandel, in der Regel im Sinne einer Vergrößerung des therapeutisch nützlichen Arsenals, teils aber auch im Sinne der Rücknahme übertriebener Erwartungen.

Wenn ich die Idee verfolge, zum Überprüfen des eigenen Bildes anzuregen, so bezieht sich das nicht zuletzt auch auf das jeweilige Verständnis von Fortschritt. Selten sind, so denke ich, die Momente in der Medizingeschichte, da gewissermaßen von einer Minute auf die nächste die Lösung eines vorher nicht verstandenen und bedrängenden Problems entwickelt wurde. Vieles braucht Zeit und schließt mühsame Etappen und Rückschläge ein. Auch für die großen Fortschritte der Chirurgie, Strahlenheilkunde und Arzneimittelbehandlung gilt, dass bessere Behandlungsergebnisse auch von teils gravierenden gesundheitlichen Beeinträchtigungen begleitet sein können, oft vorübergehend, nicht so selten aber auch dauerhaft – etwas beschönigend Nebenwirkungen genannt.

Die heutige Forschung und Bewertung von Innovationen in der Medizin fragen stets nach dem Verhältnis von Nutzen und Schaden im Vergleich zum bestehenden Standard: Es muss akzeptabel sein. Hierfür gibt es in der Welt der wissenschaftlichen Bewertung eine fortlaufende Debatte um die anzulegenden Maßstäbe. Wir alle haben aber fast unabhängig davon persönliche Einschätzungen zu diesem Verhältnis, spätestens dann, wenn wir von mehr als etwas lästigen aber rasch vorübergehenden Erkrankungen betroffen sind. Der von mir vorgestellte Blick auf die Entwicklung soll auch überzeugen, dass es ohne die Beschäftigung mit der Nutzen-Schaden-Bilanz nicht geht, und dass dieser Hinweis nicht auf einen Skandal der Medizin hinweist sondern auf ein unabänderliches Gesetz im Umgang mit Gesundheit und Krankheit, so sehr uns – wie ich finde völlig zu Recht – manche Fortschritte der Medizin regelrecht begeistern können.

Kindbettfieber

Das erste Beispiel betrifft das Kindbettfieber. 1847 zeigte der ungarische Gynäkologe Ignaz Philipp Semmelweis (1818–1865) im Alter von gerade einmal 29 Jahren, dass diejenige schädigende Substanz, welche für die extrem hohe Müttersterblichkeit verantwortlich war, durch die Hände der Medizinstudierenden und ÄrztInnen von der Pathologie zur Wöchnerinnenstation getragen worden sein könnte. Heute wissen wir, dass es sich beim Auslöser des Kindbettfiebers um Bakterien handelt, die aufgrund mangelnder Hygiene während und nach der Geburt leicht in den mütterlichen Blutkreislauf eindringen und dort eine häufig tödlich verlaufende Blutvergiftung (Sepsis) auslösen können, welche damals noch nicht behandelt werden konnte. Die Geschichte dieser großartigen Entdeckung hat jüngst der amerikanische Gynäkologe Nikolas Kadar noch einmal detailliert beschrieben (Kadar, 2019). In der Wiener Klinik wurden ab 1823 alle Verstorbenen obduziert. Die Klinik bestand aus zwei Abteilungen: In der einen wurden die Medizinstudierenden unterrichtet, in der anderen die Hebammen. Semmelweis stellte fest, dass in der von den Medizinstudierenden besuchten Abteilung die Müttersterblichkeit zwischen 7,7% und 11,4% betrug, in der von den Hebammen besuchten demgegenüber zwischen 2% und 7,5%. In jedem Jahr seiner Untersuchung war die Sterblichkeit in der von Medizinstudierenden aufgesuchten Abteilung zwei- bis vierfach höher. Semmelweis schloss denkbare Ursachen wie unterschiedliche Belegungsdichte sorgfältig aus. Die bahnbrechende Idee kam ihm, als er sah, dass der Pathologe Kolletschka starb, nachdem ihn ein Student im Obduktionssaal mit einem Messer verletzt hatte. Semmelweis studierte den Obduktionsbericht. Er sah, dass die Krankheitszeichen auffällige Ähnlichkeit mit den Symptomen der verstorbenen Mütter aufwiesen. Es konnte sich also um dieselbe Ursache handeln, und die beschrieb er als »cadaveric particles«: Leichenteile, hier am Messer, dort an den Händen der Medizinstudierenden. »Die unbekannte Ursache, welche so entsetzliche Verheerungen anrichtete, war demnach in den an der Hand klebenden Cadavertheilen der Untersuchenden an der ersten Gebärklinik gefunden« (Semmelweis, 1861, o.S.). Die Medizinstudierenden wuschen sich zwar die Hände, wenn sie den Obduktionssaal verließen und auf die Stationen gingen, doch Semmelweis schlussfolgerte, dass dies offensichtlich nicht ausreiche. Er experimentierte mit verschiedenen Methoden, vor allem auch, um den nach dem Waschen an den Händen verbleibenden üblen Geruch loszuwerden, und entschied sich für eine Chlorlösung. Nachdem diese Maßnahme vor Betreten der Klinik und zwischen jeder Untersuchung als verpflichtend eingeführt worden war, sank die Müttersterblichkeit dramatisch ab – ein revolutionär zu nennender historischer Erfolg war erzielt worden.

Semmelweis' Vorgehen bestand also in einer epidemiologischen Pionierstudie. Er konnte durch den Vergleich der Todesraten zweier unmittelbar benachbarter Entbindungsstationen die Hypothese aufstellen, dass es in der ärztlich geleiteten Station eine spezifische Ursache geben müsse, die in der von Hebammen geleiteten Parallelstation nicht in Erscheinung trete. Semmelweis leistete damit weit über die Geburtshilfe hinaus einen zentralen Beitrag zur modernen Hygiene in der Medizin, doch erst mit einem in der Medizingeschichte nicht unüblichen Zeitverzug konnte seine Leistung weltweit anerkannt werden. Selbst eine so hoch respektierte Autorität wie Rudolf Virchow (1821–1902) äußerte noch 1858 Zweifel an der Theorie von Semmelweis, indem er in einem Vortrag von der Berliner Gesellschaft für Geburtshilfe mit der Miasmentheorie (Übertragung von Krankheiten durch giftige Ausdünstungen) argumentierte:

> »Zwischen Herbst 1856 und März 1858 – 18 Monate – waren in der Charité 83 Todesfälle von Puerperalfieber vorgekommen. Man sieht also, daß es nicht dem Wundfieber an die Seite zu stellen ist, daß diese gegenteilig in den Sommermonaten ihre Höhe erreichen, und möchte der Grund vielleicht darin zu suchen sein, daß die Wochensäle, in dem Bestreben, jede Erkältung zu vermeiden, zu ängstlich geschlossen gehalten werden, und somit einen geeigneten Boden für die Ansammlung eines intensiveren Miasmas bilden« (Virchow, 1858, o. S.).

Semmelweis begründete einen neuen Standard und führte die systematische Händedesinfektion auch in einer chirurgischen Klinik mit durchschlagendem Erfolg ein. Gut zehn Jahre später führte der englische Chirurg Joseph Lister (1827–1912) die Kernidee der Verhinderung von Bakterienübertragung während operativer Eingriffe weiter: Er bewies die antiseptische Wirkung des Phenols (Carbolsäure) beim Händewaschen und bei der der Verwendung in Verbänden sowie den hohen Nutzen der Keimtötung an chirurgischen Instrumenten durch die systematische Desinfektion (Nakayama, 2018). Für Deutschland hat Thomas Schlich nahegelegt, dass der Siegeszug der Hygiene in der Chirurgie ein außerordentlich komplexer Vorgang war, bei dem das bessere Verständnis von Infektionen durch die junge Bakteriologie und der Aufbau von Diagnostiklaboren eine Schlüsselrolle spielten (Schlich, 2012). Heute unter unvergleichlich besseren Rahmenbedingungen muss der seit Ende des 19. Jahrhunderts schrittweise entwickelte Hygienestandard immer wieder neu kultiviert werden, nicht allein wegen der Antibiotikaresistenzen, sondern auch, weil es nach wie vor nicht selbstverständlich ist, die Kontamination über die Hände von Professionellen als großes Problem zu begreifen. Weltweit existiert deshalb eine Aufklärungkampagne der »Handwashing Liaison Group« (Pratt et al, 2001), in Deutschland seit 2008 als »Aktion Saubere Hände« (https://www.aktion-sauberehaende.de/ [22.11.2022]).

Syphilis

Das zweite Kapitel der hier entworfenen Fortschrittsgeschichte betrifft die sexuell übertragbaren Erkrankungen, allen voran die Syphilis. Ein Bakterium mit dem Namen »Treponema pallidum« hat das Leben von Millionen Menschen in allen sozialen Schichten massiv beeinträchtigt. »Es gibt immer wieder herumgereichte Spekulationen, dass verschiedene KünstlerInnen, SchriftstellerInnen und herausragende historische Persönlichkeiten, von Oscar Wilde, John Keats bis zu Heinrich dem VIII. und Adolf Hitler von dieser Erkrankung betroffen waren«, schreiben Willeford und Bachmann (2016). Die Syphilis ist eine sexuell übertragbare Erkrankung, die unbehandelt zu schweren Organschäden führen kann und seit Menschengedenken nicht nur zahllose Einzelschicksale geprägt, sondern auch soziale Gemeinschaften bedroht hat. Dies ging so bis zur Entdeckung des ersten und bis heute in der Syphilisbehandlung wirksamen Antibiotikums, des Penizillins, dessen Wirkkraft von dem Bakteriologen Alexander Fleming in London entdeckt wurde. Auf einer Nährbodenplatte mit Staphylokokken war unbeabsichtigt ein Schimmelpilz gewachsen, und Fleming sah, dass sich in dessen unmittelbarer Umgebung die Bakterien nicht vermehrt hatten. Er kam aber keineswegs auf die Idee, dass er einen therapeutisch einsetzbaren Wirkstoff gefunden haben könnte. Diese Entdeckung blieb zehn Jahre später der Gruppe von Ernst B. Chain, Howard Florey und Norman Heatley vorbehalten (Bennett et al., 2001), die zunächst kleinste Mengen von Penizillin isolieren konnten, dann in Mäuseversuchen zeigten, dass es nicht tiertoxisch ist, und schließlich an infizierten Mäusen den therapeutischen Nutzen bewiesen (Chain et al., 1940).

Ab 1941 wurden die ersten Behandlungen bei unterschiedlichen bakteriellen Erkrankungen durchgeführt. Ein an einer infizierten Wunde schwer erkrankter Polizist erhielt eine Infusion mit Penizillin und erholte sich nach drei Tagen erstaunlich gut, verstarb dann aber trotzdem, weil es keinen Nachschub des Medikaments gab. Im Sommer desselben Jahres konnten schließlich vier Kinder mit lebensbedrohlichen Infektionen gerettet werden. Der Schlüssel zum Erfolg bestand darin, große Mengen von Penizillin industriell herstellen zu können. Möglich wurde dies durch eine immer wieder fragile Kooperation zwischen WissenschaftlerInnen, privaten Stiftungen, der pharmazeutischen Industrie und nicht zuletzt der US-Regierung, die den Nutzen des Penizillins zur Behandlung infizierter Wunden der Soldaten im zweiten Weltkrieg verstanden hatte. Chain, der 1933 wegen des Antisemitismus aus Deutschland nach England floh, Chemiker und Physiologe, und der Engländer Florey, Arzt und Pathologe, waren die treibenden Naturwissenschaftler und Organisationstalente, welche mit ihrer Arbeitsgruppe trotz des zum Teil heftigen persönlichen Streits diese Erfolgsgeschichte schrieben und gemeinsam mit Fleming 1945 den Nobelpreis für Medizin und Physiologie erhielten.

Es ist eine Erwähnung wert, dass die Entwicklung einer Theorie der medikamentösen Bekämpfung von Bakterien deutlich älter und vor allem mit der Entdeckung der Sulfonamide verbunden ist. Es war vor allem Julius Morgenroth (1871–1924), der Anfang des 20. Jahrhunderts tierexperimentell zeigen konnte, dass Pneumokokken-Erkrankungen durch Optochinin in ihrer Gefährlichkeit abgeschwächt werden. Dies war der Beginn der modernen Chemotherapie für die Behandlung von Infektionskrankheiten, auch wenn diese Substanz wegen unerwünschter Wirkungen keinen Einzug in die Humanmedizin fand (Kuntz & Jenss, 2021). Morgenroth wandte dabei die Methode der vergleichenden Behandlung von Versuchstiergruppen mit unterschiedlichen Präparaten an, für seine Zeit ein außergewöhnlich fortschrittlicher Ansatz (Morgenroth & Levy, 1911). Die Entwicklung des Penizillins, des ersten tatsächlich mächtigen Antibiotikums, muss im Licht der Medizingeschichte als Geschenk des Himmels bezeichnet werden.

Früh war die potenzielle Bedeutung von Penizillin zur Behandlung von sexuell übertragbaren Erkrankungen, hier der Gonorrhoe und der Syphilis, dem Arzt und Public Health Officer der USA John Mahoney (1889-1957) aufgefallen. Er setzte die von Chain und Florey vor allem mit der Behandlung von Wundinfektionen eingeleitete Erfolgsgeschichte fort. In der US-Armee war zunächst das Interesse an Penizillin zur Behandlung von Infektionen nach Schussverletzungen und nach Operationen am größten. Mahoney gelang es aber, in einem mehrschrittigen Prozess von Tierversuchen über erste Behandlungen von vier Syphilispatienten bis zu einer ersten großen Behandlungsserie mit 1.418 an Frühstadien von Syphilis leidenden Männern den durchschlagenden Erfolg der Penizillinbehandlung zu zeigen: Auch Treponema pallidum reagierte hochempfindlich auf das injizierte Penizillin. Mahoney war zugleich so kritisch, noch nicht von Langzeiterfolgen zu sprechen, da ihm bewusst war, dass Syphilis über Jahrzehnte aktiv sein kann (Moore et al., 1944; Parascandola, 2001). Der nach dem Zweiten Weltkrieg mögliche breite Einsatz von Penizillin in der Behandlung der Syphilis und damit die Unterbrechung von Infektionsketten führten in kurzer Zeit überall dort, wo Penizillin für die Bevölkerung verfügbar war, zu einem dramatischen Rückgang der Erkrankung – und auch zu einer ebenso überzeugenden Abnahme der Spätschäden wie der Neurolues. Das hoch gesteckte Ziel der völligen Beseitigung der Syphilis ist nirgendwo auf der Welt erreicht worden, aber die rechtzeitige Behandlung mit Penizillin hat dieser auch heute immer wieder auftauchenden Infektion den Schrecken weitgehend genommen – soweit Zugang zu wirksamer Therapie besteht. Vergessen sind das Quecksilber, lange Zeit zur Behandlung eingesetzt und nur für zusätzliche Vergiftungen verantwortlich, oder das Guajakholz, das im 16. Jahrhundert aus Latein- und Mittelamerika eingeführt und geraspelt zu Tinkturen und Tees verarbeitet als »indianisches Wundermittel« verkauft wurde (Meyer, 2016). Überwunden ist auch die Ära des Salvarsan, ein von Paul Ehrlich entwickeltes Medikament, bestehend aus einer organischen Arsenverbindung, tatsächlich erstmals wirksam gegen die Syphilis, aber ohne Effekt bezüglich der Spätfolgen und mit schwersten toxischen Schäden an Nieren und Gehirn verbunden (Sepkowitz, 2011). Penizillin war demgegenüber eine echte Sprunginnovation, deren enormer Nutzen auch angesichts der zu beachtenden unerwünschten Wirkungen nicht in Zweifel zu ziehen ist.

Man kann über Penizillin nicht schreiben, ohne über zwei ethisch unverantwortliche Experimente zu berichten, die aber zum Zeitpunkt ihrer Durchführung nicht problematisiert wurden. Von 1932 bis 1972 organisierte der United States Public Health Service (PHS) unter Leitung des Mediziners John Charles Cutler die Tuskegee-Syphilis-Studie. Es sollten die Folgen unbehandelter Syphilis-Infektionen studiert werden. Hierzu wurden 399 mit Syphilis infizierte Afroamerikaner[2] ausgewählt; 200 weitere Personen, die nicht an Syphilis erkrankt waren, fungierten als Kontrollgruppe. Keiner der Männer wurde auch nur annähernd aufgeklärt, worum es gehen sollte, nämlich den Spontanverlauf der Syphiliserkrankung zu erforschen. Die Studie wurde nicht abgebrochen, als mit dem Penizillin endlich eine verlässliche Therapie vorhanden war. Erst 1997 erfolgte nach systematischer Aufarbeitung des Skandals eine Entschuldigung des Weißen Hauses aus dem Munde von Präsident Bill Clinton (Kampmeier, 1974). Vanessa Gamble (1997) hat schlüssig argumentiert, dass die Tuskegee-Studie das bereits zuvor bestehende hochgradige Misstrauen gegenüber der US-amerikanischen Gesundheitspolitik

2 Hier wird die maskuline Form verwendet, da alle 399 Studienteilnehmenden männlich waren. Auch im Folgenden weiche ich von der gegenderten Form ab, wenn ausschließlich – oder ganz überwiegend – nur ein Geschlecht angesprochen ist.

und -versorgung massiv verstärkt und das kollektive Gedächtnis vor allem der afroamerikanischen Communities nachhaltig im Sinne von Bedrohung und Vernichtungsängsten geformt hat. Hartnäckig hielt sich nämlich das Gerücht, die Männer der Tuskegee-Studie seien absichtlich infiziert worden (Gamble, 1997). Dies war nicht der Fall. Aber es hat ein solches ungeheuerliches Vorgehen tatsächlich von 1946 bis 1949 in Guatemala gegeben. Auch daran war führend John Charles Cutler beteiligt, ebenso wie der um die Syphilis-Therapie hoch verdiente John F. Mahoney. Die Forscher interessierte vor allem der Langzeiteffekt des Penizillins zur Verhinderung der Spätschäden. 1.308 Frauen und Männer waren in Guatemala Opfer dieser Studie. Sie wurden für Forschungszwecke infiziert und sollten ausdrücklich Geschlechtskrankheiten weiterverbreiten, unter den Infizierten waren viele Prostituierte, Gefangene, Soldaten und psychisch Kranke. Die Entstehungsgeschichte ab 1943 und die Durchführung dieser eindeutig rassistischen Studie wurden letztlich erst 2011 ausführlich dokumentiert. Präsident Obama kam die Aufgabe zu, sich öffentlich bei der Bevölkerung und dem Staat Guatemala zu entschuldigen (Presidential Commission for the Study of Bioethical Issues, 2011).

Tuberkulose

Die Erreger der Infektionskrankheiten sicher zu identifizieren, muss als weiterer entscheidender wissenschaftlicher Fortschritt betrachtet werden. In der Regel wird Robert Koch als Begründer des theoretischen Konzeptes der sicheren Zuschreibung der krankheitsauslösenden Wirkung von Mikroorganismen genannt. Vermutlich war es aber sein Mitarbeiter Friedrich Löffler, der 1883 erstmals die drei Schritte der Beweissicherung als Postulate bezeichnete. In seiner Arbeit über den Diphtheriebazillus formulierte er wie folgt:

> »Wenn nun die Diphtherie eine durch Mikroorganismen bedingte Krankheit ist, so müssen sich auch bei ihr jene drei Postulate erfüllen lassen, deren Erfüllung für den stricten Beweis der parasitären Natur einer jeden derartigen Krankheit unumgänglich nothwendig ist:
>
> 1) Es müssen constant in den local erkrankten Partien Organismen in typischer Anordnung nachgewiesen werden.
> 2) Die Organismen, welchen nach ihrem Verhalten zu den erkrankten Theilen eine Bedeutung für das Zustandekommen dieser Veränderungen beizulegen wäre, müssen isolirt und rein gezüchtet werden.

3) Mit den Reinculturen muss die Krankheit experimentell wieder erzeugt werden können« (Löffler, 1884).

Für die Tuberkulose gelang dies Robert Koch: Am 24. März 1882 stellte er seine Entdeckung in einem Vortrag über »Die Aetiologie der Tuberculose« in der Berliner Physiologischen Gesellschaft vor. Die Postulattheorie ist vielfach modifiziert worden; entscheidend bleibt, dass damit gefordert wurde, für den Erregernachweis transparente Regeln zu befolgen, die an die Stelle von Vermutungen (zum Beispiel die Miasmentheorie) schlüssige Belege setzen können. Der Erregernachweis öffnete von der Diagnosesicherung bis zur Therapiekontrolle eine neue Welt in der Medizin. Im Falle der Tuberkulose dauert die Entdeckung der ersten segensreichen Medikamente noch eine ganze Weile. Koch selbst scheiterte mit seinem Versuch der Tuberkulinbehandlung. Susanne Dambeck hat dieses Scheitern in komprimierter Form so dargestellt:

> »So verkündete Robert Koch am 04. August 1890 auf dem X. Internationalen Medizinischen Kongress in einem umgebauten Zirkuszelt in Berlin, ein Heilmittel gefunden zu haben. Wie ein Paukenschlag ging diese Nachricht um die Welt. Aus ganz Europa reisten Tbc-Kranke an, Wohnungen wurden in Behelfs-Lazarette umfunktioniert – alle wollten eine Dosis ›Tuberkulin‹ ergattern. Wer das Mittel bekam, wurde zunächst fürchterlich krank, manche erholten sich wieder, andere starben« (Dambeck, 2015, o.S.).

Und weiter schreibt sie:

> »Kochs Lehrer und Konkurrent Rudolf von Virchow konnte nachweisen, dass Verstorbene, die man zuvor mit Tuberkulin behandelt hatte, große Bakterienmengen im Körper hatten – sie waren keinesfalls von dem Wundermittel ausgerottet worden. Im Herbst desselben Jahres musste Koch das Geheimrezept preisgeben: Tuberkulin bestand aus einem Extrakt von Tuberkulosebazillen in Glycerin« (ebd.).

Es war ein Desaster. Gleichwohl erhielt Koch 1905 für seine bahnbrechende Entdeckung des Tuberkulose-Bazillus den Nobelpreis für Medizin. Zur Forscherpersönlichkeit Robert Koch gehört auch die Selbstverständlichkeit, mit der er hoch toxische, inhumane Experimente zur Schlafkrankheit unter unwürdigen Rahmenbedingungen in den damaligen afrikanischen Kolonien durchführte (Eckart, 2002; Lichtwark-Aschoff, 2021; Robert Koch Institut, 2018).

Die Geschichte der Behandlung der Tuberkulose führt des Weiteren zu heroischen chirurgischen Eingriffen wie der »Ruhigstellung« der erkrankten Lungenhälfte und zu den »Liegekuren« und diätetische Empfehlungen, ehe mit der Entwicklung der ersten tuberkulostatischen Medikamente die moderne Erfolgsgeschichte beschritten werden konnte. »Das Heilstättenwesen zeigte mit massenhaft verordneten Liegekuren zwar kaum Heilungserfolge, etablierte aber ein Recht auf Therapie – auch für mittellose Kranke« formuliert relativierend die BUKO-Pharma-Kampagne (BUKO-Pharma-Kampagne, o. J.) und bebildert ihren Beitrag mit einem Foto des Lungensanatoriums im schweizerischen Davos, Schauplatz von Thomas Manns Roman *Der Zauberberg:* eine Anstalt für die Reichen, die hier zum Teil unseriösen Heilungsversprechen folgend viel Geld und manchmal auch ihre Gesundheit ließen.

Die Erfolgsgeschichte der Tuberkulosebehandlung sei hier jetzt zeitlich von hinten aufgerollt. 2012 beginnen die beiden Harvard-Mediziner Salmaan Keshavjee und Paul Farmer einen Übersichtsartikel zur globalen Situation der Tuberkulose wie folgt:

> »Tuberkulose ist eine behandelbare über die Luft übertragene Infektionskrankheit, die fast zwei Millionen Menschen jährlich umbringt. Tuberkulose, die auf Isoniazid und Rifampicin nicht mehr anspricht, […] befällt jährlich geschätzt 500.000 neue Patienten […], aber kaum 0,5 % der Personen, die mit multiresistenten Keimen infiziert sind, erhalten die Therapie, die in den Vereinigten Staaten als Standardbehandlung betrachtet wird«[3] (Keshavjee & Farmer, 2012, S. 931, Übersetzung d. A.).

Das Problem ist mithin ein doppeltes: Der Tuberkuloseerreger wird im Verlauf der Erfolgsgeschichte der Behandlung schrittweise gegen klassische

3 »Tuberculosis is a treatable airborne infectious disease that kills almost 2 million people every year. Multidrug-resistant (MDR) tuberculosis, a disease caused by strains of Mycobacterium tuberculosis that are resistant to isoniazid and rifampin afflicts an estimated 500,000 new patients annually […]. Yet today, barely 0.5% of persons with newly diagnosed MDR tuberculosis worldwide receive treatment that is considered the standard of care in the United States.«

Medikamente unempfindlich, die daraufhin neu entwickelten Tuberkulosemedikamente kommen aber gerade da, wo sie am nötigsten benötigt würden, kaum zum Einsatz.

Die Anfänge der Behandlungsmöglicheit reichen in das Jahr 1943 zurück, als mit Streptomycin das erste wirksame Medikament entwickelt wurde. 1948 führte der British Medical Research Council eine legendäre Studie durch, bei der PatientInnen in eine Behandlungs- und eine Kontrollgruppe aufgeteilt wurden: die erste klinische randomisierte und kontrollierte Studie, die den hohen Nutzen von Streptomycin belegte (Medical Research Council, 1948). Für die Entdeckung von Streptomycin erhielt 1952 Selman Abraham Waksman den Nobelpreis für Medizin, obwohl sein Mitarbeiter Albert Schatz möglicherweise einen mindestens so großen Anteil an der Entwicklung hatte (Daniel, 2005; Pringle, 2012).

Rasch wurde klar, dass ein Teil der so erfolgreich Behandelten einen Rückfall erlitten, weil das Medikament nicht mehr ansprach. Zahlreiche Neuentwicklungen folgten. 1951 war Isoniazid ein großer Fortschritt, so wie 1957 Rifampicin und 1962 Ethambutol (alle Angaben nach Keshavjee & Farmer, 2012). War die Tuberkulose in den Industrienationen schon vor der Erfindung dieser Medikamente stark rückläufig, so wurde durch den medizinischen Fortschritt die Tuberkulose in den reichen Ländern nahezu unbedeutend, wenn auch nicht vollständig beseitigt, während sie in Ländern mit niedrigem Lebensstandard und schlechtem Gesundheitswesen bis heute weiter tobt. Die WHO entwickelte Programme von Kurztherapien mit intensiver Betreuung (directly observed therapy [DOTS]), prinzipiell erfolgreich, aber einen langen Atem und verlässliche Finanzierung erfordernd. Das Aufeinandertreffen von HIV und Tuberkulose brachte auch gut aufgestellte Programme an den Rand der Möglichkeiten. Die Tuberkulose ist – anders gesagt – das heute eindrucksvollste Beispiel für die Notwendigkeit des Ineinandergreifens von Armutsbekämpfung und moderner Medizin. Hebung des Durchschnittseinkommens, bessere Bildung, gute hygienische Bedingungen und Ernährung bleiben der Schlüssel zum Erfolg – gewissermaßen das eherne Gesetz von Public Health und Sozialmedizin. Aber das Vorenthalten wirksamer Medizin in den Armutsregionen bleibt gleichzeitig ein Skandal. Es besteht darüber hinaus ein direkter Zusammenhang beider Dramen, da das massenhafte Sterben und gesundheitliche Elend den wirtschaftlichen Aufschwung massiv erschweren.

Impfungen

Die Geschichte der Impfungen verdient ein besonders umfangreiches Kapitel, da damit die Tür zur medizinischen Prävention von Infektionskrankheiten weit aufgemacht wurde. Manche übertragbare Erkrankung harrt einer überzeugenden Impfung – wie die Tuberkulose, so auch die HIV-Infektion. Im Grundsatz aber ist das Impfwesen von Erfolgsgeschichten gekennzeichnet: Es gelingt immer besser, das körpereigene Immunsystem durch vorheriges »Bekanntmachen« mit abgeschwächten Erregern, neuerdings auch mit nur winzigen Zellbestandteilen, so zu präparieren, dass es im Falle einer Ansteckung mächtige Abwehrreaktionen zustande bringt, die entweder die Erkrankung ganz verhindern können oder sie stark abgeschwächt verlaufen lassen. Vielleicht sind viele Menschen erst durch die SARS-COV-2-Pandemie wieder dafür sensibilisiert worden, welch befreiende Wirkung einer Impfung mit hohem Wirksamkeitsgrad zugeschrieben werden kann. Zuvor mag dies in den reichen Ländern des Globus fast in Vergessenheit geraten sein. Ein Erfolgs-Paradox, weil sich das kollektive Gedächtnis nicht mehr an die Grauen von Diphtherie, Polio, Masern und Keuchhusten zu erinnern vermochte. Und so sind Bilanzen wie die von Brian Greenwood von der London School of Hygiene and Tropical Medicine (Greenwood, 2014, Übersetzung d. A.) wohl nicht vertieft wahrgenommen worden: »Die Impfungen haben einen enormen Beitrag zur weltweiten Gesundheit geleistet. Zwei bedeutsame Infektionskrankheiten, die Pocken und die Rinderpest, wurden vollständig beseitigt«,[4] so beginnt der Autor seine Publikation (Greenwood, 2015, S. 1). 1796 unternahm Edward Jenner (1749–1823) (nicht als erster, aber als bekanntester Impfentwickler) Versuche, durch Inokulation Menschen vor Pocken zu schützen – nämlich durch das Eintragen des Pustelinhaltes von Pocken (»Blattern«) von Mensch zu Mensch mittels Einschnitten in die Haut. Der Schaden war gewaltig, aber Jenner verwendete danach Flüssigkeit aus Kuhpocken, mit deutlich besseren Ergebnissen. Mithilfe fortwährender Verbesserungen an dieser Ausgangsimpfung und durch die Herstellung großer Impfmengen konnten 1979 dann tatsächlich die Pocken als ausgelöscht bezeichnet werden. Ein dramatischer Seuchenzug war beendet, der (geschätzt) fünf bis acht Millionen Todesopfer und unsägliches Leid

4 »Vaccination has made an enormous contribution to global health. Two major infections, smallpox and rinderpest, have been eradicated.«

durch Verstümmelung und Ausgrenzung verursacht hatte. Es findet sich hier ein wichtiges Detail für die Seuchenbekämpfung: Im Falle der Pocken waren Isolierungsmaßnahmen leicht einzuleiten, weil das Krankheitsbild nicht zu übersehen war. Ganz anders als bei der Kinderlähmung, der Polio, mit einem sehr hohen Anteil von Infektionen und hoher Infektiosität aber eben oft ohne initial leicht erkennbare Krankheitszeichen. Auch wenn die meisten Infektionen mit dem Poliovirus ohne große Schäden ablaufen, verursachte Polio weltweit bis zum Einsatz des Spritz-Impfstoffs nach Salk und der Schluckimpfung nach Sabin in großem Umfang das Krankheitsbild schlaffer Lähmungen mit einer beachtlich hohen Sterblichkeit. Eine Zahl für viele: In den USA betrug das Vorkommen der paralytischen Poliomyelitis im Jahr 1954 13,9 pro 100.000 Einwohner, nach dem Einsatz des Salk-Impfstoffs 1954 nur noch 0,8 pro 100.000 (Baicus, 2012, S. 109). 1988 verkündete die WHO das Ziel, die Polio ausrotten zu wollen (The Global Polio Eradication Initiative), was ihr bis heute leider nicht gelungen ist. Polio ist noch nach wie vor zumindest in Afghanistan, Indien, Nigeria und Pakistan endemisch (ebd., S. 112). Der Salk-Impfstoff wurde in großen kontrollierten Studien, auch in Beobachtungsstudien 1954 und 1955, getestet – ein wichtiger Beitrag zur Entwicklung der heute gesetzlich vorgeschriebenen und methodisch hochwertigen Impfstudien zur Zulassungserlaubnis. Sehr lesenswert sind die Schilderungen der Anfänge der Impfstudien durch Salk selbst (1953) sowie die des genauen Forschungsablaufs durch Monto (1999). Die Polioimpfung wurde in der frühen Phase in Deutschland stark politisiert. Die DDR zeigte mit einem systematischen Impfprogramm rasch große Erfolge und bot 1961 der BRD an, Impfstoffe in großem Stil zur Verfügung zu stellen, was das Bundesgesundheitsministerium als Propagandatrick abtat (Thießen, 2015, S. 17). Das Bundesgesundheitsministerium verhinderte den frühzeitigen Einsatz der Schluckimpfung. 1961 erlebte die Bundesrepublik eine schwere Polio-Epidemie mit 4.600 Erkrankten, über 3.300 Gelähmten und 272 Toten. Einzelne Länder setzten sich über die Bundespolitik hinweg, so führte Bayern 1962 flächendeckend die erste Schluckimpfung durch (Polio-Initiative Europa, 2018; Deutsches Medizinhistorisches Museum, 2020). Seit 1998 wird nur noch der injizierbare Totimpfstoff nach Salk verwendet, da bei der prinzipiell hoch wirksamen Schluckimpfung Lähmungen mit einer Häufigkeit von 1:4 Millionen bis 1:15 Millionen auftraten. Die Poliomyelitis ist in Ländern wie Deutschland dank systematischer Impfungen der Bevölkerung aus dem kollektiven Gedächtnis verschwunden. Die Impflücken werden größer, und Michael Kochen spricht in der *Zeitschrift für Allgemeinmedizin* von der potenziellen Gefahr des Aufflammens einer überwunden geglaubten Infektionskrankheit (Kochen, 2022).

Der Schutz vor Infektionskrankheiten durch Injektion von Toxoiden wurde das Erfolgsrezept der Bekämpfung von Diphtherie, Keuchhusten und Tetanus, gewonnen aus den von den Bakterien dieser Infektionskrankheiten ausgeschiedenen Toxinen. Auch hier gab es eine Reihe technischer Weiterentwicklungen zur Abschwächung von anfänglich starken Nebenwirkungen, vor allem im Falle des Keuchhustens. Aus dem Dreifachimpfstoff wurde ein Fünffach-Impfstoff: Hepatitis B und Haemophilus-Influenzae ergänzten den Kreis der nunmehr gut präventablen Erkrankungen (Leberentzündung, Hirnhaut- und Lungenentzündung, vor allem im Kindesalter). In den 70er Jahren des 20. Jahrhunderts begann die Entwicklung des Hepatitis-B-Impfstoffs, dessen breiter Einsatz als weiterer Baustein in der Geschichte der Impfungen gelten kann: Chronische Verläufe bis hin zur Leberzirrhose und zu Entwicklung von Leberzellkrebs konnten nun abgewendet werden. Der Virologe Wolfram H. Gerlich drückte jüngst die Hoffnung aus, dass fortbestehende Schwächen der bisherigen Hepatitits-B-Impfstoffe durch die Entwicklung von m-RNA oder Vektorimpfstoffen wie bei der COVID-19-Infektion beseitigt werden könnten (Gerlich, 2022). Am Beginn einer solchen denkbaren neuen Ära von mRNA-Impfstoffen steht der erste COVID-19-Impfstoff mit Namen BNT162b2, dessen publizierte Daten im *NEJM* von den HerausgeberInnen der Zeitschrift mit dem Wort »Triumph« begrüßt wurden (Rubin & Longo, 2020). Seither kann die Bekämpfung dieser Pandemie auf zwei Säulen stehen: den nichtpharmakologischen Schutzmaßnahmen (Masken, Abstand, Kontaktreduzierung) und eben diesen neuen, enorm rasch entwickelten Impfstoffen. ForscherInnen am Imperial College London haben geschätzt, dass im Zeitraum Dezember 2020 bis Dezember 2021 weltweit durch die Corona-Impfungen 14,4 Millionen Todesfälle verhindert worden sind – bei zum Teil sehr niedrigen Impfraten in den armen Ländern (Watson et al., 2022). Nebenwirkungen der Impfungen – einschließlich schwerer Erkrankungen wie Thromboembolien und Herzmuskelschädigungen – sind existent und in jedem Einzelfall tragisch, stehen aber bei bevölkerungsbezogener Betrachtung weit hinter dem erreichten Nutzen zurück. Vom 27.12.2020 bis zum 30.06.2022 wurden nach Auskunft des Paul-Ehrlich-Institut in Deutschland insgesamt 182.717.880 Impfungen zum Schutz vor COVID-19 durchgeführt.

In diesem Zeitraum wurden 323.684 Verdachtsfälle von Nebenwirkungen und Impfkomplikationen gemeldet. Die Melderate von Verdachtsfällen betrug für alle Impfstoffe zusammen 1,8 Meldungen pro 1.000 Impfdosen, für Verdachtsfälle schwerwiegender Nebenwirkungen und Impfkomplikationen 0,3 Meldungen pro 1.000 Impfdosen (Paul-Ehrlich-Institut, 2022). Ob die tatsächliche Schadensquote so hoch ist, ist damit nicht gesagt: Impfschäden werden nicht nach einem – in der Regel auch nicht leistbaren – kausalen Beweis, sondern nach der Wahrscheinlichkeit des Zusammenhangs mit der Impfung anerkannt (Deutscher Bundestag, Wissenschaftliche Dienste, 2022). Die krankheitsbedingten Folgen der Covid-19-Infektionen überragen bei Weitem diese mutmaßlichen Impfschäden. Erst in einigen Jahren wird zudem klarer sein, wie viele Langzeitfolgen (Long-Covid) durch das Virus ausgelöst werden. Eines ist fundamental: Die Beteiligung an den Impfkampagnen mit dem Erreichen hoher Durchimpfungsraten schützt nicht nur jede/n Einzelne/n, sondern vor allem die Risikogruppen: immungeschwächte und alte Menschen. Die Notwendigkeit dieses Engagements für die Gesellschaft musste wie vieles im Infektionsgeschehen wieder in das kollektive Gedächtnis gerufen werden.

Bis in die frühen 60er Jahre des 20. Jahrhunderts erreichte etwa ein Drittel der Kinder in Afrika nicht das fünfte Lebensjahr, wobei Todesfälle durch Masern besonders dramatisch wirkten. Die WHO entwickelte 1974 das beispielhafte »Expanded Programme on Vaccination (EPI)«, das vor allem die Ungleichheit zwischen reichen und armen Ländern bekämpfen sollte – und dies auch bis Anfang der 80er Jahre erfolgreich begann. Orientierende Schätzungen gehen davon aus, dass die weltweiten Todesfälle infolge von Infektionen mit dem Masern-Virus von 535.300 im Jahr 2000 auf 139.300 im Jahr 2010 zurückgingen. Einen traurigen Beweis für die herausragende Bedeutung der Masernimpfung lieferte ausgerechnet das Aufkommen von SARS-COV-2 im Jahr 2020: die ganze Aufmerksamkeit zog dieses Virus auf sich, andere Impfkampagnen – so gegen Masern – kamen teils vollständig zum Erliegen (Spector, 2020). Schon vor der Corona-Pandemie gab es in Afrika große Unterschiede im Durchimpfungsgrad von Masern mit Ausbrüchen im Hunderttausender-Bereich in den schlecht versorgten Regionen (Takahashi et al., 2016). Das ist ein trauriger aktueller Beleg für die große präventive Bedeutung von Impfungen, weit jenseits der Debatte um den Rückgang von Infektionskrankheiten durch andere fundamentale Rahmenbedingungen wie ausreichende Ernährung und allgemeine Hygiene. Auch in den reichen Ländern haben Impfungen deutliche Trendwenden eingeleitet, einen deutlich rascheren Rückgang als durch vorbestehende positive Entwicklungen je zu erwarten gewesen wäre, exemplarisch gut belegt für Diphtherie und Mumps und mit noch höherem Nutzen bei Polio und Röteln, die zuvor auf hohem Niveau verharrten (van Wijhe et al., 2016).

Impfskepsis hat die Erfolgsgeschichte der Impfungen zu allen Zeiten begleitet, wobei dies ein vielschichtiges und zugleich auch relativ gut beforschtes Gebiet darstellt (Thießen, 2013). Antisemitismus – ein imaginierter Einfluss des »Judentums« – hat dabei immer eine bedrückende Rolle gespielt (Berek, 2021). Kontinuierlich wird der Vorwurf bemüht, es gehe nur um den Profit der pharmazeutischen Industrie und das Gewinnstreben der Ärzteschaft. Bittner hat auf einen Passus in der antisemitischen Hetzschrift *Die Judenfrage als Racen-, Sitten- und Culturfrage* (1881) von Eugen Dühring (1833–1921) hingewiesen:

> »Der ärztliche Beruf ist wohl unter allen gelehrten Geschäftszweigen nächst der Literaten am stärksten von Juden besetzt. Die künstliche Beschaffung einer Menge von Nachfragen nach ärztlichen Diensten ist ein Gesichtspunkt, dessen Bethätigung immer ungenirter geworden ist. Socialökonomisch betrachtet, also auch von dem Impfaberglauben selbst abgesehen, ist der Impfzwang immer ein Mittel, durch welches dem ärztlichen Gewerbe eine unfreiwillige Kundschaft zugeführt wird« (Dühring, zit. n. Bittner, 2015, o. S.).

Es sei aber noch einmal auf einen wichtigen Punkt hingewiesen: Je erfolgreicher Impfungen sind, umso schneller verschwindet die Erinnerung an die zuvor bestehenden Verhältnisse: »Ironischerweise entsteht mit dem Rückgang von Erkrankungen durch die Impfungen der Eindruck, dass angesichts des Fehlens der jeweiligen Erkrankung eine Impfung doch gar nicht mehr nötig sei, und es stellt sich Gleichgültigkeit ein«[5] (Jacobson et al., 2015, S. 1563, Übersetzung d. A.). Traditionell spielen Ärztinnen und Ärzte eine wichtige Rolle für eine positive Haltung gegenüber Impfungen; aber auch hier ist in der jüngsten Zeit ein gewisser Einbruch des Vertrauens in die Kompetenz der Ärzteschaft zu verzeichnen – wobei dies infolge

5 »Ironically, as vaccines reduce disease occurrence, the lack of disease makes vaccination seem unnecessary and fosters complacency.«

des Lärms in den neuen sozialen Medien möglicherweise aber auch überschätzt wird (Yaqub et al., 2014). Ein wichtiger Punkt zur Vertrauensbildung ist fraglos die Offenheit bei der Erörterung tatsächlicher und vermuteter Nebenwirkungen. Die Zulassung von Impfstoffen ist nun allerdings seit Langem obligatorisch mit Auflagen zur Überwachung der Impfschäden verbunden, nicht perfekt, aber wirksam. Dies scheint ImpfgegnerInnen nicht sonderlich zu beeindrucken.

Diabetes mellitus: vollständiger Insulinmangel

Ein weiteres großes Kapitel der Medizingeschichte nimmt die Entdeckung der Drüsen mit »innerer Sekretion« ein. Schon bevor die von spezialisierten Zellen dieser Drüsen unmittelbar in die Blutbahn abgegebenen Botenstoffe, die Hormone, bekannt waren, wurde durch experimentelle Forschung entdeckt, welche Wirkungen die Entfernung oder Verpflanzung von Hoden-, Eierstock- oder Schilddrüsengewebe auslösen. Die Erfolgsgeschichte des Ersetzens lebenswichtiger körpereigener Botenstoffe ist in der Öffentlichkeit wohl am engsten mit der Entdeckung des Insulins verbunden. Die Forschungen der Medizingeschichte (alle nachfolgenden Ausführungen nach Karamanou et al., 2016; Vecchio et al., 2018, Jörgens 2020; Schlenger & Lenzen-Schulte, 2021) haben aufgedeckt, dass wohl schon um 2000 vor unserer Zeitrechnung in Ägypten das Schicksal von PatientInnen mit exzessivem Durstgefühl und großen Harnmengen beschrieben worden ist: untrügliche Anzeichen des Diabetes Melllitus. Um 500 vor Christus beschrieb der indische Arzt Sushruta den Diabetes bereits als »madhumeha«, was honigartiger Urin bedeutet. Ähnliche Dokumente sind aus den ersten Jahrhunderten nach Christus aus China überliefert. Der griechische Arzt Aretauus (2. Jh. n. Ch.) prägte den Begriff Diabetes: »diabaino« bedeutet so viel wie Durchfluss, auf die großen Harnmengen Bezug nehmend. Und es war Thomas Willis (1621–1675), der den Begriff des Diabetes mellitus prägte: süßer Urin, er sprach auch vom »pissing evil«. Schritt für Schritt wurde ab dem 18. Jahrhundert entdeckt, dass es im Körper Produktionsstätte gab – hier die Langerhansschen Inseln in der Bauchspeicheldrüse – welche die dort gebildete Substanzen nach innen in das Blutsystem abgeben (dies meint der Begriff der Inneren Sekretion): Sie wurden endgültig dann von Starling und Bayliss 1906 Hormone genannt – Substanzen, die Wesentliches »in Bewegung setzen, antreiben, anregen«, dem Griechischen ὁρμᾶν entlehnt. Scharen von Forscherinnen und Forschern eröffneten schrittweise diese neue Welt eines tieferen Verständnisses der Stoffwechselprozesse. Wem die größten Verdienste zuzusprechen sind, bleibt bis heute ein wenig strittig. Zu ihnen gehörten aber in jedem Fall Oskar Minkowski (1858–1931) und Joseph von Mering (1849–1908), die durch Tierexperimente (Entfernung der Bauchspeicheldrüse an Hunden) zeigten, dass so die massive Zuckerausscheidung im Urin provozierbar und nach Implantation nur kleiner Mengen desselben Pankreas wieder rückgängig zu machen war. Mindestens drei weitere Forscher müssen an dieser Stelle hervorgehoben werden, die in der üblichen Literatur viel zu kurz kommen (vgl. Schlenger & Lenzen-Schulte, 2021). Zunächst der französische Physiologe und Endokrinologe Eugène Gley (1857–1930), dann der rumänische Physiologe Nicolae Paulescu (1869–1931), der 1922 das von ihm »Pancrein« genannte Pankreasextrakt patentieren ließ, dieses aber nicht an Menschen testete. Drittens der deutsche Internist und Pädiater Georg L. Zülzer (1870–1949), der sein aus Kälberpankreas gewonnene Substanz »Acomatol« nannte, dieses 1912 in den USA patentieren ließ und die Pharmafirma Roche für die Produktion gewinnen konnte – leider nicht nachhaltig, denn die Firma verkannte das Potenzial der Substanz zur Behandlung von Kranken mit Typ-1-Diabetes (zu Zülzer vgl. Jörgens, 2020).

Diesen Pionieren folgten der Mediziner Frederick Banting (1891–1941), der Biochemiker und Physiologe Charles Best (1899–1978), Bertram Collip (1892–1965) und der Biochemiker und Physiologe John MacLeod (1876–1935). In mehrstufigen Entwicklungsprozessen destillierten sie die vermutete aktive Substanz aus Hunden entnommenen Bauchspeicheldrüsen und injizierten sie nach vorhergehenden Tierexperimenten mit dem Nachweis der blutzuckersenkenden Funktion am 11. Januar 1922 dem ersten Probanden, dem 14-jährigen Diabetiker Leonard Thompson, in den Gesäßmuskel. Dies war insofern ein Misserfolg, als der Jungen sich dabei durch Verunreinigungen einen großen Abszess zuzog. In der Folge stellte Collip ein höherwertiges Extrakt her. Die zweite Injektion war ein großer Erfolg, denn der gemessene Glukosewert im Blut sank nun an einem Tag von 520 auf 120 mg. Der Patient lebte anschließend unglaubliche 13 Jahre mithilfe dieses Forschungsresultats, während Kinder und Jugendliche mit insulinpflichtigem Diabetes gewöhnlich innerhalb von Monaten oder bestenfalls wenigen Jahren verstarben.

Eine zweite noch begeisterndere Erzählung betrifft Elizabeth Gossett (1907–1981), bei der im Alter von elf Jahren ein Diabetes mellitus entdeckt worden war. Sie überlebte durch die Insulingaben die jugendlichen Krisen mit ihrem Diabetes, ging zum College, heiratete, wurde Mutter von drei Kindern und starb im Alter von 74 Jahren.

Banting und MacLeod erhielten 1923 den Nobelpreis für Medizin, beide teilten den Preis aus Eigeninitiative mit Best und Collip, deren Beiträge sie durch das Nobelkomitee nicht gewürdigt sahen. 1955 entdeckte Fred Sanger (1918–2013) die chemische Struktur des Insulins. Diese Nobelpreisverleihung steht insofern beispielhaft für die häufig fragwürdige Hervorhebung einzelner »Helden« der Medizin: Sehr häufig war und ist es ein mühsamer schrittweiser Prozess der Entwicklung bahnbrechender Innovationen, an dem viele Personen beteiligt sind. Frauen werden dabei deutlich seltener gewürdigt, und dies ist nicht nur ein Resultat der Hindernisse, die Frauen bis vor Kurzem zum Erlangen einer Karriere in der Medizinforschung zu überwinden hatten.

Die Geschichte der Produktion großer Mengen an Insulin ist genauso spannend wie die Frühgeschichte seiner Entdeckung (nachfolgend vollständig nach Greene & Riggs, 2015). Banting und Best verkündeten, dass sie nicht an Gewinnen interessiert seien, als sie 1923 ein Patent anmeldeten; sie verkauften das Patent später an die Universität in Toronto für einen sagenhaften einzigen Dollar. Die Universitätsforscher realisierten dann, dass sie nicht über die technischen Voraussetzungen zur Produktion großer Mengen verfügten, und wandten sich an die Firma Eli Lilly. Eine weitere Patentlizenz erhielt die dänische Firma Nordisk. Ausgangssubstanz für die Insulingewinnung waren Bauchspeicheldrüsen von Schweinen und Rindern. Es war Hans Christian Hagedorn, der das so gewonnene Ausgangsprodukt an den Eiweißkörper Protamin koppelte und damit eine verlängerte Wirkungsdauer erzielen konnte. Das »Neutral Protamin Hagedorn« wurde 1946 patentiert. Zahlreiche Varianten von kurz- und langwirkenden Insulinen wurden in der Folgezeit entwickelt. Damit einher ging schon seit den 1920er-Jahren die Taktik der Re-Patentierung von immer aufs Neue minimal modifizierten Insulinen. Eine entscheidende Wende zu deutlich nebenwirkungsärmeren Insulinen bedeutete die Entwicklung von gentechnisch hergestellten Insulinen, wobei das Escherichia Coli Bakterium als Brutstätte benutzt wurde, später benutzte man auch Hefekulturen. Schrittweise konnte das tierische Insulin in ein dem menschlichen gleichendes Insulin überführt werden: Ende der 1980er Jahre war diese Entwicklung abgeschlossen – nun konnte Insulin in großen Mengen produziert werden. Die Patentlaufzeit dieser Insuline reichte bis in das 21. Jahrhundert. Die Industrie war aus ökonomischen Gründen immer wieder an der Entwicklung von patentgeschützten Nachfolgeprodukten interessiert, um einen rasanten Preisverfall zu vermeiden. Mit winzigen Veränderungen am Insulinmolekül wurden neue Insuline produziert, die den PatientInnnen und ÄrztInnen versprachen, dass damit beispielsweise ein kleinerer Spritz-Ess-Abstand erreichbar sei und die befürchteten Unterzuckerungen vermeidbar seien. Diese Versprechen waren nicht vollständig abwegig, aber die tatsächliche Bedeutung für die DiabetikerInnen wurde mittels eines geschickten Marketings massiv übertrieben. Wäre es mit anderen Worten möglich gewesen, das qualitativ absolut gleichwertige Humaninsulin nach Ablauf des Patentschutzes deutlich billiger zu produzieren, so konterkarierte die pharmazeutische Industrie dies mit der Erlangung der Marktzulassung für Mini-Innovationen zu stetig wachsenden Preisen. Greene und Riggs schreiben 2015 (hier S. 1173, Übersetzung d. A.) in ihrem zitierten Artikel in der ältesten medizinischen Fachzeitschrift der Welt, dem *New England Journal of Medicine:* »Ob jeder kleine Schritt der Weiterentwicklung der Insuline den Preis wert ist, der zu zahlen ist, das bleibt letztlich unklar, und das in einer Welt, in der Insulin für viele DiabetikerInnen immer noch unbezahlbar ist«.[6] Und weiter: »Fast 100 Jahre nach seiner Entdeckung gibt es immer noch keine kostengünstige Versorgung mit Insulin für DiabetikerInnen«[7] (ebd., 1175). Dies ist aus der Perspektive der deutschen gesetzlichen Krankenversicherung mit ihren weitreichenden Leistungsversprechen zwar sehr schwer zu verstehen, ist aber leider keine akademische Randbemerkung: In vielen Ländern gibt es nicht einmal annähernd eine befriedigende Versorgung, und die dortigen Insulinpreise sind für die Mehrzahl der Betroffenen viel zu hoch. Die Industrie hat einen massiven Preisnachlass zugesagt aber erst ansatzweise realisiert (Zugang und Bezahlbarkeit, 2022). Auch in den USA ist die Insulinversorgung alles andere als unproblematisch: Die Preise sind zum Beispiel fast um das Sechsfache gegenüber dem benachbarten Kanada erhöht (Rand Corporation, 2020). Die berechtigte Frage ist, warum ein so wichtiges Medikament wie Insulin nicht als Generikum zu Niedrigpreisen hergestellt wird, sodass die Versorgung auch in armen Ländern flächendeckend hergestellt werden könnte. Die Voraussetzungen

6 »But wether each incremental innovation is worth the price we pay, in a world where insulin remains unaffordable to many patients with diabetes, is less certain.«

7 »Nearly a century after its discovery, there is still no inexpensive supply of insulin for people living with diabetes.«

für eine von Großunternehmen unabhängige Produktionstechnik liegen vor (Gurramkonda et al., 2010), die technische Infrastruktur vorausgesetzt, was nun wiederum für Armutsländern ohne externe Unterstützung im Moment noch utopisch ist. Der politische Druck auf die Monopole der Insulinherstellung ist erkennbar zu schwach, um diesen Versorgungsskandal zu beenden. Ein wirklich sensationeller medizinischer Fortschritt wird somit immer noch vielen DiabetikerInnen vorenthalten. Sensationell, weil eine zuvor in kurzer Frist unweigerlich zum Tode führende Erkrankung, der insulinpflichtige Diabetes mellitus (Typ 1), gut behandelbar geworden ist, auch wenn die Lebenserwartung noch ein gutes Stück von der gesunder Menschen entfernt ist: Bei nicht ganz einheitlichen Datenauswertungen aus verschiedenen Ländern verringert sich die durchschnittliche Lebenserwartung nach Berechnungen von DiMeglio et al. (2018) um acht bis 13 Jahre. Livingstone et al. (2015) geben gar an, dass 20-jährige Patienten elf Jahre einbüßen, gleichaltrige Patientinnen gar 13 Jahre. Die Schere ist aber deutlich kleiner geworden (Miller et al., 2012), und jüngste Daten der European Association for the Study of Diabetes (EADS) gehen von einem Verlust an Lebensjahre für männliche Diabetiker von sieben, für weibliche von achteinhalb Jahren aus (Tribe, 2020). Immer wieder geäußerte Erwartungen in die Entwicklung einer künstlichen Bauchspeicheldrüse und andere grundlegende technologische Fortschritte in der Behandlung des Diabetes mellitus haben sich bisher nicht erfüllt (Skyler, 2017; Gale, 2005). Grund für die Verringerung der Lebenserwartung ist vor allem eine oft rasch verlaufende Arteriosklerose. Die Insulintherapie beim Typ-1-Diabetes bleibt aber ohne Frage eine Sternstunde der modernen Medizin, für Millionen Menschen auf dem Globus, soweit sie nicht aus ökonomischen Gründen von der Versorgung ausgeschlossen werden. Eine weitere zentrale Aussage lautet: Der Fortschritt durch Insulin kann erst dann optimal genutzt werden, wenn die Patientinnen und Patienten durch entsprechend wirksame Schulungsprogramme in die Lage versetzt werden, ihre Stoffwechselsituation selbst zu steuern (Assal et al., 1985). Die Entwicklung dieser auf Emanzipation der Betroffenen abzielenden Programme geht auf die frühen 70er Jahre des 20. Jahrhunderts zurück (Miller & Goldstein, 1972). In Deutschland wurde der Nutzen derartiger Programme in den frühen 80er Jahren belegt (Mühlhauser et al., 1983). Die Ärzteschaft stand diesem Konzept anfänglich sehr skeptisch gegenüber, da es im Grunde die traditionelle Rollenverteilung zwischen Ärzteschaft und Kranken aufhebt. Es gelingt aber so am besten, eine erwünschte, dem normalen Stoffwechsel ähnliche Einstellung des Blutzuckers bei Vermeiden der gefährlichen Unterzuckerungen zu erreichen. Eine kritische Entwicklung setzte ein, seitdem immer häufiger das Insulin auch bei Typ-2-Diabetikern (Alterszucker) eingesetzt wurde: Es gibt Grund zu der Sorge, dass hierdurch die Mortalität dieser DiabetikerInnen erhöht wird (Hermann et al., 2017). Denn bei den Typ-2-DiabetikerInnen führt die längerfristige Insulingabe vor allem zur Gewichtserhöhung – einer vollständig unerwünschten Stoffwechselreaktion.

Nierenersatzbehandlung

Dass die Funktion ganzer Organe nach ihrem Ausfall ersetzt werden kann, wurde erstmals durch die Erfindung der Blut- und Bauchfellwäsche (Hämo-, Peritonealdialyse) vom Traum zur Realität. Wenn die Nieren aufgrund von Autoimmunerkrankungen, Infektionen oder mangelnder Durchblutung ihre Funktion der Reinigung des Blutes ganz eingestellt haben, stirbt der Mensch in kurzer Zeit an einer inneren Vergiftung. Forscher hatten die Idee, die Klärarbeit der Nieren zu ersetzen: entweder außerhalb des Körpers durch einen künstlichen Filter oder innerhalb des Körpers, indem das Bauchfell die Arbeit übernimmt, die schädlichen Abbauprodukte an eine eingefüllte und nach gewisser Zeit wieder ausgeleitete Flüssigkeit aus Elektrolyten, Glukose und Puffern abzugeben (Peritonealdialyse). Die künstliche Niere ist bei beiden technischen Lösungen keine genaue Nachahmung der körpereigenen Nierenfunktion, aber für lange Zeiträume lebensrettend, da sie teils auch eine Überbrückung bis zu einer möglichen Nierentransplantation darstellt. Das verwendete Trennverfahren wurde wohl 1861 bereits von Thomas Graham beschrieben, und es gab einige Vorläufergeräte, ehe Willem Kolff 1945 ein Trommeldialysegerät mit Zellophanschläuchen als Dialysemembran entwickelte (https://de.wikipedia.org/wiki/Dialyse [22.11.2022]). Am 9. März 1960 erhielt Clyde Shields im Universitätsklinikum Seattle die erste künstliche Blutwäsche. Angeschlossen wurde der Patient über einen außenliegenden U-förmigen Teflonschlauch, dessen Enden jeweils mit einer Unterarmarterie und -vene chirurgisch verbunden worden waren (Darstellung nach Blagg, 2007). Als Pioniere der Dialyse gelten Willem Kolff, John Merrill, George Schreiner und Belding Scribner – auch wenn sicher deutlich mehr Menschen an der schrittweisen Entwicklung und Verfeinerung dieser Technik beteiligt waren. Clyde lebte bereits elf Jahre mithilfe der Dialyse, die beiden nächsten Patienten überlebten 28 beziehungsweise 14 Jahre. Es ist nicht schwer, sich vorzustellen, dass nun weitaus mehr Kranke ihre Hoffnung auf dieses Verfahren setzten, während erst schrittweise mehr und mehr Kliniken kleine Dialyseabteilungen eröffneten und später das Verfahren auch nach entsprechender Schulung ambulant angewendet wurde. In Seattle entschied anfänglich eine anonyme Kommission darüber, wer einen freien Platz erhielt, mehrheitlich Laiinnen und Laien, wobei allerdings eine wesentliche Vorentscheidung ärztlich getroffen wurde: Die Patientinnen und Patienten wurden von einer Gruppe von NierenspezialistInnen daraufhin untersucht, ob ihr genereller Gesundheitszustand befriedigend war. Sie mussten unter 45 Jahre alt sein, nicht schon lange an Bluthochdruck gelitten haben und sich auf ein striktes Diätregime einlassen. Die Peritonealdialyse war bereits 1959 eingesetzt worden: Richard Ruben in San Francisco überlebte damit sechs Monate. Bei dieser Methode wurde viel Arbeit in die Entwicklung eines immer besseren Katheters investiert, vor allem mit dem Ziel, die zunächst häufig auftretenden Infektionen des Bauchfells zu reduzieren – auch wenn sie antibiotisch einigermaßen gut behandelbar waren. Diese erstmals 1968 optimierte Technik ist mit dem Namen von Henry Tenckhoff verbunden. 1970 wurde eine Fallserie publiziert, nach der 19 Nierenkranke mit Peritonealdialyse bis zu vier Jahre überlebten. Diese Technik war rasch auch im häuslichen Bereich einsetzbar und eignete sich vor allem auch für Kinder, die, eingebunden in ein klinisches Betreuungsprogramm, von ihren Eltern behandelt werden konnten. Das nachfolgende Jahrzehnt gehörte dann ganz der politischen Debatte um die Finanzierung von Dialyseprogrammen. Ein erster bemerkenswerter Schritt war das End-State Renal Disease (ERDS) Programm von Medicare in den USA. Zu dieser in allen Industrienationen geführten Debatte gehörte immer auch die Sorge, ein breit ausgelegtes Dialyseprogramm würde unfinanzierbar. Die Dialyse induzierte anders betrachtet über lange Jahre eine ethische Debatte um den Zugang zu einer noch beschränkten Leistung, ehe mit der technischen Erweiterung die gesundheitsökonomische Diskussion um Grenzen der Finanzierbarkeit aufkam. Das ist aus heutiger Sicht – für die reichen Länder wohlbemerkt – eine Debatte aus dem Geschichtsbuch. Es ist nicht ganz einfach zu sagen, welches der beiden Dialyseverfahren bessere Langzeitresultate erzeugt. Vereinfacht kann aber festgestellt werden, dass es keine fundamentalen Unterschiede bezüglich des Überlebens unter Dialyse gibt, wie Studien aus Dänemark (Heaf & Wehberg, 2014) und Norwegen (Waldum-Grevbo et al., 2015) nahelegen. Erst spät interessierte sich die Forschung für die Erhebung von Indikatoren der Lebensqualität bei der Dialyse. Bezüglich der Lebensqualität profitieren Kranke unter Peritonealdialyse zumindest während der ersten beiden Jahre, wie eine koreanische Studie erfasste, etwas mehr (Jung et al., 2019); eine Übersichtsarbeit kam 2020 zu einem ähnlichen Resultat (Chuasuwan et al., 2020). Peritonealdialyse ist technisch deutlich unkomplizierter und ermöglicht PatientInnen mehr autonome Entscheidungen, bis hin zu unkomplizierten Eigendialysen am Urlaubsort. In den meisten Industrienationen ist aber der Einsatz der Peritonealdialyse Schritt für Schritt deutlich zurückgegangen: Die Publikation von van de Luijtgaarden und KollegInnen (2016) legt die Neueröffnung einer Grundsatzdebatte um den Stellenwert dieser beiden Methoden nahe. In jedem Fall ist zu fordern, dass Nierenkranke umfassend über beide Methoden aufgeklärt werden, wenn die Notwendigkeit einer Dialysebehandlung näher rückt. Es sollte vor allem keine Rolle spielen, mit welchem der beiden Verfahren Industrie und Ärzteschaft mehr Geld verdienen.

Die WHO-Trinklösung

Nach diesen Ausflügen in High-Tech-Ansätze der Medizin zurück zu einem außerordentlich einfachen, aber hoch effektiven Verfahren, einer Trinklösung zur Verhinderung von lebensgefährlicher Austrocknung. Immer aufs Neue suchte die Forschung nach den »Zauberkugeln«, von denen Paul Ehrlich nach der Erfindung des Salvarsans sprach, »Magic Bullets« in der englischen Übersetzung. Man denkt dabei vermutlich immer erst einmal an neue Medikamente, die schwerwiegende Erkrankungen heilen können, in der Nachfolge des Penizillins etwa. Der Medizinhistoriker Ruxin hat diesen Begriff aber einer in ihrer Zusammensetzung schlichten Trinklösung zugedacht, der Oral Rehydration Therapy (ORT) – der WHO-Trinklösung. Lange ist klar, dass vor allem Kinder, die unter unhygienischen Bedingungen leben müssen, ein höheres Risiko als Erwachsene tragen, an anhaltenden schweren Durchfällen zu leiden und zu sterben. Insbesondere Säuglinge trocknen in kürzester Zeit aus, wenn sie nicht das Glück haben, die verlorene Flüssigkeitsmenge wieder zugeführt zu bekommen. In den modernen Industriegesellschaften denkt man in solchen Situationen sofort an ausgeklügelte Infusionsprogramme – die sehr häufig lebensrettend sind. Diese Lösung ist aber bis heute in weiten Teilen der Armutszonen des Globus utopisch. Die Entwicklung des Magic Bullet ORT verlief grob gesagt in zwei Phasen: Zu Beginn stand die Suche nach der Zusammensetzung einer solchen Substitutionslösung. Lange war unklar, welche Salze und Nährstoffe Kranke mit massiven Durchfällen verlieren – und ersetzt bekommen müssen. Daniel Darrow an der Yale Universität war vermutlich der erste, der dieser Frage systematisch nachging und erläutern konnte, dass Natrium, Kalium, Glukose und Wasser zugeführt werden müssten. Es wurde so vor allem deutlich, dass die Glukose notwendig war, damit die zugesetzte Trinkflüssigkeit in größerem Maße im Darm verblieb, als dieser Flüssigkeit durch Durchfälle verlor. Darrow setzte eine entsprechende Lösung sowohl als Infusion als auch als Trinklösung ein und bewies, dass die Sterblichkeit von Säuglingen auf diese Weise drastisch gesenkt werden konnte. Es dauerte gut 20 Jahre, bis sich durchgesetzt hatte, dass eine schlichte Trinklösung die fatalen Folgen der Durchfälle deutlich reduzieren konnte. Die Kranken tranken nun in der Regel die Lösung selber – sogar kleine Kinder konnten dies erfolgreich alleine bewältigen. Dieser Durchbruch ist vor allem mit dem Namen von David Nalin verbunden, der protokollarisch festhielt: 4,22 g Natriumchlorid, 5 g Kaliumchlorid, 4 g Natriumhydrogencarbonat und 20 g Glukose aufgelöst in einem Liter Wasser: die Zauberlösung! Die WHO hat diese Zusammensetzung später etwas modifiziert, und die Weltöffentlichkeit konnte von diesem Fortschritt 1968 in der Zeitschrift *The Lancet* erfahren (Nalin et al., 1968). 1972 publizierten Hirschhorn und Westley die Ergebnisse der ORT-Behandlung bei Kindern. Sie wiesen auf zwei erstaunliche Phänomene hin: Kinder im Alter von wenigen Monaten tranken diese Lösung, und ausgetrocknete Kinder spürten selbst den Punkt, an dem ihr Flüssigkeitsdefizit gedeckt war. Die Geschichte geht aber noch weiter: Bereits 1953 behandelte der indische Arzt Hemendra Nath Chatterjee seine PatientInnen mit einer sehr ähnlichen Lösung und publizierte seine erfolgreichen Ergebnisse ebenfalls in der international hoch bewerteten Zeitschrift *The Lancet*. Diese Publikation stieß aber offenbar im Westen auf Misstrauen, weil sie nicht allen methodischen Standards entsprach. Rückblickend ist mehr als erstaunlich, dass dieser Artikel keine unmittelbare Nachfolgeforschung auslöste, wie Ruxin (1954) feststellt: »Man ist sich allgemein einig, dass Rassismus oder der Mangel an ›wissenschaftlicher‹ Fundierung eine breite Wahrnehmung dieser Forschungsarbeit verhinderte«[8] (S. 394, Übersetzung d. A.).

8 »It is generally agreed that racism or the lack of a ›scientific‹ rationale prevented the widespread adoption of his work.«

Zwei abschließende grundlegende Bemerkungen von Ruxin seien noch genannt. Die westliche Medizin nahm über 25 Jahre lang keine Notiz von diesem dramatischen Fortschritt in der Behandlung von Durchfallerkrankungen: Ruxin spricht von entsetzlicher und anhaltender Ignoranz und weist darauf hin, dass ORT zwar nicht die Lösung der globalen Durchfall-Epidemie sei, aber sie in hohem Maße Todesfälle durch Diarrhoe verhindern könne. Sein Appell lautet: »ORT kann Zeit kaufen für Nationen und internationale Entwicklungshilfeorganisationen, ihre Ressourcen für sauberes Trinkwasser, gute sanitäre Verhältnisse und andere Ansätze zu entwickeln, die langfristige Lösungen für Durchfallerkrankungen darstellen«[9] (ebd., S. 397, Übersetzung d. A.). Wenn heute TouristInnen übervorsichtig Päckchen mit ORT in ihrem Handgepäck mitführen, dann werden sie diese Hintergründe der Entwicklung eines Magic Bullets in der Regel nicht kennen.

Anästhesie

Die Medizin wird in erheblichem Maß als schneidende Zunft wahrgenommen, denn operiert zu werden kann auch heute noch im doppelten Sinne ein großer Einschnitt sein. Viele Eingriffe sind aber im besten Sinne Routine mit außerordentlich geringen Risiken geworden. Das verdankt die Chirurgie in erheblichem Umfang der Entwicklung eines Bündels von Verfahren, die das schmerzfreie Schneiden ermöglichen: Im Oberbegriff ist die Rede von der »Anästhesie« – frei übersetzt aus dem Griechischen mit »ohne Schmerzempfindungen«. Ich folge der illustrativen Darstellung der Anfänge der Anästhesie von Sabine Diwo:

> »Ab dem Mittelalter begannen in Europa die Menschen Krankheiten heilen zu wollen, indem sie ›chirurgisch‹ tätig wurden. Oft genug wäre ohne diese Tätigkeit eines Barbiers bzw. Baders oder später eines ›schneidenden Arztes‹ das Leben des Patienten rasch beendet gewesen. Steinleiden und Amputationen sind frühe Beispiele hierfür. In der Hoffnung auf Heilung akzeptierten die Kranken dabei auch größere Schmerzen. Dieser

9 »ORT can buy time for nations and international development organizations to marshal their resources for clean water, sanitation, and other projects that constitute long-term solutions to diarrhoeal disease.«

> dann häufig sehr starke nozizeptive Reiz ließ sich allerdings selbst unter Zuhilfenahme gängiger Mittel wie Beißkeil, alkoholischer Getränke oder beruhigender Kräuter nur schwer überstehen. Nicht selten erwiesen sich Kollaps und Ohnmachtsanfall als gnädige Erlösung. In einigen Gegenden waren kompetente Kräuterkundige und Giftmischer daher sehr gefragt und angesehen. Theodoric von Lucca (ital. Arzt und Bischof, verstorben 1298) entwickelte zum Zwecke chirurgischer Schmerzminderung Schwämme, die mit Opium und ›Mandragora‹ getränkt waren. Bis ins späte Mittelalter galten pflanzliche Alkaloide, Alkohol und – wenn verfügbar – das Kauen von Coca-Blättern als die einzige Möglichkeit, Schmerzen während eines schneidenden Eingriffs zu dämpfen. Charles Darwin schreibt in seiner Biographie von Eingriffen bei 2 Kindern, die so unendlich schrecklich waren, dass er sich abwenden musste. Amputationen wurden möglichst noch ›im Wundschock‹ vorgenommen, weil sie so weniger schmerzhaft durchzuführen waren. Die Entwicklung der Äthernarkose Mitte des 19. Jahrhunderts hat dem Fortschritt in der Chirurgie die Pforten weit geöffnet: Operationen konnten nun schmerzlos und damit in weit größerem Umfang erfolgen« (Diwo, 2018, S. 1).

1842 beobachtete der US-amerikanische Chirurg Crawford Long (1815–1878), dass das Einatmen von Ätherdampf zu Schmerzunempfindlichkeit führte (Greene, 1971). Er führte vermutlich als Erster kleine Operationen mithilfe dieser Methode durch, publizierte dazu aber nicht – anders als der britische Chirurg Robert Liston (1794–1847), der 1845 eine Beinamputation unter Äthernarkose durchführte (zur Chronologie vgl. Universitätsklinikum Erlangen, o. J.). Ein Jahr später demonstrierte der US-amerikanische Zahnarzt William Morton (1819–1868) im berühmten Massachusetts General Hospital vor großem Publikum die Entfernung eines kleinen Tumors unterhalb des Unterkiefers mittels Äthernarkose. 1847 folgte die Verwendung von Chloroform zur Vermeidung einer schmerzhaften Geburt: Das von dem schottischen Geburtshelfer James Simpson (1811–1870) entbundene neugeborene Mädchen erhielt den Namen Anästhesia. Es folgte heftiger öffentlicher Protest, vor allem vonseiten der Kirchen, die den Geburtsschmerz als gottgewollt betrachtete. Hierauf entgegnete Simpson elegant, aber damals ohne nachhaltige Breitenwirkung, die erste Narkose sei von Gott an Adam durchgeführt worden: »Und da ließ Gott der Herr einen tiefen Schlaf auf den Menschen fallen, so dass er einschlief, nahm ihm eine seiner Rippen und verschloss darüber das Fleisch« (Genesis II,21). Greene analysierte die Entwicklung der Operationen unter Narkosebedingungen anhand von OP-Statistiken für die zweite Hälfte des 19. Jahrhunderts: Die Möglichkeit, unter Schmerzfreiheit operieren zu können, veränderte in diesem Zeitraum das Spektrum der Operationen nur in einem geringen Maße. Er führt eine Reihe von Voraussetzungen an, die hinzukommen mussten, um größere Eingriffe erfolgreich durchführen zu können: die bessere Infektionskontrolle, das bessere Verständnis des menschlichen Kreislaufs, schließlich auch das Überwinden von Widerständen durch die extrem autoritäre Chirurgie (Greene, 1979, S. 10f.).

1898/99 begründete der deutsche Chirurg Carl August Gustav Bier (1861–1949) die Lumbalanästhesie durch Einspritzen einer Kokainlösung in den Rückenmarkskanal. Im Jahre 1869 hatte der deutsche Chirurg Friedrich Trendelenburg (1844–1924) bereits eine endotracheale Intubation am Menschen zur Narkoseführung durchgeführt. Hierbei brachte er den mit einer aufblasbaren Manschette versehenen Tubus durch eine vorübergehende Tracheotomie (Luftröhrenschnitt) ein. Damit konnten narkotisierte Menschen nun künstlich beatmet werden – ein weiterer Meilenstein der Anästhesie, dessen Technik fortlaufend verfeinert wurde. 1907 erhielt der Fabrikant Johann Heinrich Dräger (1847–1917) in Lübeck das Patent für das erste Beatmungsgerät, den Pulmotor. Er hatte es für kurzfristige Hilfe in Notfällen entwickelt, zum Beispiel bei Kohlenmonoxidvergiftungen im Bergbau, Badeunfällen und Stromschlägen. Das Gerät war tragbar – weit entfernt von dem heutigen OP-Standard der Beatmungsgeräte, mit deren Hilfe heute intensivmedizinische Langzeitbeatmungen in allen Altersstufen ermöglicht werden. Mit der Zeit modernisierten immer neue Pharmaka und Narkosegase die Anästhesie schrittweise. Succinylcholin oder Pancuronium, beides Mittel zur Muskelrelaxation, ermöglichen dem Operateur oder der Operateurin die Durchtrennung auch größerer Muskelstränge. Begonnen hatte diese pharmakologische Technik 1942 mit der Verwendung von Tubocurare durch Harold R. Griffith (1894–1985) und G. Enid Johnson MacLeod (1909–2001), kanadische AnästhesiologInnen, bei einer Blinddarmentfernung (vgl. Buzello & Diefenbach, 1992). Die für die sogenannte Vollnarkose nötige Ausschaltung des Bewusstseins erfolgt entweder durch die Beimischung von Narkosegasen wie den Fluranen oder Lachgas (Stickstoffoxid) zur Beatmungsluft oder durch intravenöse Gabe von Hypnotika und Sedativa (totale intravenöse Anästhesie – TIVA); oder es werden Inhalationsanästhesie und Opioide kombiniert: die sogenannte balancierte Anästhesie (im Überblick vgl. Hötzel, 2019). Lachgas geriet etwas in Vergessenheit, erfährt aber möglicherweise eine Renaissance (Heinzl, 2015). Erst Mitte des 20. Jahrhunderts gelang der Anästhesie eine schrittweise Emanzipation von einer Hilfsdisziplin der Chirurgie hin zu einer eigenen, vom Ärztestand und dem Staat anerkannten Profession. Zwei bedeutende deutsche Anästhesisten charakterisieren die Entwicklung der Anästhesie mit den Worten »Bis in die 1950er Jahre mussten sich Patienten relativ primitive Narkoseverfahren und -techniken unterziehen. Diese Tatsache überrascht umso mehr, als zahlreiche Methoden und Vorgehenswesen in der heutigen Anästhesie schon Jahrzehnte zuvor theoretisch entwickelt und auch klinisch erprobt waren« (Goerig & Schulte am Esch, 2012, S. 6).

Der Horizont der Anästhesie erweiterte sich dann Ende des 20. Jahrhunderts noch einmal grundlegend: Es rückten die Fragen in den Vordergrund, welche Faktoren vor, während und nach Durchführung einer Narkose beeinflusst werden können, um optimale Behandlungsergebnisse zu erzielen und – anders gesagt – Sterblichkeit und Langzeitschäden durch und nach Operationen zu senken. Dies wird heute mit dem Begriff »Enhanced Recovery After Surgery Protocols« (ERAS) bezeichnet (verbesserte Erholung nach der Operation). Das Konzept umfasst die präoperative Erfassung von Risikofaktoren, die Aufklärung der PatientInnen über realistische Behandlungsziele, die präoperative Beseitigung von Ernährungsdefiziten, die peri- und postoperative Ernährung und Infusionsbehandlung, die medikamentöse Thromboseprophylaxe, die Wahl des geeignetsten OP-Verfahrens, die befristete Antibiotikagabe zur Vermeidung von Infektionen, die Vermeidung von Übelkeit und Erbrechen, die Frühmobilisierung (Moningi et al., 2019). Die Altersgrenze für die Durchführung von Operationen ist heute nahezu aufgehoben, auch wenn das Operationsrisiko für hochbetagte Menschen deutlich höher ist, vor allem je schlechter der präoperative Allgemeinzustand ist (Sudlow et al., 2018, Strøm et al., 2014). Etwa seit der Jahrhundertwende bemühte sich die Forschung auch darum, das schon länger vorhandene Wissen um unterschiedliche Empfindlichkeit von Frauen und Männern gegenüber Narkosemedikamenten und -gasen in forschungsbasierte Handlungsempfehlungen umzusetzen (Pleym et al., 2003; Campesi et al., 2012).

Zu verdanken sind die positiven Entwicklungen in der Anästhesiologie nicht zuletzt der Tatsache, dass in dieser Fachdisziplin frühzeitig systematisch Methoden der Qualitätssicherung eingesetzt wurden (im Überblick Gaba, 2000). Dazu gehört das Berichten und Diskutieren von Beinahe-

Fehlern, ein Konzept, das aus dem Pilotentraining in der Luftfahrt übernommen wurde und das langsam auch in der Medizin Nachahmung fand (Cooper et al., 1978). Vor jeder Narkose wird demzufolge das individuelle Risiko eingeschätzt, während der Narkose werden fortlaufend die Vitalfunktionen gemessen, wobei die Blutdrucküberwachung und das Messen der Sauerstoffsättigung im Blut immer zuverlässiger geworden sind (Michard, 2016; Abenstein & Narr, 2010). Nach der Operation werden die Patientinnen und Patienten in Abhängigkeit vom Schweregrad des Eingriffes und ihres Zustandes intensiv überwacht – ein Standard, der das Gesamtrisiko von operativen Eingriffen noch einmal gesenkt hat (Gordo et al., 2014). Das Risiko, während einer Narkose zu sterben, wird aktuell bei Fehlen von schweren Begleiterkrankungen auf 1:250.000 geschätzt und bei Menschen mit schlechtem Allgemeinzustand auf 1: 10.000–15.000 (Troianos, 2020). Noch einmal abschließend formuliert: Es ist ein nahezu unfassbarer Fortschritt, dass es heute prinzipiell keine Altersbegrenzung mehr für die Durchführung auch aufwendiger Operationen gibt und dass das Operationsrisiko extrem klein geworden ist. Das kommt nicht zuletzt den vielen älteren und hochbetagten Tumorkranken zugute, die möglicherweise vor allem von den TIVA-Narkosen besonders profitieren (Chang et al., 2021). All dies ist in wenigen Jahrzehnten entwickelt worden und wird heute als selbstverständlich betrachtet.

Das Riesenthema Krebs

Die Frage nach dem Fortschritt in der Medizin lässt sich in allen Facetten besonders eindrucksvoll am Beispiel der Krebserkrankungen darstellen. Von einer Therapie der Krebserkrankungen mit dem Ziel der Lebensverlängerung lässt sich erst ab der Mitte des 20. Jahrhunderts sprechen, womit sich aber die Frage der »Behandlung« von Krebskranken in der Zeit davor und danach nicht erledigt. Dies liegt daran, dass das Thema des Linderns von nicht heilbaren Erkrankungen immer bedeutsam war – und bis heute bedeutsam bleibt. Der US-Präsident Richard Nixon rief 1971 den »war on cancer« aus und stellte dem National Cancer Institute 100 Millionen Dollar zusätzlich für entsprechende Forschung zur Verfügung. Mit diesen auch aus heutiger Sicht sehr begrenzten Mitteln sollte 2015 »der« Krebs besiegt sein (Sporn, 1996). Diese politische Idee war nicht nur illusorisch, sondern vor allem anmaßend, da damit die Bedeutung und das Wesen von Krebserkrankungen in ihrer Vielfältigkeit in einer Gesellschaft mit einer deutlich steigenden Lebenserwartung vollständig verkannt wurden. Gleichwohl hat es in dem veranschlagten Zeitraum in verschiedenen Wellen herausragende Fortschritte bei der Behandlung einer ganzen Reihe von Krebserkrankungen gegeben. In der jüngeren Zeit gesellen sich auch hoffnungsstiftende Ansätze bei bis dahin kaum beeinflussbar erscheinenden Krebsformen hinzu, vor allem in den Stadien breiter Streuung (Metastasierung) in den gesamten Körper hinein. Bei einigen Krebserkrankungen konnten präventive Ansätze erkannt und in erheblichem Umfang auch umgesetzt werden, so der Verzicht auf Tabakrauchen im Falle von Lungenkrebs, des Weiteren einige wirksame Früherkennungsprogramme, wie etwa beim Gebärmutterhals- und beim Dickdarmkrebs. Eine Vielzahl von Übersichtsarbeiten und Krebsregisterdaten aus unterschiedlichen Kontinenten erlauben die optimistische Annahme, dass die Erfolgsspur in der Erkennung und Behandlung der so vielfältigen und unterschiedlichen Krebserkrankungen auch weitergeführt wird (exemplarisch Siegel et al., 2021; Ito et al., 2014). Für eine Reihe dieser Erkrankungen lässt sich heute sagen, dass sie sich bezüglich der Beeinträchtigung der Lebenserwartung nicht mehr von vielen chronischen Erkrankungen unterscheiden, und zwar entgegen der vorherrschenden Wahrnehmung in der Öffentlichkeit (Askoxylakis et al., 2010).

Jenseits aller anderen Betrachtungen stehen seit Beginn kurativ wirksamer Behandlungsverfahren in der Krebstherapie tatsächlich immer zwei Fragen im Vordergrund: Wie lange lebe ich noch und habe ich eine Chance auf Heilung? Heilung im schlichten Verständnis von Rückkehr zur vorherigen »Normalität«. Die Medizin spricht von »restitutio ad integrum«: Wiederherstellung des unversehrten Lebens oder Ausheilung ohne Folgeschäden. Hier beginnen die Schwierigkeiten.

Krebs ist im Alltagsverständnis so viel wie »Bösartigkeit pur«, die Todesnachricht schlechthin, und dies völlig unabhängig von der Tatsache, dass es andere Erkrankungen gibt, deren lebensbegrenzender Einfluss genau so groß sein kann wie derjenige bösartiger Tumore. Krebs bleibt eine Metapher für Lebensbedrohung. In den letzten etwa 70 Jahren hat sich aber immer deutlicher herausgestellt, dass die Behandlung von Krebserkrankungen im besten Fall fast dem Ideal der Wiederherstellung einer normalen Lebenserwartung nahekommt, dass häufiger als gedacht viele Jahre Weiterleben mit unterschiedlichem Maß an Lebensqualität durch die Krebstherapie ermöglicht werden. Es gibt aber auch Krebserkrankungen, bei denen im Hinblick auf alle denkbaren Behandlungsverfahren kaum ein positiver Effekt zu verzeichnen ist, Heilung ist dann so unwahrscheinlich wie ein Lottogewinn. Auch um das Thema Spontanheilungen von Krebs ranken sich vielfältige Geschichten; aber die Zahl der angemessen gut dokumentierten Spontanheilungen ist extrem klein (Deutsches Krebsforschungszentrum, 2021). Noch schwerer zu verstehen ist vermutlich, dass es bei vielen chronischen Erkrankungen, auch jenseits von Krebs, einen Zeitpunkt gibt, an dem die Frage nach der erreichbaren Lebensqualität bei Fortschreiten der Grunderkrankung ins Zentrum rückt: Die Rede ist von palliativer Versorgung, die weit mehr bedeutet als humane Begleitung in den Tod hinein – so unglaublich wichtig auch dies ist. Eine Annäherung an dieses wirklich extrem schwierige Kapitel der Medizin wird nun wie folgt gewagt: Es werden zunächst Sternstunden der Krebsmedizin (Onkologie) geschildert. Dann geht es zu einigen Erkrankungen, die nach wie vor deutlich lebensverkürzend sind, bei denen aber teils vor Kurzem noch unerwartete Erweiterungen der Behandlungsziele möglich geworden sind. Das Thema Palliativmedizin – besser: Palliative Care, zumal es ein multidisziplinärer Ansatz ist – wird später gesondert aufgegriffen.

Kindliche Leukämien

Chirurgie und Strahlentherapie beherrschten das Feld der Krebsbehandlung bis in die Mitte des 20. Jahrhunderts. Ein Zufall war maßgeblich daran beteiligt, dass die neue Ära der Chemotherapie die Behandlungschancen bei bestimmten Tumoren massiv verbessern konnte. Die Wissenschaftsjournalistin Dörhöfer erinnerte unter dem treffenden Titel »Ein Kampfstoff als Lebensretter« am 16.08.2017 in der *Frankfurter Rundschau* daran, dass die beiden amerikanischen Pharmakologen Louis Goodman und Alfred Gilman von der Universität Yale Forschung zu der Frage begannen, ob es möglich ist, aus dem tödlichen Kampfstoff Senfgas ein Krebsmittel zu entwickeln. Nach einem unfallbedingten Freisetzen von Senfgas im Zweiten Weltkrieg hatten Ärzte festgestellt, dass bei den durch dieses geschädigten Soldaten die Knochenmarksfunktion unterdrückt und Lymphknoten zurückgedrängt wurden (DeVita & Chu, 2008). Es bedurfte Jahre experimenteller Forschung, ehe nach diesen Erfahrungen beginnend mit theoretischen Überlegungen über Tierversuche bis zu klinischen Studien die ersten Zytostatika in der Humanmedizin eingesetzt werden konnten. Zytostatika sind Medikamente, welche das Zellwachstum unterdrücken, genauer: welche die sich oft ultraschnell vermehrenden Tumorzellen wirkungsvoll an genau diesem verheerenden Wachstum hindern können, ohne die gesunden Zellen übermäßig mit zu schädigen (eine unvermeidliche und gefürchtete Nebenwirkung aller Zytostatika). Das erste breit aus dieser Forschung stammende Zytostatikum (oder eben auch Chemotherapeutikum) war Cyclophosphamid, welches bis heute meist in Kombination mit anderen Medikamenten breite Verwendung findet.

Die Behandlung einer Unterform der kindlichen Leukämien, der (in sich noch einmal sehr stark differenzierten) akuten lymphoblastischen beziehungsweise lymphozytären Leukämie, gilt als leuchtendes Beispiel für den Nutzen der ersten Generation von Zytostatika. Weltweit entstanden mehrere hochspezialisierte Forschungsgruppen, welche in einer systematischen Abfolge kontrollierter Studien nahezu alle betroffenen Kinder behandeln konnten. Es war (und ist bis heute) zwar die häufigste Tumorerkrankung kleiner Kinder, aber auch so selten, dass die Behandlung eben fast immer unter optimalen Bedingungen in hoch qualifizierten Kliniken durchgeführt werden konnte. Dabei gilt leider die übliche Einschränkung: in den reichen Industrieländern. Eine dieser Pioniergruppen wurde 1962 am St. Jude Children's Research Hospital in Memphis, Tennessee gegründet. Es zeigte sich, dass der gleichzeitige Einsatz mehrerer Zytostatika häufiger eine Normalisierung der Blutbildung erzeugen konnte (Polychemotherapie) als die Behandlung mit nur einem Medikament. Weiter konnte festgestellt werden, dass die besonders gefürchtete Beteiligung des zentralen Nervensystems durch eine Bestrahlung fast immer verhindert werden konnte, dass nach Rückfällen erneut Chemotherapie einsetzbar war und dass im weiteren Verlauf eine Knochenmarkstransplantation durchgeführt werden konnte, wenn die Krankheit nicht mehr auf die Medikamente ansprach. So konnte von dieser Arbeitsgruppe 1981 in einem ersten großen Überblick berichtet werden, dass fast die Hälfte der Kinder mindestens fünf Jahre überlebten, während in der Vergangenheit alle diese Kinder in wenigen Monaten gestorben wären (Bowman, 1981). 2015 berichtete die Forschungsgruppe des St. Jude Kinderkrankenhauses, dass die Kinder inzwischen zu fast 90 % mindestens fünf Jahre überlebten – und sie erläuterte, dass das Ansprechen auf die Therapie sowohl in den Altersklassen der Kinder als auch in den immer besser definierbaren Untergruppen der

Leukämien Unterschiede aufwies (Pui et al., 2015). Vergleiche der Behandlungserfolge der Perioden 2002 bis 2006 und 2012 bis 2016 zeigten, dass sich die Behandlungschancen auch mit Blick auf ein Überleben von zehn bis 20 Jahren weiter verbessert haben. Die entsprechenden internationalen Daten sind nicht ganz eindeutig: Redaelli (2005) etwa ermittelte bei Kindern mit einer akuten lymphoblastischen Leukämie eine Wahrscheinlichkeit von 63 %, weitere zehn Jahre zu überleben. Das war zu Beginn der Behandlungen dieser Kinder in den 60er Jahren des 20. Jahrhunderts nicht denkbar (Yeh et al., 2020). Dieser Fortschritt darf nicht vergessen lassen, dass die Behandlungen den Kindern und ihren Eltern viel abverlangen und dass es eben leider auch Kinder gibt, denen die moderne Therapie nicht längerfristig hilft. Von einer Heilung im Sinne der Rückerlangung der durchschnittlichen Lebenserwartung ist die Medizin auch bei dieser gut behandelbaren kindlichen Leukämie noch weit entfernt; sie ist nicht allmächtig – auch wenn die tatsächlich »wunderbaren« Erfolge der Behandlung dieser besonders häufig bei Kindern anzutreffenden Erkrankung verständlicherweise diesen Wunsch nähren.

Lymphogranulomatose

Zeitgleich mit der akuten lymphoblastischen Leukämie beendeten die neuen Zytostatika auch die Hoffnungslosigkeit, die mit der Übermittlung der Diagnose Morbus Hodgkin (Lymphogranulomatose) verbunden war – eine bösartige Erkrankung des Lymphsystems, häufig beginnend mit schmerzlosen Schwellungen zahlreicher Lymphknoten. Die Arbeitsgruppe von deVita am National Cancer Institute der USA konnte erstmals 1980 von Langzeitergebnissen einer Polychemotherapie berichten (deVita et al., 1980). Die MedizinerInnen begannen in den 60er Jahren des 20. Jahrhunderts, die am Morbus Hodgkin Erkrankten mit einer als MOPP abgekürzten Therapie zu behandeln (die Einzelsubstanzen heißen Mustargen, Oncovin, Procarbazine, Prednison). Bonadonna und seine Gruppe entwickelten die zweite Stufe der Therapie mit dem Schema ABVD (hier heißen die Substanzen Adriamycin, Bleomycin, Vinblastin Dacarbazin), was eine Verbesserung der Chancen bei Versagen des MOPP-Schemas ermöglichte und sich für eine lange Zeit zum neuen Behandlungsstandard entwickelte. Dabei ist unbedingt erwähnenswert, mit welch vorbildlicher Zurückhaltung Bonadonna über die ersten großen Fortschritte berichtete. Er forderte die Bestätigung durch weitere Studien, über die er dann 1982 berichten konnte (Bonadonna et al., 1975 sowie Bonadonna & Santoro 1982; Bonadonna et al., 2005). Vor 1960 betrug die Wahrscheinlichkeit, diese Erkrankung länger als fünf Jahre zu überleben, unter 10 %. 20 Jahre später waren es schon mehr als 85 %, und die Chancen eines Überlebens von zehn Jahren lagen bei 80 % (Brenner, Gondos & Pulte, 2009; Li et al., 2018). Für den Zeitraum 2012 bis 2016 konnten Pulte et al. dann eine Wahrscheinlichkeit für ein 20-Jahre-Überleben von gut 82 % ermitteln (Pulte et al.; 2020). An diesem atemberaubenden Fortschritt war die Strahlentherapie beteiligt, so wie später vor allem bei Versagen der ersten Therapien die Knochenmarktransplantation. Doch auch diese hoffnungsstiftenden Behandlungen können mit oft vorübergehenden, aber in nennenswertem Umfang auch bleibenden gesundheitlichen Beeinträchtigungen verknüpft sein. Die international bedeutende Deutsche Hodgkin Studiengruppe registrierte mit großer Akribie alle auftretenden akuten und chronischen Folgeschäden und setzte wichtige Impulse zur Behandlungsoptimierung (Josting et al., 2003). Gleiches gilt etwa für Forschergruppen aus New Brunswick und Boston (Evens et al., 2020; Ng et al., 2002), welche erhöhte Infektionsraten, Herzschäden oder Lungenfibrosen unter Chemo- und Radiotherapie dokumentierten (so auch Eichenauer et al., 2014). Die Energie dieser internationalen Arbeitsgruppen konzentrierte sich aufgrund der systematischen Erhebung von Folgeschäden frühzeitig darauf, weniger aggressiv zu behandeln, beispielsweise durch Verringerung der Strahlendosis und Ersetzen besonders beeinträchtigender Zytostatika durch schonendere. Das Ziel von Vergleichsstudien war seither, gleich gute oder gar bessere Langzeitergebnisse bei geringeren Gesundheitsschäden zu erreichen, was aus heutiger Sicht vielleicht selbstverständlich klingt, damals aber ein hohes Maß an methodischer, technologischer und klinischer Kompetenz voraussetzte. Die klinische Forschung zu Langzeitnutzen und -schäden erfuhr leider erst etwa 20 Jahre später eine im Grunde von Beginn an unverzichtbare Ergänzungen durch die Forschung zur Lebensqualität von Tumorkranken. Heute wird dies von der Onkologie als unverzichtbar betrachtet (Kuderer et al., 2022), doch anfänglich hatte diese Forderung einen außerordentlich schweren Stand neben der klassischen klinischen Forschung. So wurde nicht zuletzt »Fatigue« als starke Beeinträchtigung der Lebensqualität beschrieben, war aber nicht mit Labordaten oder anderen technischen Untersuchungen zu erfassen (Calaminus et al., 2014). Auch hier steuerte die Deutsche Hodgkin Studiengruppe gemeinsam mit PsychiaterInnen wichtige methodische Grundlagenforschung bei (Flechtner et al., 1998). Diese Erweiterung der Forschungsperspektive ging parallel zur Erstarkung der PatientInnen-Selbsthilfebewegung; dies wird noch gesondert zu beschreiben sein (einführend Gesundheitsberichterstattung des Bundes, 2004; weiter Gidron et al.,1991; sowie Balke, 2014).

Hodenkrebs

Die Behandlung maligner Hodentumoren ist ein weiteres Beispiel für Fortschritte in der Medizin, die als »Sprunginnovationen« bezeichnet werden können. Bis Mitte der 70er Jahre des 20. Jahrhunderts betrug die Chance erkrankter Männer – überwiegend in ihren 20ern und 30ern –, fünf Jahre nach Diagnosestellung noch zu leben, lediglich 5 % bis 10 %. Dann berichtete der US-amerikanische Onkologe Lawrence H. Einhorn über spektakuläre Fortschritte durch den Einsatz von Cisplatin in Kombination mit Vinblastin und Bleomycin; das PVB-Schema. Cisplatin hatte sich zuvor bereits als Einzelsubstanz zumindest kurzfristig als unerwartet nützlich erwiesen, wegen der Überlegenheit von Mehrfachkombinationen hatte Einhorn dann aus den damals Erfolg versprechenden Zytostatika diese Kombination vorgeschlagen und in Studien erprobt. Rückbildungen auch fortgeschrittener Erkrankungsstadien bis zu 70 % waren spektakulär (Einhorn und Donohue, 1977; Einhorn, 1990). Angefangen hatte alles mit einem naturwissenschaftlichen Experiment ohne die Idee, dass dies für die Medizin bedeutende Anstöße geben könnte.

In den 1960er Jahren experimentierte Barnett Rosenberg (1926–2009) im Labor mit Platinelektroden: Er wollte die Wirkung von Wechselstrom auf das Wachstum des Bakteriums Escherichia coli in chemischen Lösungen untersuchen. Rosenberg stellte fest, dass die Bakterien in diesem Experiment in ihrem Wachstum gehemmt wurden. Platinelektroden hatte Rosenberg verwendet, da er davon ausging, dass diese sich im Experiment als stabil erwiesen. Eine Fehlannahme, wie sich herausstellte: Rosenberg sprach selbst von »serendipity«, einem glücklichen Zufall. Es waren nämlich die Loslösung von Molekülen aus den Elektroden und ihre Umwandlung in eine Substanz, die er Cisplatin nannte, welche nach Ausschluss anderer möglicher Ursachen die Hemmung des Bakterienwachstums verursachten (Rosenberg et al., 1965). Rosenberg konnte im Tierexperiment zeigen, dass Cisplatin auch das Wachstum von Tumorzellen behindern konnte (National Cancer Institute, 2014). Angesichts der relativ trostlosen Versuche, den Hodenkrebs mit Dactinomycin allein oder in Kombinaton mit Chlorambucil und Methotrexat zu behandeln, begann dann Einhorn mit seiner Arbeitsgruppe Forschung unter Einschluss von Cisplatin, die in das genannte PVB-Schema mündete. In einer Serie von kontrollierten randomisierten Studien suchte das Team schon bald nach möglichst wenig belastenden Dosierungen und Anwendungsdauern. Andere Substanzen kamen vor allem in Stadien fortgeschrittener Erkrankungen hinzu, sodass sich auch die Überlebenschancen von Männern mit metastasiertem Hodenkrebs deutlich verbesserte (Einhorn, 1990). In der Fachwelt ist fortan vom »Einhorn-Schema« die Rede. Heute ist es möglich, bei den erkrankten Männern je nach Stadium eine auf guten klinischen Studien basierende Behandlung aus den Komponenten Operation, Strahlentherapie und Chemotherapie durchzuführen – eine Zielgenauigkeit, von der auch Einhorn anfänglich keine Vorstellung haben konnte (Leitlinienprogramm Onkologie, 2019). Fast an 100 % gehende Überlebensraten nach fünf und zehn Jahren machten schrittweise aus dem Hodenkrebs eine chronische Krankheit: Dies wird bewusst so formuliert, weil mit größerem Abstand zum Therapiebeginn Folgeerkrankungen auftreten können und zudem selbst im allerbesten Falle viele Männer den Gedanken an ein mögliches Rezidiv nicht loswerden. Infolgedessen leiden sie unter unterschiedlich großen psychischen Beeinträchtigungen. Langzeitfolgen mit körperlichen Erkrankungen könnten sein: eine zweite Krebserkrankung, Schädigungen an peripheren Nerven oder am Gehörsinn, Einschränkung der Nierenfunktion und eine rascher als physiologisch voranschreitende Veränderung der arteriellen Gefäße (Travis et al.; 1997; Fossa et al., 2018; Stelwagen et al., 2020; Ernst et al., 2009). Es gibt die berechtigte Annahme, dass diese Spätschäden in Zukunft weniger intensiv sein werden, weil die Forschung Schritt um Schritt eine weitere Deeskalationsstrategie entwickeln konnte, deren Nutzen sich erst in einigen Jahren zeigen wird. Die Behandlungsstrategie der verschiedenen Formen des Hodenkrebs wurde insbesondere in den letzten zehn Jahren immer differenzierter. Am meisten können diejenigen Männer profitieren, bei denen nach Ermittlung von Faktoren wie Tumorgröße, genaue histologischer Bestimmung der Tumorart und Fehlen von Fernabsiedlungen der Ansatz der »aktiven Überwachung« möglich ist. Diese große Patientengruppe wird nach der Entfernung des Primärtumors über einige Jahre regelmäßig umfassend untersucht, und erst bei Auftreten von Tumorfolgen beginnt eine weitere Behandlung (Nichols et al.,

2013; Stephenson et al., 2019). Dies wird dazu führen, dass der Umfang von Folgeerkrankungen wiederum zurückgeht, denn vermeidbare Übertherapie wird tatsächlich vermieden. Ermöglicht wurde das durch hochwertige (und wenn auch gut begründete, so doch mutige) Kontrollstudien, welche zeigten, dass unter den skizzierten günstigen Bedingungen Abwarten nicht schlechter ist, als nach der erfolgten Operation sogleich zu behandeln. Gleichzeitig wird damit aber auch exemplarisch deutlich – und das ist nur auf den ersten Blick selbstverständlich –, dass die heutige onkologische Behandlung höchste medizinische Kompetenz voraussetzt. Das führt unweigerlich zur strukturellen Lösung der Zentrenbildung. Integriert sein sollte – und das ist vermutlich nicht immer im notwendigen Umfang der Fall – eine begleitende und nachsorgende psychoonkologische Betreuung. Diese kann schon von großer Bedeutung bei der Entscheidung für oder gegen die Beteiligung an der Behandlungsempfehlung »aktive Überwachung« sein, weil für die Kranken dieses Konzept nicht unbedingt selbsterklärend und beruhigend ist. Und besonders, wenn Folgeerkrankungen auftreten oder befürchtet werden müssen, ist psychosoziale Unterstützung elementar. Nicht zuletzt können auch psychosomatische Beschwerden wie die Fatigue auftreten, auch in behandlungswürdiger Form. Dieser psychosomatische Ansatz hinkt in seiner Entwicklung der klassischen medizinischen Behandlung zeitlich stark hinterher, außerdem gibt es nicht für alle einschlägigen Beschwerden bereits gut gesicherte psychotherapeutische Verfahren (Ernst et al., 2009). Ähnlich wie in Fällen der akuten lymphozytären Leukämie und des Morbus Hodgkins ist eine Erkrankung an Hodenkrebs aber nicht mehr das Schreckgespenst, das es bis in die 1970er Jahre hinein war.

Brustkrebs

Ohne jede Chance auf wirksame medizinische Behandlung waren Frauen, die an Brustkrebs erkrankten, bis zum Ende des 19. Jahrhunderts. Es wurden schon Jahrhunderte zuvor brustentfernende Operationen dokumentiert, die von der unermesslichen Grausamkeit einer Chirurgie ohne Anästhesie zeugen (Olson, 2002; Kaartinen, 2013). Joseph Lister wird die erste Brustamputation unter Vollnarkose im Jahr 1867 zugeschrieben. Für lange Zeit wurde das von William Stewart Halstedt (1852–1922) im Jahr 1882 entwickelte Verfahren der radikalen Brustchirurgie prägend: Nicht nur die erkrankte Brust, sondern auch der große Brustmuskel und die Achsellymphknoten wurden entfernt, eine Methode, deren Nutzen Halstedt selbst massiv überschätzte, ohne den Preis fortwährender massiver körperlicher Behinderung und seelischer Qualen auch nur mit einem Wort zu erwähnen (Halsted, 1894). Bis in die 60er Jahre des 20. Jahrhunderts galt diese Operation als Standard, getragen von der Idee, Brustkrebs könne geheilt werden, wenn der Tumor früh genug radikal mit dem häufig betroffenen umgebenden Gewebe entfernt werde. Erst dann wurden Vergleichsstudien mit deutlich weniger aggressiven Operationsverfahren begonnen. Es stellte sich im weiteren Verlauf der Forschung heraus, dass die Fixierung auf lokale Therapie der Komplexität der vielfältigen Formen von Brustkrebs nicht gerecht wurde. Nicht nur beim Brustkrebs blieben Chirurgen allerdings sehr lange der Überzeugung, dass »radikales« Entfernen des Krebses vor Ort die Lösung des Problems sei.

Je besser die konkrete Erkrankungsform bei der betreffenden Frau verstanden wird, umso klarer wird, welche Bedeutung lokale und systemische Behandlungsansätze jeweils allein oder in Kombination haben. Dies wurde Gegenstand einer bis heute immer breiteren und Erfolg versprechenden Forschung, welche unterschiedliche Behandlungsformen in methodisch guten Studien miteinander verglichen hat und noch heute vergleicht (Harbeck et al., 2019). In den späten 1960er Jahren wurde in den USA ein derartiges Forschungsprogramm zur Ermittlung besserer chirurgischer Methoden begonnen (Julian et al., 2014). Black und Mittendorf (2013, S. 1) fassten wichtige Langzeitergebnisse wie folgt zusammen: »Die meisten Frauen, bei denen ein invasiver Brustkrebs in frühem Stadium festgestellt wird, können jetzt mit brusterhaltender Operation [...] gefolgt von einer Bestrahlung behandelt werden«[10] (Übersetzung d. A.). Auch die Methoden zur Entfernung befallener Lymphknoten konnte im weiteren Verlauf deeskalierend weiterentwickelt werden (Latosinksy et al., 2012).

Mitte der 1970er Jahre präsentierte die Arbeitsgruppe von Bonadonna erste überzeugende Hinweise darauf, dass eine die Operation begleitende Chemotherapie die gefürchtete postoperative Streuung des Brustkrebses deutlich hinauszögern konnte (Bonadonna et al.,1975; 1976). Er war zugleich in der Deutung dieser Forschungsergebnisse vorsichtig und forderte

10 »In contemporary practice, the majority of women diagnosed with early stage invasive breast cancer can now be managed with breast conserving therapy [...] followed by radiation.«

weitere bestätigende Langzeitstudien. 2005 publizierte seine Arbeitsgruppe dann eine Analyse von 30 Jahren Erfahrungen mit dem neuen Konzept der adjuvanten Chemotherapie (Bonadonna et al., 2005). Zu Beginn dieser neuen Ära erhielten die Patientinnen das CMF-Schema: Cyclophosphamid, Methotrexat und Fluorouracil. Bei einer durchschnittlichen Dauer der Nachverfolgung der Patientinnen dieser frühen Studien von 28,5 Jahren – eine absolut vorbildliche Studie! – zeigte sich, dass 25 % der zusätzlich mit CMF behandelten Frauen gegenüber 16 % bei alleiniger Operation überlebten. Am meisten profitierten Frauen vor der Menopause. Die in der adjuvanten Chemotherapie eingesetzten Substanzen wurden später vor allem durch Anthracycline und Taxane ersetzt, mit noch besserem Ergebnis. Es wurde weiter deutlich, dass bei östrogenempfindlichen Tumoren der Einsatz von Antiöstrogenen (auch SERMs: Selective Estrogen Receptor Modulators) die Überlebenschancen steigert (Anampa et al., 2015). Auch für die Patientinnen, bei denen oft viele Jahre nach Überstehen der akuten Krise Fernmetastasen festgestellt werden, haben sich in den letzten Jahren die Behandlungschancen verbessert, wenn auch in kleinen Schritten. Kliniken aus Westdeutschland berichteten 2020 folgende Zahlen für die durchschnittliche Überlebenszeit dieser schwer erkrankten Frauen: 1990 24,2 Monate, bis 2009 verlängert auf 37,8 Monate (Welt et al., 2020; ähnlich eine Arbeitsgruppe aus Stanford, Kalifornien: Caswell-Jin et al., 2018).

Es darf nicht vergessen werden, dass auch für die Patientinnen, die an Brustkrebs erkranken, die skizzierten Behandlungen häufig Nebenwirkungen und Schädigungen mit sich bringen, da es bislang keine Krebstherapien gibt, die nur die Tumorzellen zurückdrängen oder gänzlich beseitigen. Immer können auch gesunde Zellen und Organe beeinträchtigt werden. Zudem werden von den befragten Frauen häufig allgemeine Erschöpfung, Schmerzen, Schlafstörungen und Ängste um die Zukunft beschrieben. Der Hämatologe Kroenlein hat 2017 in einem öffentlichen Vortrag an der Berliner Charité den momentanen Wissenstand zu Langzeitnebenwirkungen erläutert. Zu den psychosozialen Folgen wird aus einer Arbeit einer italienischen Arbeitsgruppe zitiert:

> »Die Erfahrung einer Brustkrebserkrankung führt oft zu wesentlichen körperlichen und psychosozialen und Veränderungen. Der Einfluss der Brustkrebsdiagnose ist mit Blick auf die Lebensphase unterschiedlich, da jüngere Patientinnen häufiger an Depressionen, Angst und quälenden Ge-

> danken leiden […]. Erfahrung von Angst und Sorge um die Zukunft wird von 20–30 % der Patientinnen berichtet, in übertragenem Sinne das Damoklesschwert, je nach Wahrnehmung des Rückfallrisikos und der Gefahr zu sterben«[11] (Nardin et al., 2020, S. 4., Übersetzung d. A.).

Die Forschung zum Erkennen und Behandeln der psychosozialen Folgen für Frauen mit Brustkrebs ist in den letzten 20 Jahren fraglos ertragreicher geworden, aber die kanadischen Wissenschaftlerinnen Campbell-Enns und Woodgate schließen ihren Bericht zu diesem Forschungsstand mit dem kritischen Hinweis ab, dass es – im Gegensatz zur klassischen medizinischen Forschung – noch kein Konzept für eine systematische Bewertung der vielerorts publizierten Studien gibt. Und wie ein roter Faden zieht sich die Erkenntnis durch die gesamte Tumortherapie, dass der denkbar größte medizinische Fortschritt lediglich in Ländern mit gut ausgebautem Gesundheitssystem und Kostenübernahme durch Sozialversicherungen zu verzeichnen ist (Nardin et al., 2020).

Es kann in einer umfassenden Betrachtung der Geschichte der Brustkrebserkrankung gesagt werden: Die Behandlungschancen von Frauen nach Feststellung der Diagnose Brustkrebs sind seit den 1970er Jahren fortschreitend erheblich besser geworden. Das Zentrum für Krebsregisterdaten ermittelte für 2019 eine Fünf-Jahres-Überlebensrate von 88 % und eine Zehn-Jahres-Überlebensrate von 84 % (Zentrum für Krebsregisterdaten, o. J.b). Das Surveillance, Epidemiology, and End Results-Program der USA (SEER) berichtete folgende Ergebnisse gar mit Blick auf 20 Jahre: Für Frauen mit Erkrankungsbeginn zwischen 1990 und 1995 wurde ein durchschnittliches Zehn-Jahres-Überleben von 79,6 und ein 20-Jahres-Überleben von 71,1 % ermittelt (Narod et al., 2018). Die Anfänge dieser Hoffnung schaffenden Behandlungen liegen keine 50 Jahre zurück.

Der heutige durch hochwertige medizinische Leitlinien gestützte Stand der Diagnostik und Behandlung des Brustkrebses findet sich in den 2002 vom Koordinierungsausschuss (Vorläufer des Gemeinsamen Bundesaus-

11 »Breast cancer experience is often associated with relevant physical and psychosocial changes in affected women. The impact of breast cancer diagnosis is different across the lifespan, since younger patients have increased risk of depression, anxiety, and intrusive thoughts […]. The experience of anxiety and fear of the future is common in 20–30% of patients, in a metaphorical ›sword of Damocles‹, related to the perceived riskof disease recurrence and death.«

schusses definierten »Anforderungen an die Ausgestaltung von strukturierten Behandlungsprogrammen für Patientinnen mit Brustkrebs‹« Derartige, die bedeutsame Literatur erfassende – stets überarbeitete – und zugleich noch auf übersichtlichem Raum nachzulesende Überblicke sind selten, vergleichbar ist vielleicht am ehesten der Bericht aus dem Memorial Sloan Kettering Cancer Center in New York (Moo et al., 2018).

Fachlich stützt sich der GBA auf das Institut für Qualität und Wirtschaftlichkeit im Gesundheitswesen (IQWiG). Es wird erläutert, dass jede Therapieempfehlung abhängig ist von einer differenzierten Diagnostik, vor allem einer genauen Bestimmung des Tumortyps, des Lymphknotenstatus, des Hormonrezeptorstatus und bestimmter Wachstumsfaktoren (HER2-Status). Bevor die therapeutischen Möglichkeiten beschrieben werden, findet sich ein heute immer zu fordernder Grundsatz:

> »Vor Beginn der definitiven Therapie muss mit der Patientin ausführliche über ihre Erkrankung und die Therapieoptionen gesprochen werden. Bei den operativen Verfahren müssen organerhaltende und ablative Verfahren, ebenso wie die Möglichkeit der Rekonstruktion, dargestellt werden. Der Patientin ist eine angemessene Zeit für die Entscheidungsfindung einzuräumen. Die Entscheidungsfindung sollte für jeden Behandlungsschritt in Diskussion mit der aufgeklärten Patientin erfolgen« (GBA, 2002, S. 5).

Über Unterstützung durch Selbsthilfe und Beratungsstellen ist zu informieren. Und: »Im gesamten Versorgungsprozess sind Maßnahmen der psychosozialen Betreuung zu berücksichtigen.« Dass dies alles erst seit kurzer Zeit als Qualitätskriterium anerkannt ist, und dass der Alltag sich danach wohl längst noch nicht immer richtet, wird später im Kapitel über Anforderungen an gute Medizin aufgegriffen. Es geht um umfassend strukturierte Unterstützung im körperlichen, psychologischen, sozioökonomischen und spirituellen Bereich: Forschung beschäftigt sich in den letzten 20 Jahren intensiver als früher damit, die Bedürfnisse der Frauen systematisch zu verstehen und zu erheben (Ktistaki et al., 2016).

In dem genannten DMP wird deutlich, dass es keine chirurgische Standardoperation gibt, sondern ein dem Stand der Erkrankung nach möglichst wenig radikales Vorgehen. Der Umfang der in der Regel vorteilhaften Strahlentherapie nach brusterhaltenden und brustentfernenden Operationen ist dem jeweiligen Krankheitsstadium anzupassen, die Bestrahlung kann bei älteren Patientinnen mit geringem Rückfallrisiko auch entfallen.

Je nach Zugehörigkeit zu unterschiedlichen, genau definierten Risikogruppen wird den meisten Patientinnen eine postoperative medikamentöse Therapie empfohlen, wobei Hormone (vor allem Tamoxifen), Chemotherapie und Antikörper (Trastuzumab) je nach Alter, Hormonempfindlichkeit und Ausdehnung des Tumors zum Einsatz kommen können. Es werden auch Indikationen für eine medikamentöse Therapie vor einer Operation aufgeführt, unter anderem um den Tumor vorab zu verkleinern und eine brusterhaltende Operation zu ermöglichen. Der Gemeinsame Bundesausschuss (GBA, 2019) hat nach Expertise des IQWiG 2019 ergänzt, dass unter genau definierten Voraussetzungen die adjuvante Chemotherapie entfallen kann: ein weiterer Schritt zur Deeskalation der Behandlung. Zugleich zeigt sich auch hier, wie entscheidend es ist, dass Patientinnen (und Patienten) sich auf die Beratung und Behandlung durch hochspezialisierte interdisziplinäre Kliniken stützten können, eine Erkenntnis, die im Falle des Brustkrebses erstmals zu der Idee der Zertifizierung von Zentren führte. Zur grundlegenden Orientierung über die Behandlungsmöglichkeiten kann auch auf speziell für Patientinnen geschriebene Leitlinien hingewiesen werden (Arbeitsgemeinschaft der Wissenschaftlichen Medizinischen Fachgesellschaften e. V., der Deutschen Krebsgesellschaft e. V. und der Stiftung Deutsche Krebshilfe, 2018). Es ist für sich genommen ein weiterer großer Fortschritt, dass heute nicht nur prinzipiell Einigkeit darüber herrscht, Transparenz über die vorhandenen Untersuchungs- und Behandlungsverfahren herzustellen, sondern dass hierauf tatsächlich ein Rechtsanspruch besteht. Und wenn auch vielleicht noch nicht in wünschenswerter Breite und Verständlichkeit: Es gibt immer mehr qualitativ gute Informationsmaterialien für Betroffene, auch wenn der Weg zu einer wünschenswerten Autonomie von Patientinnen und Patienten noch weit ist – auch dieser Aspekt wird später ausführlich aufgegriffen werden.

Darmkrebs

Innerhalb weniger Jahrzehnte hat sich auch die Therapie der Darmkrebserkrankung erheblich verbessert – verbunden mit der Chance, durch das Erkennen von Vorläufern der Erkrankung wirkliche Krebs-Vorbeugung durch Früherkennung betreiben zu können und nicht nur den Zeitpunkt der Diagnose vorzuverlagern, was für sich genommen beim Darmkrebs auch wichtig ist. Die Idee, systematisch in der Bevölkerung Blutbeimengungen im Stuhlgang als möglichen Hinweis auf das Vorliegen von Darmkrebs aufzuspüren, wurde Ende der 1960er Jahre mit dem Fecal Occult Blood Test (FOBT) geboren. Der Test verheißt den Nachweis von kleinsten Blutmengen, die sich vor dem bloßen Auge verbergen. Er hat bis heute große Bedeutung behalten und an Präzision durch ein immunologisches Verfahren noch einmal gewonnen, auch wenn er von der direkten Betrachtung der Darmschleimhaut mittels Spiegelung (Endoskopie) deutlich übertroffen wird. Dahinter steckt eine lange Entwicklungsarbeit. Bereits 1901 beschrieb der Begründer der Gastroenterologie Ismar Boas (1858–1938) den Wert der Feststellung von okkultem Blut für das Auffinden von Darmtumoren (Boas, 1901; Boas, 1931; Jenss 2010a). Schon 1863 hatte Isaac van Deen (1804–1869) das Konzept zu einem solchen Test entwickelt. David H. Greegor war wohl der erste, der einen solchen Test systematisch bei Gesunden einsetzte, um Darmkrebs früher als durch symptomatisches Erscheinen entdecken zu können (Greegor, 1967; im Überblick vgl. Simon, 1985). Die direkte Betrachtung der Innenwand des Darms mittels Spiegelung erfolgte anfänglich mithilfe eines starren Rekto-Sigmoidoskops, das Hermann Strauss entwickelt hatte.

> »1903 publizierte Strauß seine Neuerung in der Berliner Klinischen Wochenschrift, wobei er gleichzeitig auf das Potential der Untersuchungstechnik hinwies, nämlich mit der kalten oder warme Schlinge Polypen entfernen und zukünftig proximale Abschnitte des Dickdarms erreichen zu können [...]. Strauss hat frühzeitig die Möglichkeiten der Früherkennung des Dickdarmkrebs durch Sigmoidoskopie benannt« (Jenss, 2010b, S. 24f.).

Es dauerte bereits recht lange, bis der Nutzen des Stuhltests gegenüber dem Abwarten auf erste Symptome von Darmkrebs in großen Studien überzeugend belegt wurde. Ein Team der Universität von Minnesota legte 1993 Daten einer solchen randomisierten Studie zum Nutzen des FOBT mit fast 47.000 eingeschlossenen Personen vor. Es zeigte sich, dass jährliches Testen auf okkultes Blut (mit anschließender Darmspiegelung bei positivem Stuhltest) aus einer Reihe von Optionen die besten Ergebnisse brachte. Nach 13 Jahren waren in der Gruppe mit jährlichem Screening 82 Menschen an Darmkrebs verstorben, bei zweijährigem Rhythmus 117 und in der Kontrollgruppe ohne Screening 121. Die Ergebnisse dieser Studie von Mandel et al. waren 1985 bereits als besonders aussichtsreich eingeschätzt worden, aber erst der lange Beobachtungsverlauf erbrachte diese vollends ermutigenden Resultate (Simon, 1985; Mandel, 1993). Wurde die Durchführung dieser aus heutiger Sicht relativ schlichten Screeningmethode damals bezüglich der Möglichkeit eines Breiteneinsatzes lange Zeit kritisch beäugt, so galt dies insbesondere für die darauffolgende Idee, Darmspiegelungen nicht mehr nur zur Bestätigung oder Entkräftung eines positiven Stuhltests einzusetzen, sondern als direktes Screeninginstrument. Eine italienische Arbeitsgruppe legte 2005 Untersuchungsergebnisse vor, wonach die Sigmoidoskopie dem FOBT bezüglich der Entdeckung von Darmkrebs deutlich überlegen und im Rahmen der Studie auch entgegen skeptischen Einwürfen in erwünschtem Umfang durchführbar war. Lag bei der Spiegelung mit dem kürzeren Sigmoidoskop ein krankhafter Befund vor, wurden die Patientinnen und Patienten ergänzend mit einem langen Koloskop nachuntersucht, mit dem nun der gesamte Dickdarm ausgeleuchtet werden konnte (Segnan et al., 2005). Diese Form der Darmspiegelung erweiterte sich durch das Abtragen von Polypen zu einer wirksamen Vorsorgeuntersuchung. Da sehr viele der Darmkarzinome erst über viele Jahre aus Wandpolypen entstehen (Adenom-Karzinom-Sequenz), bedeutet das Abtragen eines Polypen tatsächlich sehr oft die Verhinderung von Darmkebs für die weitere Zukunft. Zweifel am erwünschten Ergebnis der Sigmoidoskopie als Screeninginstrument wurden gleichwohl noch lange Zeit vielfach geäußert, wobei in den zugrunde liegenden Studien nicht immer die notwendigen langen Studienzeiträume gewählt wurden (Jørgensen et al., 2002; Hoff et al., 2009). Während der große Nutzen der Sigmoidoskopie heute unstrittig ist, liegt der methodisch wünschenswert gute Beleg für den darüber hinaus gehenden Zusatznutzen der routinemäßig eingesetzten Koloskopie noch aus (Ko et al., 2019; Zhang et al., 2020; Hoffmeister & Brenner, 2019). Die einschlägige NordICC-Studie wird als zentral angesehen (Kaminski et al., 2012). Die erste Publikation nach zehn Jahren Beobachtung erbrachte zwar den erwarteten Nutzen der Koloskopie bei der zum Screening eingeladenen Bevölkerung (es wurden 259 Krebserkrankungen bei der gescreenten Gruppe entdeckt gegenüber 622 in der nicht eingeladenen Gruppe bei einer Gesamtpopulation von knapp 85.000). Der Erstautor Bretthauer bezeichnete gleichwohl die Ergebnisse als relativ enttäuschend, da sie hinter den Ergebnissen vorauslaufender vorläufiger Studien zurückblieben (Bretthauer et al., 2022). Das Resultat hätte deutlich besser ausfallen können, wenn die Beteiligungsrate (42%) unter den Eingeladenen höher gewesen wäre. Das Ergebnis kann auch deshalb eine Unterschätzung des Nutzens darstellen, weil zehn Jahre Verfolgungszeit bei einem langsam wachsenden Tumor nicht ausreichend sein können (vgl. Goodman, 2022). Die Auswertung wird fortgesetzt.

Das Institut für Qualität und Wirtschaftlichkeit im Gesundheitswesen (IQWiG) hat 2016 Entscheidungshilfen zur Darmspiegelung für die anspruchsberechtigten Versicherten der Gesetzlichen Krankenversicherung (GKV) erarbeitet, die dem Stand der Forschung zur informierten Patiententenentscheidung entsprechen. Es stellte die Ergebnisse der nicht immer leicht zu lesenden Studien vor allem so dar, dass Nutzen und Risiken mit für Laiinnen und Laien leichter nachvollziehbaren absoluten Zahlen erläutert werden. Für die anspruchsberechtigten Frauen im Alter von 50 bis 65 Jahren galt demnach: Es stirbt über einen Zeitraum von zehn Jahren hinweg bei Inanspruchnahme des Stuhltests eine von 1.000 Frauen weniger an Darmkrebs, die Darmspiegelung erreicht demgegenüber eine Verringerung von drei Sterbefällen. Bei den Männern in dieser Altersstufe ist der Nutzen des Stuhltests vergleichbar groß, während vier von 1.000 Männern weniger an Darmkrebs sterben, wenn sie die Koloskopie nutzen (vgl. Holme, 2017; Brenner et al., 2014). Erreicht werden kann dies mit zwei Koloskopien im Abstand von zehn Jahren (genaue Angabe zur Anspruchsberechtigung von Stuhltest und Darmspiegelungen vgl. GBA, 2023).

Noch deutlich größer ist der Nutzen bezogen auf die Absenkung der Erkrankungszahlen: bei Frauen zehn von 1.000, bei Männern 13 von 1.000. Die Senkung der Zahl der Neuerkrankungen in Deutschland von 73.000 im Jahr 2004 auf 61.000 im Jahr 2015 ist überwiegend auf die Koloskopie zur Früherkennung und zur Diagnostik zurückzuführen (Hoffmeister & Brenner, 2019, S. 180f.). Für US-amerikanische Veteranen wurde ein Rückgang der Sterblichkeit an Darmkrebs zwischen 1997 und 2010 in einer Fall-Kontroll-Studie um 63 % errechnet (Kahi et al., 2018). Die Möglichkeit der endoskopischen Abtragung von Polypen kann als Sternstunde der Gastroenterologie bezeichnet werden. Man muss daran erinnern, dass 1973 bereits eine Züricher Arbeitsgruppe darüber berichtete, dass es möglich geworden war, aus dem gesamten Dickdarmbereich Polypen zu entfernen (Deyhle et al., 1973). 2002 wurde diese Methode in Deutschland von Gemeinsamen Bundesausschuss als Früherkennungsleistung der gesetzlichen Krankenversicherung eingeführt.

Parallel zur stetigen Verbesserung der Früherkennung nahm die Therapie des kolorektalen Karzinoms eine Entwicklung zu schonenderen und effektiveren Verfahren. Chirurgisch war stets die Intention, bei dem primären Ziel der Verbesserung der Lebenserwartung nach Möglichkeit das Anlegen eines künstlichen Ausgangs zu vermeiden. Fortschritte sind hier besonders für Patientinnen und Patienten mit einem Rektumkarzinom herauszuheben. Stadien dieses Fortschritts sind: 1982 wurde in der Behandlung des Rektumkarzinoms die totale mesorektale Darmentfernung eingeführt. Die Verwendung von Klammernahtinstrumenten seit Anfang der 1970er Jahre war dabei eine entscheidende technische Innovation (Lirici & Hüscher, 2016). Hierdurch wurde die Voraussetzung geschaffen wurden, in für die operierenden Hände unzugänglichen Regionen und immer näher am Darmausgang Anastomosen zu nähen und damit mehr tiefsitzende Rektumkarzinome noch kontinuitätserhaltend, das heißt ohne künstlichen Ausgang zu entfernen. Ziel ist dabei immer die vollständige Entfernung des Tumors einschließlich der angrenzenden Lymphknoten. Je nach Ausdehnung des Tumors kann heute eine der Operation vorgeschaltete Bestrahlung und Chemotherapie zur Verkleinerung des Tumors durchgeführt werden. Bei etwa 15 % der Kranken ist aktuell immer noch das Anlegen eines künstlichen Darmausgangs erforderlich (Deutsche Krebsgesellschaft, 2013). Beim Kolonkarzinom erweist sich häufig die postoperative Chemotherapie als die Prognose verbessernd, weil Fernmetastasen verhindert werden können, wobei mit Erfolg seit 1996 5-Fluorouracil mit Irinotecan und seit 2002 mit Oxalipatin kombiniert wird. Seit 2004 besteht darüber hinaus die Möglichkeit, zusätzlich monoklonale Antikörper einzusetzen, deren Nutzen davon abhängt, ob der Tumor eine spezielle genetische Ausformung hat (sog. KRAS-Gen) – eine molekularbiologische Entwicklung seit den 80er Jahren (Wildrick, 1989). Die Aufmerksamkeit richtet sich bei allen Varianten der Chemotherapie auf die Reduktion stark beeinträchtigender Nebenwirkungen, so nicht zuletzt die Nervenschädigung durch Oxaliplatin (Gelibter et al., 2019).

Die Überlebenszeit von fünf Jahren nach Auftreten eines kolorektalen Karzinoms hat sich seit den 1970er Jahren von etwa 50 % auf deutlich über 60 % im ersten Jahrzehnt des 21. Jahrhunderts verbessert, wobei in diesen Zahlen nicht zum Ausdruck kommt, dass durch die in dieser Zeit immer häufigere Entfernung von Polypen ein starker Effekt auf das Verhindern von Darmkrebs zu verzeichnen ist (Siegel et al., 2020; Aguiar Junior et al., 2020). Die Prognose hängt stark vom Stadium zur Diagnosestellung ab: Ist der Tumor vollständig lokal begrenzt, ist das Fünf-Jahres-Überleben bei 90 %, bei Einbeziehung von Nachbarregionen noch gut 70 %, bei initialer Metastasierung aber nur noch 14 % (US-amerikanische Daten des SEER-

Programms für den Zeitraum 2008 bis 2014 [National Cancer Institute, o.J.]). Mit zunehmendem Alter verschlechtern sich die Überlebenschancen dann deutlich, wenn zusätzliche Erkrankungen mit einer Schwächung des Allgemeinzustandes vorliegen. Ist dies nicht der Fall, profitieren heute auch hochaltrige Menschen von der freilich immer eingreifenden Behandlung von Darmkrebs (Weerink et al., 2018). Und wieder zeigen internationale Vergleichszahlen, dass diese positive Entwicklung davon abhängt, ob die Erkrankung in einem hoch entwickelten Gesundheitssystem behandelt wird, wie im Falle des kolorektalen Karzinoms eindrücklich am Beispiel Zentral-Frankreich versus Martinique gezeigt worden ist (Joachim et al., 2019).

Es darf wiederum nicht aus dem Blickfeld geraten: Die großen Erfolge in der Verbesserung der Überlebenszeiten bei Auftreten von Darmkrebs gehen für die Kranken mit vielfältigen körperlichen und psychosozialen Beeinträchtigungen einher, wobei die Forschung dies ganz ähnlich wie für die Frauen mit Brustkrebs erst relativ spät thematisierte (Buccafusca, 2019). Dabei scheint es vereinfachend gesagt so zu sein, dass mit höherem Alter Erkrankte besser mit der Krankheit und den Folgen der Therapie umgehen können als in jungen Jahren Erkrankte (Doege et al., 2021). Unabhängig vom Alter aber spielt die Angst vor dem Neuauftreten des Krebses eine wichtige Rolle.

Melanom

Immer richtet sich die Aufmerksamkeit nach der Entdeckung eines bösartigen Tumors neben der genauen Bestimmung der Art des Tumors auf die Frage, ob bereits Metastasen des Primärtumors vorliegen: Absiedlungen in den benachbarten Lymphknoten, nahen oder entfernten Organen. Je ausgebreiteter der Tumor ist, umso ungünstiger die Prognose und umso schwieriger für die Forschung, Behandlungsverfahren zu finden, die sowohl die Metastasen zurückdrängen als auch vor allem die Lebenserwartung verlängern können. Für das Melanom (schwarzer Hautkrebs) klingen die durchschnittlichen Daten zum Zehn-Jahres-Überleben erfreulich: Im Zentrum für Krebsregisterdaten werden 2016 für Frauen 93 % und für Männer 86 % gemeldet (Zentrum für Krebsregisterdaten, o.J.b). Zum Glück werden sehr viele dieser Tumoren nämlich in einem sehr frühen Stadium entdeckt, in dem eine operative Entfernung gut möglich und sehr häufig dann auch ein langes Überleben wahrscheinlich ist. Australische Daten sprechen gar 2012 von einem 20-Jahre-Überleben dünner Melanome unter 0,75 mm Dicke von 96 % (Green et al., 2012). Demgegenüber betrug die mittlere Überlebenszeit im metastasierten Stadium IV gerade sechs Monate. Alle bei vielen anderen Tumorerkrankungen erfolgreich eingesetzten Chemotherapeutika konnten daran nichts ändern (Markovic et al., 2009; Ternyila, 2020). Verständlicherweise richtet sich daher die Hoffnung auf die Früherkennung des Melanoms. In Deutschland wurde in der gesetzlichen Krankenversicherung ein entsprechendes Screening eingeführt – allerdings ohne die sonst vom Gemeinsamen Bundesausschuss für erforderlich gehaltene adäquate wissenschaftliche Begründung (GBA, 2007). Alle einschlägigen wissenschaftlichen Bewertungen vorliegender Screening-Bemühungen sind zu dem Ergebnis gekommen, dass es für ein bevölkerungsweites Screening keine ausreichenden wissenschaftlichen Belege gibt (Wernli et al., 2016; Johansson et al., 2019, Reyes-Marcelino et al., 2021).

Auch das australische Hautkrebs-Komitee hat als zuständige Institution in diesem vom Melanom besonders stark betroffenen Kontinent nicht zu einem bevölkerungsbezogenen Screening geraten (Cancer Council Australia). Das klingt erst einmal unlogisch, heißt aber nur, dass ein bevölkerungsweites Screening nach bisherigem Wissen nicht mehr bringt als die normale Diagnostik, das heißt die Abklärung auffälliger Hautveränderungen.

Es blieb lange die Frage, ob die Behandlung des fortgeschrittenen Melanoms Anlass zur Hoffnung gibt. Und diese Frage kann mit dem Aufkommen der Antikörpertherapie seit rund zehn Jahren für das Melanonm erstmals bejaht werden. Die Arbeitsgruppen des Texaners James P. Allison und des Japaners Tasuku Honjo, beide Immunologen, die ihre Forschung für die Krebstherapie nutzbringend einsetzen konnten, entdeckten unterschiedliche Wege, »das Lahmlegen der Immunabwehr« durch Krebszellen zu konterkarieren (Lenzen-Schulte & Grunert, 2018; Gasser & Waaga-Gasser, 2016) und damit dem Körper die Fähigkeit zurückzugeben, Krebs besser überwinden zu können. Für die Entwicklung dieser sogenannten Checkpoint-Inhibitoren erhielten beide 2018 den Medizinnobelpreis. Wie auch bei der klassischen Chemotherapie sind die unerwünschten Nebenwirkungen dieser neuen Medikamentenklasse zum Teil erheblich; ihre Erhebung und Registrierung ist heute noch nicht abgeschlossen. Die Indikationsstellung für diese Medikamente sollte hochspezialisierten Einrichtungen vorbehalten sein (Heinzerling et al., 2019; d'Hargues, 2020), und zwar aus fachlichen Gründen, und nicht wegen der im Moment noch exorbitanten Kosten. Im Jahr 2011 wurde mit Ipilimumab der erste derartige Antikörper in den USA und Europa zur Behandlung des metastasierten Melanoms zugelassen, 2014 stand mit Nivolumab das nächste Immuntherapeutikum in den USA zur Verfügung (2015 auch in Europa zugelassen), das auch bei weiteren Tumorerkrankungen nutzenstiftend eingesetzt werden kann. Pembrolizumab war 2018 ein dritter derartiger Wirkstoff, und die Entwicklung ist alles andere als abgeschlossen. Unter Kombinationstherapie von Dafrafenib mit Trametinib wurden 2020 im New England Journal of Medicine Fünf-Jahres-Überlebenszeiträume für immerhin 52 % der behandelten Kranken mit metastasiertem Melanom Stadium III publiziert: Damit ist die Medizin immer noch weit von den Ergebnissen bei anderen Tumoren entfernt, aber diese Fortschritte hätte um die Jahrhundertwende niemand für möglich gehalten (Dummer et al., 2020). Bislang wirken diese neuen Medikamente nur bei bestimmten Mutationen der Melanom-Krebszellen (BRAFV600E): Immerhin betrifft dies aber rund 50 % aller Erkrankten. Die Forschung hat eine weitere Tür geöffnet, durch eine unüberwindbar erscheinende Wand hindurchzukommen. Und was spricht dagegen, dass mit dem noch besseren Verständnis der Molekularbiologie weitere Fortschritte erreicht werden?

Appendizitis

Man könnte meinen, dass die Appendizitis in dieser Liste keiner besonderen Erwähnung wert. Sie gehört fast immer in die Kategorie »chirurgischer Routineeingriff« mit sehr geringen Komplikationen. Auf den zweiten Blick ist dann aber erkennbar, dass es bei der Klärung unklarer Bauchschmerzen nach wie vor gefährliche Situationen geben kann und dass die »richtige« Diagnose einer Appendizitis gelegentlich alles andere als trivial ist. Der Blick in die Geschichte zeigt auch, dass nach wie vor nicht so recht klar ist, warum die beschriebene Häufigkeit der Entzündung des Wurmfortsatzes innerhalb derselben Kontinente und zwischen den Kontinenten ein erstaunliches Auf und Ab verzeichnet. Dabei steht über allem, dass das Auftreten gefährlicher Komplikationen, vor allem die Sterblichkeit bei der Appendizitis rapide abgenommen hat. Die erste chirurgische Entfernung der Appendix wurde nach der umfassenden Darstellung von Hontschik 1736 vom Hofchirurgen des Königs Georg II, Claudius Amyand (1689–1740), durchgeführt (Hontschik, 2012) und nicht, wie die einflussreichen Chirurgen Pichlmayr und Corburg (1981) behaupten, 1884 durch Krönlein (1847–1910). 1888 habe McBurney die Bedeutung der Frühoperation zur Vermeidung der gefürchteten Perforationen erkannt. Pichelmayr und Corburg fahren fort: »Diese entscheidende Wende in der Behandlungsmöglichkeit der Appendicitis hat rasch zu einer großzügigen Indikationsstellung unter Chirurgen und praktizierenden Ärzten geführt; bald bliebt sie nicht mehr auf die akute Appendicitis beschränkt, sondern schloß chronische und subakute Stadien ein« (ebd, S. 539). Umgangssprachlich gesagt: Das, was leicht und gefahrlos zu operieren ist, wird auch bei leisestem Verdacht operiert. Der Gesundheitswissenschaftler Lembcke hatte für den Staat New York in den 40er Jahren des 20. Jahrhunderts festgestellt, dass die Häufigkeit der Appendektomien in dortigen Krankenhäusern um den Faktor drei schwankte und dass eine hohe Operationsfrequenz entgegen der Erwartung nicht zu einer Abnahme der Mortalität führte (Lembcke, 1952). 20 Jahre später kamen der deutsche Epidemiologe Manfred Pflanz und seine Doktorandin Sigrid Lichtner zu einem sehr ähnlichen Ergebnis. Sie hatten gesehen, dass die Mortalität der Appendizitis in Deutschland dreifach höher war als im internationalen Vergleich. Und sie ermittelten eine ebenfalls dreifach höhere Operationshäufigkeit, wobei mehr Frauen als Männer, mehr Angestellte als Arbeiter, mehr Menschen aus privilegierten Stadtteilen operiert wurden und generell weniger Eingriffe an Wochenenden vorgenommen wurden. Hontschik beschrieb die auch in den 80er Jahren noch feststellbare nicht indizierte Überzahl von Appendektomien bei Mädchen und jungen Frauen als eine vermeidbare »mechanische Psychotherapie« (Hontschik, 1989), da die häufig vorhandenen Adoleszenzprobleme verkannt wurden. Pflanz begründete für Deutschland mit seiner Appendizitisforschung einen wichtigen epidemiologischen Beitrag zur Versorgungsforschung (zur Bedeutung von Pflanz vgl. Robra, 2020). Der damals sehr bedeutende Hannoveraner Chirurg Pichlmayr hielt trotz dieser Studie an der Überzeugung fest, nur erforderliche Operationen seien durchgeführt worden (Pichlmayr et al., 1973; Pichlmayr et al., 1974). Der schon Anfang der 1970er Jahre zu verzeichnende deutliche Rückgang der Appendektomien setzte sich freilich nach der Publikation von Lichtner und Pflanz verstärkt fort (Robra et al., 1983). Verlässliche Daten zur Häufigkeit der Appendizitis sind nach wie vor erstaunlicherweise nicht leicht zu ermitteln. Schweden hält ein entsprechendes Register vor, das zumindest einen guten Trendverlauf für kindliche Appendizitiden ermöglicht. Von 1987 bis 2013 sank die Rate von 177,7 auf 100,1 pro 100.000, vor allem bei nicht-perforiertem Wurmfortsatz. »Negative« Appendektomien, das heißt ohne krankhaften Befund nach sorgfältiger Gewebeuntersuchung des entfernten Organs, sanken von 48,5 auf 3,6, ein auch international bemerkenswert niedriger Prozentsatz. Diese Entwicklung kann als zentraler Befund zu der Frage gelten, wie häufig denn die kindliche Appendizitis »wirklich« ist (Almström et al., 2018). In allen westlichen Ländern war die Diagnose einer Appendizitis im 19. Jahrhundert stark angestiegen, und erst in der Mitte des 20. Jahrhunderts begann die Trendumkehr. Anfang des 21. Jahrhunderts steigt die Rate dann in den Schwellenländern stark an, aus denen bis dahin nur kleine Fallzahlen gemeldet worden waren (Ferris et al., 2017). Die Appendizitis bleibt für diese Länder und natürlich vor allem in den Armutsregionen auch weiter eine sehr gefährliche Erkrankung, da die Infrastruktur der Chirurgie häufig hinter dem internationalen Standard zurückbleibt (Kong et al., 2015). Die Mortalität war in den Anfängen des 20. Jahrhunderts auch in den wohlhabenden Ländern erschreckend hoch: um 1920 circa 22 %. Nach fortwährendem Abfall dieser Rate gelten heute damals unvorstellbar niedrige Raten unter 0,1 % bei der unkomplizierten und bis zu 5 % bei der gangränös-perforierten Appendizitis als realistisch (Berry & Malt,1984; Walker & Segal,1995; Di Saverio et al., 2020). Die Fortschritte werden auf unterschiedliche Faktoren zurückgeführt. Nach wie vor gilt sorgfältige Beobachtung der Patientinnen und Patienten als zentral, notfalls mittels ein- bis zweitägiger stationärer Aufnahme. Die klassische körperliche Untersuchung unter Hinzuziehung von Scores (errechneten Werten aus Beschwerdemustern) rangiert weiter ganz oben (Caruso et al., 2017). Große Hoffnungen wurde in die immer subtilere Bildgebung gesetzt: Tatsächlich wuchs die Quote an später bestätigten korrekten Diagnosen mittels Ultraschall und Computertomografie, gefolgt von der Kernspintomografie, immer stärker, sodass diese Techniken zumindest in allen Zweifelsfällen heute zum Einsatz kommen können (Bhangu et al., 2015; Scoap Collaborative, 2008; Snyder et al., 2018). Weitgehend akzeptiert ist heute auch das Konzept, unkomplizierte Verläufe mit Antibiotika statt chirurgisch zu behandeln, wobei aber etwa 40 % der so konservativ behandelten Patientinnen und Patienten im darauffolgenden Jahr dann doch operiert werden müssen (Snyder et al., 2018; CODA Collaborative, 2020). Die einzige methodisch gute Langzeitbeobachtung über fünf Jahre bestätigte, dass die mit der Operation verbundenen Komplikationen bei durchgeführter Appendektomie deutlich größer waren als bei konservativer antibiotischer Behandlung, dass aber auch nach dieser Studie knapp 40 % der primär antibiotisch Behandelten später doch operiert werden mussten. Das alles gilt ausschließlich für die initial unkomplizierte Appendizitis (Salminen et al., 2018). Bei den operativen Verfahren ist der Eingriff mittels Bauchspiegelung aufgrund besserer Resultate stark in den Vordergrund getreten (Di Saverio, 2020). Die Forschung wirft gleichwohl nach wie vor bezüglich Diagnostik und Therapie Rätsel auf, wie der schwedische Gastroenterologe Kjetil Søreide dies formuliert hat. Dies liegt zum Teil daran, dass es in der Chirurgie in der Vergangenheit zu wenige kontrollierte Vergleichsstudien gegeben habe, mit dem Resultat, die Überlegenheit von neuen Untersuchungs- und Behandlungsmethoden oft nur mühsam belegen zu können. Vielleicht, so seine Kernthese, liege der Schlüssel darin, künftig noch besser zu verstehen, welche Verläufe tatsächlich als kompliziert einzustufen sind – möglicherweise mit dem Resultat, dass dann viele der heute üblichen technischen Untersuchungen nicht mehr erforderlich seien. Vor allem betreffe dies die Computertomografie mit ihrer beachtlichen Strahlenbelastung gerade für Kinder. Auch der immer häufigere Einsatz von Antibiotika möge hoffentlich, so der Autor, künftig gezielter möglich werden; schließlich sind auch die eingesetzten Antibiotika nicht ohne Nebenwirkungen. Grundlagenforschung, so seine Schlussfolgerung, ist insofern auch bei dieser prinzipiell sehr gut diagnostizierbaren und behandelbaren Erkrankung weiter dringend geboten (vgl. Søreide, 2015). Die Funktion des gesunden beziehungsweise verbleibenden Blinddarms im Körper ist auch heute nicht klar: Das klingt vielleicht auf den ersten Blick paradox, aber es schmälert nicht die Erfolge der Chirurgie, der bildgebenden Verfahren, der Anästhesie und der Pharmakotherapie bei der Entdeckung und Behandlung der in Einzelfällen immer noch gefährlichen Entzündung des Blinddarms.

Querschnittslähmung

Unfallbedingte Verletzungen der Wirbelsäule können das von ihr umhüllte Rückenmark so sehr verletzen, dass schwere Lähmungen resultieren, einschließlich des Verlustes der Blasen- und Mastdarmfunktion; bei hohem Querschnitt kann im schlimmsten Fall eine Atemlähmung, mit welcher Beatmungspflicht einhergeht, eintreten. Neben der dramatischen Störung der Beweglichkeit kommt es beim kompletten Querschnitt zum Verlust des Druck- und Schmerzempfindens. Lange Zeit bedingten diese komplexen Nervenstörungen, bei dem oft langen Krankenlager schwere Druckgeschwüre und aufsteigende Harnwegsinfektionen, die letztlich zur irreversiblen Nierenschädigung führten. Die Lebenserwartung von Menschen mit komplettem Querschnitt war infolgedessen bis weit in das 20. Jahrhundert miserabel: es wird geschätzt, dass 90 % innerhalb der ersten Monate verstarben und nur wenige langfristig überlebten (so zum Beispiel Guttmann, 1971, S. 85).

Das dramatische Krankheitsbild wird in der Geschichtsschreibung spätestes seit 3.000 vor unserer Zeitrechnung in ägyptischen Dokumenten geschildert (der gesamte nachfolgende historische Abriss folgt Silver, 2004). Die todbringenden Folgen der schweren Verletzungen des Rückenmarks waren auch lange bekannt, so beschrieben von den englischen Chirurgen Astley Cooper (1768–1841) und Charles Bell (1774–1842). Therapeutisch hatte dies lange keine Konsequenzen. Der Beginn der eigentlichen Behandlung wird dem deutschen Chirurgen Wilhelm Wagner (1848–1900) zugeschrieben. Er erkannte die Notwendigkeit, Druckgeschwüre durch Entlastung zu vermeiden: Er setzte Wasserbetten ein und reduzierte problematische Umlagerungen beim Stuhlgang durch ein unter das Bett montiertes Becken. Eine möglichst frühe Mobilisierung rundete sein Konzept ab. Es war der erste Weltkrieg, der wohl vor allem mit den schweren Verletzungen in den Armeen das Nachdenken über die Verbesserung der Behandlung von querschnittsgelähmten Menschen beförderte.

Silver (2005) stellt in seiner Chronik eine zentrale Interpretation vor, die weit über die Neurologie hinausreicht:

> »Am Beginn des 20. Jahrhunderts spielte Deutschland intellektuell, ökonomisch und medizinisch eine Führungsrolle in der Welt. Folgerichtig wäre Deutschland der Ort für die Entwicklung von Behandlungskonzepten für Querschnittsverletzungen gewesen...Mit dem Erstarken der Nazis ging einher ein Angriff auf die Krankenhausmedizin und die Medizinerausbildung [...]. Jüdische Ärzte wurden aus ihren Positionen und endlich aus Deutschland vertrieben. Die Entwicklung der Behandlung von Querschnitsverletzungen wanderte in die Vereinigten Staaten von Amerika«[12] (Silver, 2005, S. 110, Übersetzung d. A.).

12 »At the beginning of the 20th century Germany was dominant intellectually, economically, and medically in the world. The logical place for the evolution of spinal injury management would have been in Germany... With the rise of the Nazis to power there

Dies war der entscheidende Grund, weshalb die Entwicklung der Behandlung von Querschnittslähmungen in die USA wanderte. Der initiale Fortschritt verbindet sich mit dem Namen Donald Munro (1889–1973), Neurochirurg an der Harvard Klinik für Neurologie in Boston. Silver schreibt: »Seine Konzepte sind der Eckpfeiler der modernen Behandlung der Wirbelsäulenverletzungen« (Silver, 2005, S. 111): Entleerung der gelähmten Blase, maximaler Hautschutz durch Vermeiden von Nässe und unnötigem Druck – einschließlich regelmäßigem Drehen und Wenden der Kranken – und möglichst frühzeitige Orientierung auf Rehabilitation. Der lange schier unvermeidliche Pessimismus wich einem optimistischen Ziel der Rückkehr im Rollstuhl nach Hause. Munro hatte großen Einfluss auf Ludwig Guttmann (1899–1980), der diese patientenorientierte Rehabilitations-Philosophie aufgriff und mit großem Enthusiasmus zu einem neuen Standard der Behandlung von querschnittsgelähmten Menschen entwickelte. Guttmann arbeitete als erster Assistent von Otfrid Foerster (1873–1941) in Breslau und wurde als Jude von den Nazis 1933 entlassen und aller Positionen beraubt, arbeitete dann als so von den Nazis titulierter »Krankenbehandler« für jüdische Patientinnen und Patienten, völlig isoliert von akademischen Arbeitsmöglichkeiten, ehe er 1939 mit seiner Familie nach Oxford emigrieren konnte. 1944 durfte er in Stoke Mandeville eine kleine Abteilung für querschnittsgelähmte Menschen eröffnen, die in den folgenden Jahren weltweite Anerkennung erfuhr. Er setzte Munros Behandlungskonzept konsequent um, dokumentierte alle einzelnen Schritte und konnte erstmals beachtliche Erfolge des Überlebens und der Rehabilitation belegen. Silver schreibt: »Er war ein sehr inspirierender Mann und vermittelte sowohl den Kranken wie dem Personal das Gefühl, erwünscht und wertvoll zu sein«[13] (Silver, 2005; S. 113, Übersetzung d. A.). Er war in seinen Behandlungskonzepten unerbittlich: Er gab vor, dass alle Patientinnen und Patienten in der akuten Phase alle zwei Stunden gedreht werden müssten, 24 Stunden lang. Er kontrollierte dies, indem er unangemeldet auf der Station erschien. Guttmanns Haltung lässt sich an folgendem Zitat aus seiner Rückschau ablesen:

---

was an attack upon hospital medicine and medical training [...]. Jewish doctors were expelled from their posts and eventually from Germany itself. The development of the treatment of spinal injuries shifted to the United States of America.«

13 »He was a very inspiring man and made both patients and staff feel wanted and worthwhile.«

> »Das Hauptziel war, die möglichst rasche Wiederherstellung der Lebenstüchtigkeit und des Selbstvertrauens des Paraplegikers zu gewinnen, d.h. seine Fähigkeit, den Anforderungen des täglichen Lebens gerecht zu weden und sie trotz seiner schweren Körperbehinderung so zu meistern dass seine erfolgreiche Wiedereingliederung in die ökonomische und soziale Strutur der Gemeinschaft gewährleistet ist« (Guttmann, 1971, S. 78).

Guttmanns Bedeutung und Persönlichkeit werden in Deutschland 2017 erstmals umfassend in einem Sammelband über die Verfolgung deutscher Hirnchirurgen durch die Nazis gewürdigt (Dubinski & Collmann, 2017, S. 252–285.) Guttmann gehörte 1930 in Deutschland zu den Pionieren der Diagnostik und Behandlung von Rückenmarksverletzungen. Nach seiner Entlassung 1933 erhielt er mehrere Stellenangebote aus den USA und Portugal, die er aber ausschlug, da er sich nicht vorstellen konnte, dass das Nazi-Regime länger als zwei bis drei Jahre herrschte. Er baute am Israelitischen Krankenhaus Breslau eine Abteilung für jüdische Kranke auf, völlig abgeschnitten von der universitären Welt. Er nutzte alle Möglichkeiten, seinen Patientinnen und Patienten zur Flucht aus Deutschland zu verhelfen, so wie er nach der Reichsprogromnacht 64 bedrohte Männer in seine Klinik aufnahm, die er instruiert hatte, sich mit typischen Krankheitssymptomen zu zeigen, als Gestapo und SS in die Klinik eindrangen. Er konnte 60 Menschen retten. 1939 gelang ihm dann mit seiner Familie glücklich noch die Flucht nach England. Dort wurde er nach einigem Zögern mit der Aufgabe betraut, in dem ehemaligen Seuchenlazarett Stoke-Mandeville unter einfachsten Bedingungen eine Spezialabteilung für Rückenmarksverletzte aufzubauen. Englische Spezialisten hatten angenommen, dass vor allem die Landung der Alliierten in der Normandie zu vielen derartigen Verletzungen bei den britischen Soldaten führen würde und es solcher Einrichtungen bedürfe. Guttmann überzeugte die Verantwortlichen, obwohl er eine radikale Abkehr von der bisherigen chirurgischen Behandlungsstragie forderte. Neben der Vermeidung von Druckgeschwüren lag seine Aufmerksamkeit auf der Vermeidung von aufsteigenden Harnwegsinfektionen; er führte das intermittierene aseptische Katheterisieren der Harnblase ein – mit durchschlagendem Erfolg.

Guttmanns optimistische Grundhaltung führte auch dazu, dass er die Möglichkeit erhaltener Sexualität und gelingender Partnerschaft thematisierte und systematisch beforschte. In den 1960er Jahren konnte er zeigen, dass von 1.505 querschnittsgelähmten Männern 227 eigene Kinder gezeugt hatten; und elf seiner Patientinnen wurden von Kindern entbunden. Ihm lag aber weit darüber hinaus daran zu verdeutlichen, dass diese schwer beeinträchtigten Frauen und Männer glückliche Beziehungen erleben konnten – eine Annahme, die allen bisherigen Erwartungen widersprach (Guttmann, 1964).

1954 hatte Guttmann bereits eine weitere zentrale Publikation zur Prognose der Betroffenen publiziert: Er hatte mit seinem Behandlungskonzept eine langfristige Überlebensrate von über 90 % erreicht (Guttmann, 1954). Dies war ein bis dahin undenkbarer Durchbruch in der Medizin. Ab den 1950er Jahren betrug in seiner Klinik die Letalität selbst bei den Erkrankten mit Halsmarkverletzungen nur noch 16 %, und die Überlebenden hatten der Publikation von 1971 zufolge eine Lebensdauer von bereits 15 bis 21 Jahren (vgl. Guttmann, 1971, S. 85).

Guttmann wurde schließlich zum gefeierten Begründer der Paralympics. Er hatte die Bedeutung der frühen rehabilitativen Physiotherapie einschließlich des Sports betont und organisierte am Tag der Eröffnung der Olympiade in London 1948 die Stoke-Mandeville-Spiele für Querschnittsgelähmte: ein kleiner Anfang, der mit der Eröffnung der ersten Paralympics bei der Olympiade in Rom 1960 gekrönt wurde (Guttmann, 1973). Seine Haltung gegenüber Schwerkranken und Schwerbehinderten kann als herausragend bezeichnet werden. Er verband hohe klinische Kompetenz mit einem Blick für die psychosoziale Lebenssituation seiner Patientinnen und Patienten, er war ein (ungenannter) Psychosomatiker.

Die unfallbedingten Verletzungen des Rückenmarks haben heute ein gegenüber der Kriegszeit stark modifiziertes Bild angenommen. Verkehrsunfälle spielen eine weitaus größere Rolle. Das Behandlungskonzept konnte erweitert werden, das gilt für die Bandbreite der Antibiotika wie die Prophylaxe von Thrombosen und Thromboembolien vor allem in der langen Phase der Immobilität. Einer Arbeit aus den USA folgend stieg die Krankenhausmortalität von 6,6 % im Zeitraum 1993 bis 1996 auf 7,5 % im Zeitraum 2010 bis 2012. Gleichzeitig konnten aber auch für die Gruppe der am stärksten gefährdeten Hochbetagten über 85 die Sterblichkeit in diesem Zeitraum von 24,2 % auf 20,1 % gesenkt werden (Jain et al., 2015). Chamberlain et al. berichten 2015 die besten Resultate für europäische Länder bei unfallbedingten Querschnittslähmungen mit einer Ein-Jahres-Überlebenszeit von 95,6 %. Zum Langzeitüberleben gibt die Autorengruppe für zehn Jahre einen Bereich zwischen 81 und 83 % an: Bestwerte, die in ärmeren Ländern weit unterschritten werden (vgl. Chamberlain et al., 2015, 185f.).

Dass insbesondere die Läsionen des Rückenmarks im Wirbelsäulenbereich bis heute eine besonders dramatische Situation für die Betroffenen darstellen, steht außer Rede. Heilung im Sinne der Aufhebung der Nervenschädigungen sind nicht in Sicht, so sehr auch zu chirurgischen und medikamentösen Verfahren geforscht wird, bis hin zu Versuchen der Transplantation von Stammzellen (Ahuija & Fehling, 2016). Für Patientinnen und Patienten ist die unfallbedingte Querschnittslähmung gleichwohl innerhalb der letzten 70 bis 80 Jahre von einer desaströsen zu einer häufig gut behandelbaren Erkrankung mit Chancen zur Wiedererlangung der sozialen Teilhabe geworden.

Herzinfarkt

Die moderne Ära der Behandlung des Herzinfarktes fußt auf dem Verständnis der Bedeutung der freien Strombahn in den Herzkranzgefäßen. Die Kardiologie feiert ihren Siegeszug mit der Möglichkeit, verschlossene Kranzgefäße wieder zu öffnen und freizuhalten. Die folgende Nachzeichnung der großen Etappen der Diagnostik und Therapie der Erkrankung der Herzkrankgefäße folgt zunächst Übersichtsarbeiten von Gunawardena et al. (2021), Smilowitz und Felt (2016), Sarmento-Leite et al. (2001) sowie Hajar (2017).

Bereits etwa um 3000 v. Chr. finden sich in dem ägyptischen »Papyrus Ebers« präzise Schilderungen der typischen Herzschmerzen bei der koronaren Herzkrankheit: ausstrahlende Schmerzen in die Arme, Schmerzen in der Brust und in der Magengegend. Hippocrates beschrieb 400 v. Chr. ebenfalls typische Brustschmerzen, die 1768 der englische Mediziner William Heberden (1710–1801) mit dem heute noch verwendeten Begriff der Angina Pectoris belegte:

> »Die damit zu tun haben, werden während des Gehens (vor allem, wenn es bergauf geht und auch kurz nach dem Essen) von einer schmerzhaften und unangenehmen Missempfindung in der Brust ergriffen, die das Leben auslöschen könnte, würde sie sich verstärken und anhalten; aber sobald sie stehen bleiben, verschwinden diese Beschwerden.« (zit. n. Lauer, 1971, S. 20).

Der englische Landarzt Edward Jenner (1749–1823) – bekannt für die Entwicklung der Pockenschutzimpfung – war einer der ersten Mediziner, der den Zusammenhang zwischen diesen Beschwerden und Verengungen an den Herzkrankgefäßen aufgrund von Autopsien nahe legte. Leonardo da Vinci (1452–1519) hatte schon deutlich früher die Gefäßverengung als Grundlage für eine verminderte Blutversorgung beschrieben. Der deutsche Pathologe Carl Weigart (1845–1904) äußerte 1880 dann die Vermutung, dass der vollständige Verschluss einer Herzkranzarterie die Ursache für den Herzinfarkt sei: die bedrohlichste Ausprägung der koronaren Herzkrankheit mit akuter Todesgefahr. Die Behandlungsmöglichkeiten waren nach heutigen Maßstäben minimal.

Ein erster bedeutender Schritt der Herzinfarkt-Behandlung war die Einführung von Morphinen zur Kupierung der oft unerträglichen Schmerzen, was heute den britischen Kardiologen John Parkinson (1885–1976) und Evan Bedford (1898–1978) zugeschrieben wird (Parkinson & Bedford, 1928).

Einen weiteren bedeutenden Punkt in der frühen Phase der Kardiologie bis in die Zeit der modernen Intensivmedizin hinein berührte die Frage, ob an Herzinfarkt erkrankte Menschen geschont werden müssen oder früh mobilisiert werden sollten. Die Historikerin Leighton hat dies nachgezeichnet, einschließlich Interviews mit bedeutenden Zeitzeugen (Leigthon, 2017). Der Mediziner James Herrick (1861–1954) war ein kompromissloser Verfechter der mehrwöchigen absoluten Bettruhe beim akuten Infarkt: Das Herz müsse um jeden Preis geschont werden, so seine kategorische Forderung, die Jahrzehnte beachtet wurde. Strenge Bettruhe vertraten unter anderem auch Parkinson und Bedford (1928); wenigstens einen Monat hielten sie für unabdingbar. Der amerikanische Kardiologe William Dock (1898–1990) war 1944 einer der ersten, welcher der mehrwöchigen Bettruhe schwere Folgeschäden beimaß und darauf hinwies, dass es keinerlei theoretische Begründung für dieses Dogma gab. Gleichzeitig bekräftigte der Kardiologe Samuel Levine (1891–1966) diese Kritik und setzte die Erkrankten stundenweise in einen bequemen Hochlehner. Es war die Geburtsstunde des »Cardiac Chair«, für den Levine gemeinsam mit seinem Kollegen, dem Kardiologen Bernard Lown (1921–2021), unermüdlich warb und über dessen Nutzen sie in gemeinsamen Arbeiten berichteten: am prominentesten mit der Aussage zur Senkung der Sterblichkeit von 13,8 % auf 9 % (Levine & Lown, 1952) – im Rückblick beeindruckende Daten, wenn auch nicht mittels heute zu fordernder kontrollierter Vergleiche gewonnen. Dieser Start der später selbstverständlichen Frühmoblisierung von InfarktpatientInnen senkte nicht nur Komplikationen wie Thrombosen, sondern verbesserte vor allem auch die psychische Lage der

Kranken, für die in der damaligen Tradition wochenlanges Krankenlager fast gleichbedeutend mit dem Verkünden einer extrem schlechten Prognose zu sein schien. Leighton beschreibt eindrucksvoll, wie schwer sich der Paradigmenwechsel von der totalen Bettruhe hin zur Frühmobilisierung vollzog. Standardtextbücher wie Friedberg's »Diseases of the Heart« ignorierten das Konzept über lange Zeiträume. Nach Herricks Verkünden dieses Therapiekonzeptes dauerte es mehr als 50 Jahre, ehe die Mehrzahl der Experten von den Vorteilen der Frühmobilisierung überzeugt war. Ich kann aus meiner Weiterbildungszeit in Innerer Medizin im Zeitraum 1975 bis 1983 berichten, dass drei- bis vierwöchige Klinikaufenthalte für Infarktpatienten Standard waren, auch wenn die Mobilisierung mithilfe der KrankengymnastInnen sich inzwischen nach der Verlegung von der Intensivstation durchgesetzt hatte. Einen »Cardiac Chair« auf Intensivstationen aber gab es nicht. Zudem wäre es ein Irrtum anzunehmen, dass die Debatte um die Frühmobilisierung heute als erledigt betrachtet werden kann. Grundsätzlich würde zwar niemand mehr bezweifeln, dass Bettlägerigkeit – trotz der inzwischen üblichen Thromboseprophylaxe – ein beachtliches Gesundheitsrisiko bedeutet, denn die Muskulatur schwindet rasch und dies erschwert die Rekonvaleszenz. In einer kritischen Übersichtsarbeit haben Munir et al. (2020) aber dargelegt, dass nur eine von sieben Leitlinien führender kardiologischer Fachgesellschaften ausdrücklich die Frühmobilisierung empfiehlt. Und noch erstaunlicher: Es mangelt auch in der Ära der interventionellen Kardiologie an guten Studien, die sich überhaupt mit dieser Frage beschäftigt haben. Das klingt dann so: »Wir benötigen bessere Evidenz aus RCT zur Frage der Rolle der Frühmobilisierung nach einem Herzinfarkt, vor allem in den Untergruppen, die vermutlich am meisten davon profitieren dürften«[14] (Munir et al., 2020, S. 10, Übersetzung d. A.). Es sieht eindeutig danach aus, dass Studien vor allem zur Weiterentwicklung von pharmakologischen und technischen Interventionen finanziert werden und wichtige Versorgungsaspekte wie Frühmobilisierung und Verweildauer im Krankenhaus unterforscht bleiben.

Zurück zu den Anfängen der interventionellen Kardiologie. Nach eigener Schilderung schob sich der Arzt Werner Forßmann im Frühjahr 1929 über eine Ellenbogenvene einen in seiner Klinik vorhandenen Harnwegskatheter (!) bis zum Vorhof seines rechten Herzens vor. Er wollte zeigen,

14 »More robust evidence is required from RCTs about the role of EM post-MI, particularly in subgroups that may stand to benefit the most […].«

dass diese tierexperimentell bereits 1844 von dem französischen Arzt und Physiologen Claude Bernard dokumentierte Methode (Rashkind et al., 1986, S 363) auch beim Menschen gefahrlos anwendbar war. Die Tatsache selbst wird aufgrund eines vorliegenden Röntgenbildes als unstrittig erachtet. In seinen Memoiren beschrieb Forßmann, er habe das Experiment mit Assistenz einer Krankenschwester durchgeführt, die ihm die Instrumente zur Venenpunktion aufbereiten und ihn in die Röntgenabteilung begleiten musste. Diese wurde über das geplante Vorhaben getäuscht und nach eigener Schilderung von Forßmann mittels direkter Gewalt zur Assistenz des Selbstversuchs gezwungen (Forßmann, 1972, S. 93ff.). Forßmann konnte das Experiment in der Berliner Klinischen Wochenschrift (5. November 1929) publizieren, die Fachwelt ignorierte diese Leistung weitgehend. Forßmann selbst berichtet weiter, er habe seine wenig später erlangte Assistenzarztstelle in der Chirurgischen Klinik der Charité nach dieser Publikation wieder verloren. Sein Chef Ferdinand Sauerbruch habe kommentiert: »Mit solchen Kunststücken habilitiert man sich in einem Zirkus und nicht an einer anständigen deutschen Klinik« (Forßmann, 1972, S. 108). Die Anekdote ist zu schön um unwahr zu sein: Forßmanns Schilderungen wurden 2019 von der Historikerin Lisa-Maria Packy und ihrem Kollegen Dominik Gross als glaubhaft bezeichnet (Packy & Gross, 2019). Forßmann, dessen weitere Karriere aus wissenschftlicher Sicht nicht sonderlich bemerkenswert verlief, wurde erst Mitte der 50er Jahre als Pionier der Herzkatheterisierung wiederentdeckt und erhielt 1956 den Nobelpreis für Medizin gemeinsam mit dem französisch-US-amerikanischen Mediziner André Frédéric Cournand (1895–1988) und dem US-amerikanischen Internisten Dickinson Woodruff Richards (1985–1973) »für ihre Entdeckungen zur Herzkatheterisierung und zu den pathologischen Veränderungen im Kreislaufsystem«.

Es dauerte bis 1958, ehe es dem Kinderkardiologen Mason Sones aus Cleveland (1919–1985), dem US-amerikanischen Radiologen Melvin Paul Judkins (1922–1985) und dem österreichischen Radiologen Kurt Anton Amplatz (1924–2019) mit etwas unterschiedlichen Punktions- und Kathetertechniken gelang, Herzkranzgefäße röntgenologisch mittels Kontrastmittelinjektion darzustellen. Bereits vor der therapeutischen Verwendung von Herzkathetern bei der koronaren Herzkrankheit entwickelten drei unabhängig voneinander arbeitende Gruppen in Ostberlin (Werner Porstmann, 1921–1982, Radiologe an der Berliner Charité), in New Orleans (der Pädiater Terry D. King, geb. 1939, und der Chirurg Noell L.

Mills, 1844–2004) und in Philadelphia (der Kinderkardiologe William J. Rashkind, 1923–1986) sowie der Pädiater Charles C. Cuaso die Methode des Schließens von angeborenen Herzklappenfehlern mittels einer Katheter-gebundenen Prothese (nach Rashkind et al., 1986, S. 364). Dass damit nicht nur die Behandlung verengter Herzkranzgefäße, sondern auch eine Behandlung von Herzfehlern ohne das Öffnen des Thorax möglich geworden war, war eine epochale Leistung. Hieran schloss sich die neue Ära des katheterbasierten Klappenersatzes erworbener Herzfehler an.

Anfang der 1960er Jahre wurden die ersten Intensivstationen für Patientinnen und Patienten mit Herzinfarkt geöffnet. Die dauerhafte EKG-Überwachung, die Entwicklung von Reanimationstechniken einschließlich des Defibrillierens halfen vermutlich, die intrahospitale Todesrate deutlich zu senken.

Einen therapeutisch besonders bedeutsamen Schritt erzielte zunächst aber ein pharmakologisches Verfahren: es war die Verwendung von Streptokinase zur Auflösung der als ursächlich angenommenen Thromben beim akuten Infarkt (Darstellung nach Sikri & Bardia, 2007). Streptokinase wurde zur »Wunderdroge« – eine Parallele fand sich in der Behandlung des ischämischen Schlaganfalls. Es dauerte rund drei Jahrzehnte von ersten Laborexperimenten über Tierversuche bis zu den ersten klinischen Studien. Es gibt nicht eine bestimmte Forschergruppe, der dieser Fortschritt allein zuzuschreiben wäre. Eine der ersten großen Publikationen erschien 1966: Die deutsche Gruppe um den Berliner Kardiologen Horst Schmutzler (1925–2016) legte Daten von 558 PatientInnen vor. Die Krankenhaussterblichkeit unter Streptokinase betrug 14,1 %, die der Kontrollgruppe 21,7 %. Die Fachwelt blieb skeptisch. Auch eine Arbeit der European Cooperative Study Group for Streptokinase (Euroopean Cooperative Study Group for Streptokinase Treatment in Acute Myocardial Infarction, 1979), die eine Reduktion der Sterblicheit für sechs Monate von 30,6 % auf 15,6 % demonstrierte, hatte keinen durchschlagenden Effekt auf die Leitlinienempfehlungen der Kardiologen. Bis in die 80er Jahre hinein wurde Streptokinase nicht systematisch eingesetzt. Den Durchbruch schaffte erst eine italienische Gruppe mit dem Kürzel GISSI (1986). 11.806 Patienten in 176 Intensivstationen wurden von 1984 bis 1985 in die Studie eingeschrieben, mit der entscheidenden Voraussetzung, dass die Einweisung höchstens zwölf Stunden nach Auftreten der typischen Symptome erfolgt war. Nach zwölf Monaten blieb die kurzfristig festgestellte Differenz bestehen: 17,2 % versus 19 % (GISSI, 1987). Die Ergebnisse wurden vielfach reproduziert. Statt Streptokinase wurde später häufiger Tissue Plasminogen Activator (t-PA) verwendet, wegen des zehnfach erhöhten Preises zunächst nur in reichen Ländern. Eine wichtige Rolle für die routinehafte Verwendung von Streptokinase spielte die Frage des Auslösens von Hirnblutungen, eine Nebenwirkung mit häufig dramatischen Folgen. Die GISSI-Gruppe zeigte, dass zum einen schwere cerebrovaskuläre Ereignisse im Rahmen von Herzinfarkten relativ selten sind (0,85 %), vor allem aber, dass bei Beachtung der Kontraindikationen in der Streptokinasegruppe auch bei längerer Beobachtung solche Ereignisse nicht häufiger auftraten als in der Kontrollgruppe (Maggioni et al., 1991). Die Sorge vor Auslösen von Hirnblutungen durch Streptokinase und Nachfolgepräparate hat fraglos großen und verständlichen Einfluss auf die breitere Verwendung der Thrombolyse gehabt; und es ist fair daran zu erinnern, dass es erst seit Beginn der 1980er Jahre durch die Einführung der cranialen Computertomografie möglich war, im Rahmen von Studien Hirnblutungen zuverlässig zu diagnostizeren und damit das Ausmaß dieser gefürcheten Nebenwirkung auch zuverlässig zu dokumentieren. Die Fibrinolyse hat wegen ihres Nutzens bis heute ihren Stellenwert auch in der Ära der Katheterinterventionen (Armstrong et al., 2013), in Abhängigkeit vom Alter der Patientinnen und Patienten und von der Verfügbarkeit von Notfall-Katheter-Laboren: nicht nur in ärmeren Ländern, sondern auch in Ländern wie Deutschland ist dies ein beachtliches Problem.

Absolut vorwärtsweisend war dann die Entwicklung der Bypass-Chirurgie durch Chirurgen wie den US-Amerikaner David Coston Sabiston (1924–2009), den Russen Vasilii Ivanovich Kolesov (1904–1992), den Argentinier René Favaolori (1923–2000) und den US-Amerikaner Donald Brian Effler (1915–2004) sowie die Aufweitung von Verengungen in den Koronarien mittels eingeführter und kurzstreckig aufdehnbarer Kunststoff-Schläuche (Herzkatheter) durch den deutschen Kardiologen Andreas Grüntzig (1939–1985) im Jahr 1977. Im ersten Fall wird durch operative Umgehung der Stenosen mittels Einbaus eines aus dem eigenen Körper entnommenen Gefäßes die Sauerstoffversorgung des Herzmuskels verbessert, im zweiten Fall wurden die Verengungen im kurzstreckig aufblasbaren Katheter soweit zusammengedrückt, dass nach der Entfernung des Katheters wieder eine fast normale Durchblutung erzielt werden konnte. Eine Weiterführung dieser Technik war dann das Einführen von stabilen Röhrchen über die zuvor beseitigte Enge: Stents genannt, anfänglich rein aus Metall, später innen imprägniert mit Substanzen, welche den sonst leicht sich einstellenden Verschluss des Stents verhindern oder wenigstens lange hinauszuzögern versprechen. Die »Bare Metal Stents« wurden in den späten 1980er Jahren entwickelt (Iqbal et al., 2013). Paclitaxel war die erste Substanz, mit denen die nächste Generation von Stents imprägniert war und welche das Zuwachsen der Stents mit Erfolg aufhalten konnte (Nawarskas & Osborn, 2005): ursprünglich wegen seiner Zellteilungs-Hemmung in der Krebsbehandlung eingesetzt.

Die guten Ergebnisse durch Verwendung dieser Stent-Generation bleiben freilich abhängig von einer langstreckigen Einnahme einer Kombination von gerinnungshemmenden Medikamenten: Die Patientinnen und Patienten unterliegen – anders gesagt – einem erhöhten Blutungsrisiko. Insofern schien die Entwicklung von »Bioreversable Vascular Scaffolds – BVS« ein weiterer deutlicher Fortschritt zu sein. Diese resorbierbare Stents bestehen zum Beispiel aus Milchsäure-Polymeren, die für einen Zeitraum von drei bis sechs Monaten stabil bleiben und danach innerhalb von zwei Jahren enzymatisch zu Wasser und Kohlendioxid abgebaut werden. Die Hoffnungen haben sich bislang aber wegen bedeutender Nebenwirkungen nicht erfüllt (Omar & Kumbhani, 2019). Die jüngsten Hoffnungen richten sich auf eine neue Generation von Kathetern, die mit Medikamenten überzogen sind, die im Bereich der Stenose-Aufweitungen in die Gefäßwand gedrückt werden und dort ein erneutes Wachstum von Plaques verhindern sollen: Drug-Coated-Balloons, eine Technik eines »leave nothing behind concepts« (Jeger et al., 2020; Her et al., 2021). Es verbleibt bei dieser Methode kein fremdes Material im Körper.

Eine letzte Anmerkung zur Stent-Thematik: Auch die auf den ersten Blick so überzeugenden und auch tatsächlich dokumentierten Vorteile der beschichteten gegenüber den unbeschichteten »Stents« lassen sich einer kritischen Übersichtsarbeit der Cochrane-Collaboration in der Gesamtschau nicht eindeutig sichern (Feinberg et al., 2017). Trotz einer Vielzahl publizierter RCT mangelt es danach weiter an methodisch wünschenswert guten kontrollierten Studien, die reine Metallstents mit beschichteten bezüglich Sterblichkeit, Infarktrezidive und Lebensqualität vergleichen sollten. Dieser Befund zeigt ein weiteres Mal, dass hohe Plausibilität für ein moderneres Verfahren methodisch hochwertige und gut durchgeführte Studien niemals ersetzen kann – oder vielleicht realistischer gesagt: nicht ersetzen sollte.

Mit der Bypass-Chirurgie hatten die Herzchirurgen vor der Stent-Ära ein neues Kapitel der Behandlung der koronaren Herzkrankheit aufgeschlagen. Möglich wurden solche Eingriffe am offenen Herzen durch die

Herz-Lungen-Maschine, deren Entwicklung und erstmaliger erfolgreicher Einsatz im Jahr 1953 dem amerikanischen Chirurgen John Heysham Gibbon (1903–1973) zugeschrieben wird (Gibbon, 1954). Aus der anfänglich heroisch anmutenden Operation wurde über Jahre und Jahrzehnte für die Chirurgen dann nahezu ein Routineeingriff, der freilich in der Anfangszeit mit erheblichen Nebenwirkungen, vor allem Beeinträchtgungen des zentralen Nervensystems verbunden war. Durch die Entwicklung der interventionellen Kardiologie erhielten die Chirurgen dann Konkurrenz durch ein bis dahin rein konservatives Fach. Auch hier entwickelte sich die neue Technik des Einführens von Kathetern zunächst zur Diagnostik und dann zur Aufweitung vorfindlicher Stenosen zu einer Routine. Das Stenten wurde geradezu umgangssprachlich. In solchen Konkurrenzsituationen war und ist es für die Kranken unabdingbar, dass im Rahmen von methodisch gut gemachten klinischen Studien erforscht wird, welches Verfahren bei welcher Ausgangssituation größere Erfolge hat: Verlängerung des Überlebens, Reduktion von Herzinfarkten, Beseitigung medikamentös nicht ausreichend behandelbarer Herzschmerzen, Erhalt der Pumpleistung des Herzens. Eine große derartige internationale Studie mit Fünf-Jahres-Ergebnissen wurde 2013 publiziert (Mohr et al., 2013). Es zeigte sich vereinfacht gesagt, dass die Bypass-Methode für Erkrankte mit ausgedehnten Befunden an mehreren Herzkrankgefäßen dem Stenten deutlich überlegen war; bei geringerer Ausdehung und vor allem isoliertem Befall der linken Kranzarterie sind die Ergebnisse der beiden Methoden nahezu gleichwertig (vgl. auch später ein systematischer Review von Ahmad et al., 2020). Die Publikation von Mohr et al. (2013) endete mit der gut begründeten Forderung, dass insbesondere alle Patientinnen und Patienten mit komplexen Durchblutungsstörungen gemeinsam von einem Herzchirurgen und einem interventionellen Kardiologen über die Behandlungsoptionen informiert werden müssen. Es geht dabei ja nicht »nur« um Todes- und Erkrankungszahlen, sondern auch um die Abwägung, ob einer sehr eingreifenden Therapie, nämlich der Bypass-OP am offenen Herzen, der Vorzug gegenüber der bezogen auf die Belastung durch den Eingriff deutlich besser tolerierten Katheterbehandlung gegeben werden soll. Und es gilt genau so zu abzuwägen, dass das Stenten oft wiederholt werden muss und am Ende bei unbefriedigendem Ergebnis sich doch noch die Frage nach der Bypass-OP stellen kann. Die Kernaussagen dieser Studie haben bis heute im Wesentlichen Bestand (vgl. Head et al., 2018) und finden sich in allen hochwertigen Leitlinien wieder. Gute Aufklärung über Vor- und Nachteile der Behandlungsoptionen muss als unabdingbar bezeichnet werden. Ohne Polemik darf vermerkt werden, dass hier noch viel Luft nach oben besteht.

Nach einem Herzinfarkt und nach Legen von Stents kann die Prognose der Patientinnen und Patienten verbessert werden, wenn die Bildung von Gerinnseln in den Kranzgefäßen und den Stents durch Hemmung der Verklumpung der Blutplättchen (Thrombozyten) zurückgedrängt wird. Ein erstes Medikament mit dieser Wirkung war die Acetylsalicylsäure; die Kombination mit neueren Aggregationshemmern erwies sich dann in zahlreichen Studien der Monotherapie überlegen. Clopidogrel war die erste Substanz dieser dualen Hemmung, es folgten Ticagrelor und Prasugrel. Welche der Kombinationen jeweils besonders vorteilhaft ist, richtet sich nach der individuellen Situation. Ein wichtiger Grund als Beispiel: die unterschiedlich große Blutungsgefahr der verschiedenen Arznei-Kombinationen als bedeutende Nebenwirkung muss z. B. im Zusammenhang mit einer bestehenden Sturzgefährdung betrachtet werden. Und immer müssen Vor- und Nachteile (größerer Nutzen im Verhältnis zu unterschiedlichen Risiken) gegeneinander abgewogen werden – ein Thema, das sich durch die heutige Medizin hindurchzieht und immer wieder auf die Frage verweist, wie gute Aufklärung und Patientenentscheidungen im Alltag Platz finden. Die Länge dieser schützenden dualen Plättchenaggregationshemmung wird studienbasiert überwiegend wie folgt empfohlen: nach einem Herzinfarkt ein Jahr, danach Fortführung mit Acetylsalicylsäure, nach Stenten drei bis sechs (bis zwölf) Monate (Sharma et al., 2020; Sinnaeve & Adriaenssens, 2021; Yin et al., 2019; Khan et al., 2020).

Durch die immer subtilere Bildgebung mittels Kontrastmittel wurde schrittweise dann klar, von welch großer Bedeutung im Verlauf einer koronaren Herzerkrankung die Ausbildung von kleinsten Umgehungskreisläufen ist, um eine ausreichende Versorgung des gesamten Muskels mit sauerstoffreichem Blut zu ermöglichen. Sind solche Kollateralen nicht gut ausgebildet, leidet die Pumpfunktion des Herzens zusätzlich zu dem Verlust von Herzmuskelzellen durch einen nicht frühzeitig behandelten Infarkt. Dies fördert die bis heute gefürchtete Herzmuskelschwäche, welche die Belastbarkeit stark einschränken kann bis hin zu massiver Kurzluftigkeit in Ruhe (Jenča et al., 2021). Das Ziel der Kardiologie bei fortgeschrittener koronarer Herzkrankheit ist zunächst, die Durchblutung des Herzmuskels im Rahmen aller zur Verfügung stehenden Interventionsverfahren so rasch wie möglich und so gut wie möglich wiederherzustellen. Dies ermöglicht seit Etablierung der Herzkatheter-Technologie durch sofortige Intervention bei einem vollständigen Herzinfarkt die Wiederherstellung der ursprünglichen Herzleistung: Wenn es nämlich gelingt, das Absterben von Herzmuskelzellen zu verhindern. Durch die sehr viel bessere Diagnostik ist heute bekannt, dass es aber auch eine starke Beeinträchtigung der Pumpleistung allein durch eine Störung der Durchblutung in den feinsten Aufzweigungen der Koronarien geben kann: »microvascular angina« nannten Cannon und Epstein (1988) diese Form der koronaren Herzkrankheit folgerichtig. Insgesamt aber sank einer australischen Untersuchung zufolge zwischen 1996 und 2007 die Post-Infarkt-Herzinsuffizienz von etwa 28 auf gut 16 % (Hung et al., 2013). Einer schwedischen Untersuchung zufolge reduzierte sich die 30-Tage-Sterblicheit durch Herzinsuffizienz nach Herzinfarkt zwischen 1996 und 2008 von 19 % auf 13 %, die Ein-Jahres-Sterblichkeit von 36 % auf 31 %: Herzinsuffizienz bleibt mit anderen Worten ein – allen Fortschritten zum Trotz – sehr bedeutendes Gesundheitsproblem nach überstandenem Herzinfarkt (Desta et al., 2015).

Die Bilanz der Fortschritte in der Früherkennung der verschiedenen Formen des Herzinfarktes und ihrer Behandlung ist stattlich. Dabei schlägt vor allem zu Buche, dass bei Vorhandensein hochkompetenter Zentren und Katheterlabore das frühzeitige Erkennen von massiven Durchblutungsstörungen, welche unerkannt und unbehandelt zum Untergang ganzer Areale des Herzmuskels führen, genau diese extremen Folgen verhindert werden können. Dies gelingt durch Beseitigung von Stenosen und/oder medikamentöse Verbesserung einer hoch problematischen Sauerstoff-Untersättigung des Herzmuskels. Hier hat der Fortschritt gerade in den letzten zehn Jahren weiter deutlich zugenommen. Daten der vielleicht bedeutendsten Statistik der American Heart Association von 2015 zufolge ist die altersstandardisierte Mortalitätsrate für die Gesamtgruppe der von der koronaren Herzkrankheit Betroffenen in dem kurzen Zeitraum von 2007 (259,4 pro 100.000) bis 2011 (229.6 pro 100.000) um 11,5 % zurückgegangen (Mozaffarian et al., 2015). Ein anderer eindrucksvoller Vergleich: Für Patientinnen und Patienten über 75 Jahre reduzierte sich die 30-Tages-Sterblichkeit im Zeitraum 1998 bis 2008 von 38,4 % auf 15,5 %, die Ein-Jahres-Sterblichkeit von 44,9 % auf 23,6 %, und das für Altersgruppen mit dem höchsten Sterberisiko dieser Erkrankungsart. Hieran war ganz voran die interventionelle Kathetertechnik beteiligt, aber auch die häufigere Verwendung von Medikamenten wie Aspirin, Beta-Blockern, ACE-Inhibitoren und Statinen (Viana-Tejedor et al., 2015). Dabei bleibt sogar noch ungeklärt, ob alle älteren Patientinnen und Patienten bei einem Infarktverdacht tatsächlich die gleichen Chancen erhalten, frühzeitig in hochqualifizerten Einrichtungen betreut zu werden. Unter frühzeitig wird heute zumeist unterhalb von zwei Stunden nach Auftritt typischer Symptome verstanden, und »je früher desto besser« gilt noch einmal unabhängig davon. Stenten ist dabei unter solch günstigen Bedingungen der Fibrinolyse überlegen, aber auch neue Leitlinien heben die fortbestehende Bedeutung der Gerinnselauflösung hervor, wenn eine Katheterbehandlung im günstigen Zeitfenster nicht erreichbar ist (Ilbanez et al., 2018).

Eine im Fluss befindliche Debatte betrifft die Differenzierung von Infarkten, die im EKG durch Anhebung der ST-Strecken zu erkennen sind (STEMI) von solchen, die im EKG keine zwingend typischen Veränderungen hervorrufen, aber durch Biomarker (Produkte, die beim Zerfall von Herzzellen freigesetzt werden) wie der CK-MB oder vor allem dem Troponin sehr zuverlässig zu sichern sind. Einigkeit hat sich herausgebildet, dass auch bei dringendem Verdacht auf einen Nicht-Hebungs-Infarkt (NSTEMI) unbedingt angiografiert werden sollte, um Verschlüsse von Herzkranzgefäßen zu entdecken, die dem Stenten zugänglich sind. Möglicherweise markiert dies auch die Wende zur Verbesserung der bislang als schlechter eingestuften Prognose dieser NSTEMI-Infarkte (Thiele et al., 2021; Meyers et al., 2020). Anders formuliert: In der Betrachtung der Herzinfarkte unterschiedlicher Typen wurde in den letzten Jahren die Aufmerksamkeit immer mehr auf die Frage gerichtet, ob es angiografisch diagnostizierbare und behandlungsfähige Stenosen gibt – unabhängig von der Frage STEMI oder NSTEMI (Meyers et al., 2021).

Soweit keine Stenosen gefunden werden, liegt in solchen Akutsituationen die Aufmerksamkeit bei der Behandlung der Faktoren, welche eine gefährliche Sauerstoffuntersättigung mit sich bringen, wie niedriger Blutdruck ebenso wie problematischer Hochdruck, Sepsis, Blutarmut, bestimmte Rhythmusstörungen (Cohen & Visveswaran, 2019). Größere Aufmerksamkeit erfährt schließlich die Tatsache, dass es Herzinfarkte ohne Vorliegen einer bedeutenden Erkrankung der Herzkrankgefäße gibt. Rupturen von Plaques in der Innenwand der Koronarien können dafür verantwortlich sein, aber auch krampfartiges Zusammenziehen der Koronarien (Spasmen): Die Rede ist von MINOCA (myocardial infarction with non-obstructive coronary arteries), deren zwingend medikamentöse Behandlung noch weiteren Forschungsbedarf aufzeigt (Thiele et al., 2021).

Die wirklich herausragende Rolle der modernen Herzkatheter-Technologie für die Beseitigung bedrohlicher Stenosen in den Herzkranzgefäßen steht außer Frage. Dahinter blieb vielleicht zu lange die Beachtung der Bedeutung der Entstehung der krankhaften Verdickungen der Innenauskleidung der Kranzgefäße (wie aller Arterien des Körpers) zurück. Das Endothel selbst ist stoffwechselaktiv und keine mechanische Innenauskleidung. Stress, diabetische Stoffwechsellage und Bluthochdruck spielen eine Schlüsselrolle für die Entwicklung der krankhaften Veränderungen dieser Innenwände. So wie der Typ-2-Diabetes heute weniger als »Zuckerkrankheit« sondern als Gefäßkrankheit verstanden wird, da nahezu alle Abschnitte des arteriellen Gefäßbaums – so auch die Herzkrankgefäße – bei den Betroffenen von einer stark beschleunigten Arteriosklerose betroffen sein können und die Prognose für »Zuckerkranke« vor allem von dem Fortschreiten beziehungsweise eben dem Aufhalten der Arteriosklerose bestimmt wird.

Zwei Kardiologen aus Cleveland interpretierten die Ära der Koronarangiografie bereits 1995 geradezu prophetisch wie folgt:

> »Unser Literaturbericht spricht dafür, dass es von Vorteil sein könnte, wenn wir den gegenwärtigen Schwerpunkt und unsere Beschäftigung mit der Darstellung der lichten Weite der Herzkranzgefäße auf die Betrachtung der erwünschten klinischen Endpunkte verschieben würden: das Überleben und die langstreckige Befreiung von Herzinfarkten und die die Lebensqualität stark einschränkenden Folgen der koronaren Herzkrankheit[15]« (Topol & Nissen, 1995, S. 2333, Übersetzung d. A.).

Sie sprachen damals vor allem von der Verführung, jede angiografisch festgestellte Enge in den Koronarien aufzuweiten und beschrieben damit das dahinter liegende Denken: den »oculostenotischen Reflex«. Soll sagen: Wenn eine Enge festgestellt wird, muss sie beseitigt werden, egal, ob vorhandene Beschwerden durch Medikamente und/oder Verhaltensänderungen zufriedenstellend behandelt werden können oder nicht (Soran et al., 2000). Besonders bemerkenswert ist die Tatsache, so die Autoren, dass schon damals in den hochwertigen Leitlinien von einem schematischen Vorgehen abgeraten wurde. Damit scheint eine Diskrepanz zwischen Beratung der eigenen fachärztlichen Community und dem Alltagshandeln auf,

15 »Our review of literature indiates that we may benefit from shifting the current focus and preoccupation with coronary luminology to achieving a desired clinical end point: promotion survival and long-term freedom from myocardial infarction and the disabling symptoms of coronary heart disease.«

die bis heute immer wieder beschrieben wird, siehe zum Beispiel Ozcan Cetin et al. (2018). Leitlinien beachten anders formuliert die Notwendigkeit, Behandlungsempfehlungen am Beschwerdebild und vorhandenen Therapiestudien auszurichten und nicht allein am Entdecken von Engstellungen in den Gefäßen. Die Erklärungen für das Übergehen dieser wissenschaftlich begründeten Empfehlung weisen über das immer wieder benannte schnöde Motiv der Einkommensmaximierung von kardiologischen Schwerpunktpraxen und -Kliniken weit hinaus: Es ist offenbar kontra-intuitiv, Verengungen der so lebenswichtigen Herzkranzgefäße bestehen zu lassen, auch wenn die Betroffenen entweder gar keine Beschwerden haben oder durch eine Änderung ihres Lebensstils und/oder mithilfe einschlägiger Medikamente gut zurechtkommen. Je routinierter die Koronarangiografie geworden ist, je unproblematischer das Legen eines Stents geworden ist, umso mehr erscheint interventionelle Kardiologie als ein alltägliches Ereignis. Der ebenfalls in allen hochwertigen Leitlinien auffindliche Hinweis, Behandlungsoptionen ausführlich mit den Betroffenen zu besprechen, hat – so steht zu befürchten – längst nicht die erforderliche Durchschlagskraft. Insoweit bleibt es wohl weithin eine rhetorische Frage, wie Ratsuchende darauf reagieren können, wenn ihnen gewissermaßen schwarz auf weiß vor Augen geführt wird, dass es Verengungen an ihren Herzkrankgefäßen gibt. Shared Decision Making und das Einholen einer Zweitmeinung werden landauf, landab gepredigt. Es gibt aber offenbar bedeutende andere Kräfte, die den Alltag weithin bestimmen. Anders betrachtet: Es spricht viel dafür, dass in reichen Ländern, und Deutschland steht bei dieser Entwicklung ganz vorn, unnötig viele Herzkatheteruntersuchungen vor allem in den vielen ambulanten Laboren durchgeführt werden, während andererseits die Verfügbarkeit dieser Technologie für Notfälle im Sinne des »Je früher, desto besser« noch zu wünschen übrig lässt – hochgradig erstaunlich!

Die routinemäßige Analyse von Daten aus klinischen Studien und der Versorgungsforschung differenziert nach Geschlechtern hat keine lange Tradition, sie startete etwa vor 20 Jahren (Grego et al., 2020). Auch hier ist der Herzinfarkt ein prominentes Thema, wurde er doch lange als »männliches« Thema verhandelt. Dies ist eine Verkennung der Tatsache, dass der Herzinfarkt eine der häufigsten und präventiv wie therapeutisch beeinflussbaren Todesursachen für Frauen darstellt. Auf der Jahrestagung der deutschen Gesellschaft für Kardiologie 2021 wurden bemerkenswerte Aussagen anhand der Routinedaten des Statistischen Bundesamtes gemacht: Am

Vorkommen des Hebungsinfarktes sind zu 30 % Frauen beteiligt. Eine leitliniengerechte Katheterbehandlung erfolgte zu 74,3 % bei Frauen, zu 81,3 % bei Männern. Koronare Bypass-Operationen erhielten 4,2 % der Männer, 2,7 % der Frauen. Die Kliniksterblichkeit bei Frauen betrug im Zeitraum 2014 bis 2017 15 % gegenüber 9,6 % bei den männlichen Patienten. Sogenannte »untypische« Beschwerden sind bei Frauen häufiger, sie werden aber immer noch oft verkannt und dies ist vermutlich einer der Gründe für die Unterschiede in der Behandlung. Die Autorinnen Kühnemund und Freisinger (2021) deuten die Ergebnisse überwiegend als Ergebnis der ungünstigeren Begleiterkrankungen sowie des im Durchschnitt höheren Lebensalters der Frauen, mahnen aber auch weiteren Forschungsbedarf an. Die American Heart Association war 2016 deutlicher: »Women are undertreated with guideline-based recommendations« (Mehta et al., 2016, S. 916).

Am Beispiel der koronaren Herzkrankheit möchte ich abschließend die Frage des Nutzens der modernen Kardiologie noch einmal aus der Perspektive beleuchten, welchen Beitrag eine bevölkerungsbezogene Betrachtung gegenüber den patientenbezogenen Erkenntnissen aus klinischen Studien liefern kann. Das schlägt einen großen Bogen von der »Klassiker-Debatte«, um den Einfluss der Antibiotika und Tuberkulostatika sowie Impfungen auf den Rückgang der Infektionskrankheiten zur heutigen Diskussion um Prävention versus Therapie der sogenannten Zivilisationskrankheiten. Ähnlich wie in dieser oft unnötig emotionalen Debatte unstrittig bleibt, dass der Rückgang der Infektionskrankheiten lange vor der Ära der modernen Medizin eingesetzt hat, so lässt sich ähnlich bei der koronaren Herzkrankheit und ihrem bedrohlichen Endpunkt des Herzinfarktes zeigen, dass es in den meisten Ländern, die solche Statistiken vorweisen können, einen wirklich erstaunlichen Rückgang seit den 1960er Jahren gegeben hat, lange vor der modernen interventionellen und pharmakologischen Kardiologie (vgl. Ford & Capewell, 2011). Nach dem dramatischen Rückgang der Infektionskrankheiten rückten zunächst Herzerkrankungen, Krebs und Schlaganfall in der Rangfolge der Todesursachen ganz nach vorn, wohl nicht nur wegen der Verschiebungen der Relationen und der höheren Lebenserwartung, sondern auch wegen geänderter Lebensweisen. Für die USA wurden dann ab Anfang der 1970er Jahre erstaunliche Zahlen publiziert, wonach die altersstandardisierte Herzkreislauf-Sterblichkeit pro 100.000 von 307,4 im Jahr 1950 auf 134,6 im Jahr 1996 gefallen war – für Frauen und Männer (Mensah et al., 2017, S. 3). In der »Nurses Health Study« fiel die Häufigkeit zwischen 1980 und 1994 um 31 % (Ford &

Capewell, 2011, S. 10). Vielfältige epidemiologische Modellierungen aus unterschiedlichen Ländern führten zu relativ ähnlichen Interpretationen, wonach knapp die Hälfte des Rückgangs in diesem Zeitraum auf den medizinischen Fortschritt zurückgeführt werden können und mehr als 40 % auf die günstige Beeinflussung der herausgearbeiteten Risikofaktoren: Cholesterin, Blutdruck, Rauchen, körperliche Aktivität. Blieben danach noch 9 % ungeklärt (Mensah et al., 2017, S. 3f.). Diese Aussagen basieren im Wesentlichen auf sehr großen, prospektiven Beobachtungs- und Interventionsstudien, so der »Framingham Heart Study«, der »Seven Countries Study«, dem MONICA-Projekt der WHP (Monitoring Trends and Determinants in Cardiovascular Disease) und der Nord-Karelien Studie (Cybulska & Klosiewicz-Latoszek, 2019; Keil, 2005; Vartiainen, 2018). Das Interesse lag dabei immer stark bei der Frage, welche Verhaltensänderungen großen Einfluss nehmen können, und bei allen Interpretationsproblemen wurde in großer Übereinstimmung festgestellt, dass die Senkung eines hohen Blutdrucks und das Beenden des Rauchens und die Förderung der körperlichen Bewegung großen präventiven Einfluss haben; und zumeist besteht auch Einigkeit, dass sehr starkes Übergewicht schädlich ist und dass die sogenannte mediterrane Ernährung mit ihrem erwünschten Effekt auf den Fettstoffwechsel mit Vorteilen verbunden ist. Ein bedeutsames Ergebnis dieser Studien war, dass sich auf wenige Kernbotschaften konzentrierende Präventionsansätze auszahlen (O'Flanerty et al., 2015). Eine weitere Forschungsrichtung ging seit Ende der 1980er Jahre der Frage nach, wie die koronare Herzkrankheit mit dem sozialen Status zusammenhängt. In der Umgangssprache galt der Herzinfarkt ja als Managerkrankheit. Es ist genau umgekehrt: Niedriger sozialer Status ist mit einer überdurchschnittlichen Häufigkeit dieser Krankheit und ihrer Folgen verbunden (Marmot, 2001; Lee et al., 2017). Einfache Antworten zur Minderung dieser sozialen Ungleichheit gibt es nicht, aber natürlich ist dies eine gewaltige Herausforderung für Politik und Gesellschaft. Die Medizin kann dieses gesellschaftsstrukturelle Ungleichgewicht allein niemals richten.

All diese Daten sind somit von großer Bedeutung für das Verständnis und die Förderung der Prävention der koronaren Herzkrankheit. Sie sollten aber nie dazu instrumentalisiert werden, den durch klinische Studien belegten Nutzen für die/den einzelnen Kranke/n relativieren zu wollen. Natürlich wäre es wünschenswert, das Präventionspotenzial bis zum Letzten ausschöpfen zu können. Immer aber erkranken Menschen in großer Zahl, unter ihnen zahlreiche, die zuvor keinen einzigen der bislang diskutierten Risikofaktoren aufwiesen. Die Chance auf Überleben mit guter Lebensqualität ist im Falle des Herzinfarktes in den letzten Jahrzehnten deutlich gestiegen, sowohl durch die immer ausgefeiltere Diagnostik und frühzeitige Akutbehandlung als auch durch die Sekundärprävention, vor allem das medikamentöse Beeinflussen wichtiger Risikofaktoren. Auch hat sich der Einsatz von Statinen in der Sekundärprävention bei bestehender koronarer Herzkrankheit durch viele Studien belegt bewährt, während das gießkannenartige Verschreiben von Statinen zur vermeintlichen Primärprävention eher schadet als nutzt. Bevölkerungsbezogene und individualmedizinische Betrachtungen haben ihre eigene hohe Bedeutung und müssen stets gemeinsam ins Blickfeld genommen werden.

Kaiserschnitt

Die Geschichtsschreibung weist schon zu Zeiten des römischen Kaisers Numa Pompilius (716–673 vor unserer Zeitrechnung) auf eine Schnittentbindung hin. Der Name Sectio Caesarea ist einer Gesetzgebung entlehnt, welche es erlaubte, nach dem Tod einer Schwangeren das Kind mit einem Bauchschnitt von der Mutter zu trennen. Mit dem römischen Imperator Caesar und einer ihm zugedichteten Geburt qua Schnittentbindung hat dies nichts zu tun. Die erste Schnittentbindung, die eine Frau überlebt hat, wird dem Schweizer Jacob Nufer um das Jahr 1500 zugeschrieben. Der erste – aus heutiger Sicht unverzichtbare – Nahtverschluss nach einer Schnittentbindung ist für das Jahr 1769 beschrieben, systematisch aber erst von dem Frauenarzt Max Sanger (1871–1876) gefordert (Lurie & Glezerman, 2003). Bis in das 20. Jahrhundert hinein überlebten nur wenige Frauen einen Kaiserschnitt. Erst mit der routinemäßigen Beachtung von aseptischem Operieren und ab Mitte des 20. Jahrhunderts dann dem Einsatz von Antibiotika, Blutübertragungen, blutstillenden Verfahren und den neueren Narkosetechniken sank die Mortalität auf weniger als 1 % (Lurie, 2005; Rabinerson et al., 2014).

Durch diese Entwicklungen wurde es möglich, lebensgefährliche Situationen für die Hochschwangere und das ungeborene Kind weitgehend zu vermeiden – einer der zahlreichen »vergessenen Fortschritte« der Medizin. Im medizinischen Jargon ist die Rede von den »absoluten Indikationen« für einen Kaiserschnitt. Hierzu zählen unter anderem anatomische Veränderungen des Beckens, die eine vaginale Entbindung unmöglich machen, lebensbedrohlicher Sauerstoffmangel des Ungeborenen, der Nabelschnurvorfall, die Verlegung des Geburtskanals durch die Plazenta oder die Ruptur des Uterus (Arbeitsgemeinschaft der Medizinisch-Wissenschaftlichen Fachgesellschaften, 2020). In der hier genannten Leitlinie ist weiter die Rede von relativen Indikationen, hierzu kann eine Verschlechterung der Sauerstoffversorgung des Kindes unter der Geburt zählen oder ein stark verzögerter Geburtsvorgang. Grundsätzlich besteht Einigkeit darin, dass sich die Risikokonstellationen für Schwangere durch eine Reihe wichtiger Faktoren verändert haben. Dazu zählt allem voran das deutlich gestiegene Durchschnittsalter der Erstgebärenden, weiter starkes Übergewicht, ein vorhandener Diabetes mellitus und damit oft zusammenhängend ein Gewicht des Kindes über 4.000 Gramm sowie weitere die gesundheitliche Stabilität der Schwangeren beeinträchtigenden Erkrankungen, etwa der arterielle Bluthochdruck. Schließlich hat die Zahl von Mehrlingsschwangerschaften durch künstliche Befruchtungen stark zugenommen (Mylonas & Friese, 2015). Die Gewichtung dieser Entwicklungen mit ihrem Einfluss auf die international zu verzeichnende Zunahme an Schnittentbindungen wird gleichwohl sehr unterschiedlich vorgenommen. Im Jahr 2015 finden sich in der größten weltweiten Datenauswertung für 169 Länder mit 98,4 % aller weltweit registrierten Geburten (Boerma et al., 2018) rund 21 % Schnittentbindungen, damit fast eine Verdopplung seit dem Jahr 2000. Dabei bestehen zwischen den Ländern extreme Unterschiede. Die geringsten Raten weisen mit gut 4 % west- und zentralafrikanischer Länder auf, während für einige lateinamerikanische Länder Raten von über 40 % berichtet werden. Die extreme Rate von über 50 % in einem Land wie Brasilien wirft Fragen nach der Belastbarkeit dieser Daten auf, der generelle Trend kann damit aber nicht in Abrede gestellt werden (Rudey et al., 2020; Alonso et al., 2016; Betran et al., 2021). Es wurde oft vermutet, dass Schwangere selbst aus unterschiedlichsten Motiven immer häufiger den Kaiserschnitt bevorzugen. Für wohlhabende Länder wie Schweden und Deutschland ist widerlegt, dass der sogenannte Wunschkaiserschnitt eine bedeutende Rolle spielt (Kolip, 2012; Karlström et al., 2011). Norwegische Daten, basierend auf dem dortigen nationalen Geburtenregister, weisen auf andere Zusammenhänge hin. Die Rate an geplanten Kaiserschnitten in diesem Land war am höchsten bei übergewichtigen Frauen europäischer und zentralasiatischer Herkunft, während die Rate an zu vermeidenden Notfall-Sectiones am höchsten bei Frauen mit einer Herkunft aus dem subsaharischen Afrika war – auch bei Normalgewicht, alles in allem doppelt so hoch (Jatta et al., 2021). Und dieselbe Gruppe an Schwangeren hatte ein doppelt so hohes Risiko für das Auftreten von Verletzungen des Beckenbodens bei vaginaler Entbindung. Frauen mit Migrationshintergrund hatten demgegenüber dann ein geringes derartiges Risiko, wenn sie einen Partner[16] primär norwegischer Herkunft hatten (Sørbye et al., 2021). Dies sind wichtige Hinweise darauf, dass eine schadenminimierende Wahl der Geburtsmethode stark von sozialen Faktoren, hier dem Integrationsstatus von Frauen mit Migrationshintergrund, abhängt. Zahlen aus Spanien zeigten, dass die Häufigkeit von Schnittentbindungen im privaten ebenso wie im öffentlichen Sektor in erster Linie vom Alter der Mütter und dem damit einhergehenden höheren Risiko für vaginale Entbindungen einher geht (Farrés et al., 2021).

Es bleibt die Frage, ob es eine erstrebenswerte Rate an Kaiserschnitten gibt – ein angemessen funktionierendes Gesundheitssystem vorausgesetzt. Bis heute werden dazu Zahlen der WHO zitiert, die aus dem Jahr 1985 stammen. Damals kam eine Expertengruppe zu der Einschätzung, es gebe für keine Region eine Rechtfertigung, eine höhere Kaiserschnittrate als 10 % bis 15 % vorzuweisen (Appropriate technology for birth, 1985). Dabei wurde auf die Notwendigkeit hoher Qualitätsstandards hingewiesen und vermerkt: Wichtiger als das Erreichen einer konkreten Zahl sei es, einen Kaiserschnitt allen Frauen anbieten zu können, die ihn benötigten. Es wurde ausdrücklich an die Vermeidung von lebensbedrohlichen Notfällen der Schwangeren gedacht (Betran et al., 2015). Die zitierte Zahl der WHO spielt bis heute eine Rolle und wirkt auf den ersten Blick auch weiter plausibel, da das Auseinanderweichen der Raten vergleichbarer Länder irritiert. Die OECD weist für 2018 eine Rate von 38,9 % in Polen und von 15,7 % in den Niederlanden aus, Deutschland liegt ähnlich wie die Slowakei bei knapp 30 %. Für das generell starke Ansteigen wird oft das Zurückdrängen der Bedeutung von Hebammen in der Geburtsbegleitung (Sherrod, 2017) ebenso genannt wie schiefe ökonomische Anreize wegen hoher Vergütung der Schnittentbindung. Die Warnung vor einer Medikalisierung der Geburt lässt sich das erste Mal ausdrücklich bei dem englischen Geburtshelfer Grantley Dick-Read (1890 bis 1959) finden. Er verwendete den Begriff der natürlichen Geburt (»normal birth«), bei der die Mutter ohne Ängste sei, das Kind die richtige Größe habe und in der Gebärmutter eine korrekte Lage aufweise, um den Geburtskanal ohne größere Belastung oder

16 Beforscht wurden ausschließlich heterosexuelle Paare.

Verletzungen passieren zu können (Dick-Read, 1942, S. 61). Dick-Read war davon überzeugt, dass gute Geburtsvorbereitung dies weitgehend sicherstellen könne.

Während mit dem Ansteigen der Sectioraten die Kurz- und Langzeitrisiken der Schnittentbindung breit kommuniziert werden (eine jüngere Übersicht zu Langzeitschäden bei Keag et al., 2018), werden erst seit wenigen Jahren gesundheitliche Beeinträchtigungen nach vaginaler Entbindung breiter erörtert. Eine Ausnahme stellt eine norwegische Arbeit dar, die durch eine Befragung ermittelte, dass Urininkontinenz häufiger von Frauen nach vaginaler Entbindung als nach Schnittentbindung angegeben wurde (Rortveit et al., 2003). Es zeichnet sich heute deutlicher ab, dass die Idee der natürlichen Geburt zu einer fatalen Unterschätzung der Risiken der vaginalen Entbindung führen kann. Dies betrifft vor allem Beckenbodenschäden, die nicht – wie oft kommuniziert – immer nur vorübergehender Art sind (Kamisan Atan et al., 2018). Risikoreich ist vor allem bei Behinderung des erwarteten Geburtsvorgangs der Einsatz von Saugglocke und Zange (Lenzen-Schulte, 2018a).

Bei der Frage nach der »richtigen« Rate sind Daten aus Programmen wichtig, die auf eine Vermeidung von Kaiserschnitten abzielen. Die Medizinjournalistin Martina Lenzen-Schulte titelte hierzu: »Sinkende Sectiorate fordert Tribut« (Lenzen-Schulte, 2021, dieselbe auch 2019b). Das betrifft vor allem das beobachtete Ansteigen der Geburten mittels Saugglocke und Zange bei dem Versuch, die Sectiohäufigkeit zu senken – mit dem Ergebnis einer deutlichen Zunahme gravierender Schädigungen des Beckenbodens. Es betrifft mit Blick auf die Kinder eine geringe Abnahme an Gesundheitsschäden der Neugeborenen bei steigenden Sectioraten – so Daten aus dem Vergleich von USA-Staaten für Schwangere mit geringem Risiko (Clapp et al., 2021). Das steht quer zu bisherigen Bildern von natürlicher Geburt und Kaiserschnitt.

Der Nutzen des Kaiserschnitts jenseits vollständig unstrittiger, das Leben von Mutter und Kind rettender Situationen muss nach dem Gesagten besser beforscht werden. So fordert es 2021 das National Institute for Health and Care Excellence (NICE) für kurz- wie für langfristige Ergebnisse. Die hierfür erforderlichen Daten stehen nicht alle zur Verfügung. Das europäische Projekt PERISTAT welches eine umfassende Erhebung der Mortalitäts- und Morbiditätsdaten im Zusammenhang mit Schwangerschaften verspricht, erhebt unglaublicherweise Daten zu Beckenbodenschäden gar nicht. Vor allem die moderne Bildgebung hat gezeigt, dass der Anteil dieser Schäden bei vaginaler Entbindung deutlich größer als ist früher angenommen (de Araujo et al., 2018). GeburtshelferInnen erfahren über diese Schäden mangels solcher Erhebungen nicht genügend. Sie verlieren die Frauen ja typischerweise auch aus den Augen. Und es verwundert nicht, dass das Berichten über Urin-und Stuhlinkontinenz sowie die Störungen eines befriedigenden Sexuallebens bei den Betroffenen klassisch schambesetzt ist. Lenzen-Schulte hat zuletzt in bedrückender Weise umfassend belegt, wie sehr trotz eines vorsichtigen Umdenkens in der Geburtshilfe Schädigungen des Beckenbodens durch eine vermeintlich natürliche Geburt nach wie vor unterschätzt und tabuisiert werden (Lenzen-Schulte, 2022).

Die Frage, was unter einer natürlichen Geburt verstanden werden kann, bleibt offen – eine zunächst einmal vielleicht verstörende Frage, weil der Begriff »natürlich« umgangssprachlich so positiv besetzt ist. In einer Nacherhebung kommt eine internationale Arbeitsgruppe zu dem Ergebnis, dass deutlich weniger als die Hälfte aller Erstgebärenden eine verletzungsfreie vaginale Entbindung erlebten (Caudwell-Hall et al., 2018). Aus derselben Arbeitsgruppe wird nahegelegt, den Begriff der natürlichen Geburt beiseite zu lassen und stattdessen Frauen umfassend über Vor- und Nachteile verschiedener Wege der Entbindung zu informieren. Eine entsprechende Darstellung der Kaiserschnitte lautet:

> »Es gibt keinen risikofreien Weg der Entbindung. Kaiserschnitte bergen viele Risiken mit Blick auf Erkrankungen für die Schwangeren wie Blutungen nach der Geburt, Wundinfektionen und Thrombosen, außerdem negative Auswirkungen auf künftige Geburten, was Komplikationen der Plazenta anbelangt [...] Unser Ziel ist es, Frauen bei einer informierten Entscheidung zu unterstützen, und dabei sollte die Risikokommunikation idealerweise systematisch und umfassend sein, die verwendete Sprache sollten die Realität einer vaginalen Geburt wiedergeben«[17] (Ely et al., 2020, S. 811, Übersetzung d. A.).

17 »Indeed, there is no risk-free way to give birth; caesarean section carries many risks with regard to maternal morbidity, such als postpartum haemorrhage, wound infection and thrombotic events and may negatively impact on future pregnancies and births, that is placental complications [...] Our goal is to support women in making informed decisions, risk communication should ideally be systematic and comprehensive, and terminology should reflect the realities of vaginal birth.«

Der Kaiserschnitt ist der häufigste abdominelle chirurgische Eingriff bei Frauen. Die für eine informierte Entscheidung zur Verfügung stehenden Daten zum Vergleich von vaginaler Geburt und Schnittentbindung sind aber alles andere als auf wünschenswert präzisem Niveau. Eine Gruppe von Forscherinnen aus England und Australien publizierte 2018 eine systematische Übersichtsarbeit zu Langzeitschäden. Im Klartext heißt es in der Zusammenfassung: »Im Vergleich zur vaginalen Entbindung weist der Kaiserschnitt eine verringerte Rate von Urininkontinenz und Gebärmuttervorfall auf, aber dies sollte verglichen werden mit einer erhöhten Gefährdung der Fruchtbarkeit, künftigen Schwangerschaftsresultaten, künftigen Schwangerschaftskomplikationen und Langzeitschäden der Kinder«[18] (Keag et al., 2018, Übersetzung d. A.). Entscheidungshilfen müssen nach heutigem Qualitätsstandard Absolutzahlen ausweisen. Ausgewählt aus dieser Arbeit bedeutet dies: 116 Vorkommnisse eines Gebärmuttervorfalls kommen auf 4.898 Kaiserschnitte, bei der vaginalen Entbindung sind es 2.055 auf 34.310. Für das Aufkommen von Asthma bronchiale der geborenen Kinder bis zum zwölften Lebensjahr lauten die Vergleichszahlen: 4.788 auf 124.668 beim Kaiserschnitt und 23.308 auf 763.292 bei der vaginalen Entbindung. Die Autorinnen weisen ausdrücklich darauf hin, dass diese Zahlen einer klassischen kritischen Übersichtsarbeit fast ausschließlich aus Beobachtungsstudien reicher Länder stammen: »Das bedeutet, dass diese Ergebnisse mit Vorsicht interpretiert werden müssen« (Keag et al, 2018, S. 12). Lenzen-Schulte zitiert Geschwisterstudien, die dagegensprechen, dass eine Schnittentbindung das immer wieder genannte Risiko etwa für ein Auftreten von Asthma erhöht (Lenzen-Schulte, 2022, S. 190–194). Die Ethikerin Romanis spricht bezogen auf die Möglichkeit einer Schwangeren, sich im National Health Service Englands für eine Schnittentbindung zu entscheiden, von einer Lotterie (Romanis, 2019). Die Frage nach dem Nutzen durch Kaiserschnitte im Vergleich zu vaginalen Entbindungen wird von der nächsten Generation bei hoffentlich noch besseren Forschungsergebnissen neu und differenzierter beantwortet werden – ohne ideologische Vorab-Festlegung auf eine »natürliche« Geburt.

---

18 »We found that cesarean delivery is associated with reduced rates of urinary incontinence and pelvic organ prolapse but has adverse associations with fertility, future pregnancy outcome, future pregnancy complications, and long-term childhood outcomes.«

Frühgeburten

Wenngleich es immer geboten ist, mit Superlativen sehr vorsichtig umzugehen, so komme ich zu der Schlussfolgerung, dass die Entwicklung der Betreuung und Behandlung von frühgeborenen Säuglingen in der Geschichte der Medizin herausragt. Früh war klar, dass die Chancen für eine gesunde frühkindliche Entwicklung davon abhängen, nicht zu früh, allzu unreif auf die Welt gekommen zu sein. Je weiter der Geburtstermin von dem wünschenswert »normalen« Termin um die 37. Schwangerschaftswoche herum entfernt ist, umso riskanter der Entwicklungsweg. Die WHO definierte Frühgeburten wie folgt: »extremely preterm (less than 28 weeks)« – »very preterm (28 to 32 weeks« – »moderate to late preterm (32 to 37 weeks)« (Howson et al., 2012).

Unter einem Gewicht von 2.500 Gramm ist vereinfacht definiert die Rede von »Frühgeboren«. Sehr kleine Frühgeborene (VLBW = Very Low Birth Weight) wiegen oft weniger als 1.500 Gramm; extrem kleine Frühgeborene sogar oft weniger als 1.000 Gramm. Dass unreif geborene Kinder besonders krankheitsanfällig und gefährdet sind, ist keine neue Erkenntnis. Aber diese Kinder waren vor der Frühchen-Medizin unbeeinflussbar ihrem Schicksal ausgesetzt. Zwar war auch schon vor der Ära der modernen Medizin bekannt, dass die zu früh Geborenen durch Wärmeverlust gefährdet waren, dass ihnen Sauerstoff fehlt, weil die Lungen nicht weit genug entwickelt sind und dass die Nähe zum Körper der Mutter einen Schutzeffekt hat. Es war auch bekannt, dass die Ernährung durch Stillen ein Schlüsselfaktor ist und dass die Frühchen hochgradig durch Infektionen gefährdet sind. Systematische Konsequenzen für die Betreuung dieser Kinder hatten diese Einzelerkenntnisse lange Zeit aber nicht. Es war eine aufwendige und schrittweise Entwicklung in der Medizin, diese einzelnen lebenswichtigen Elemente therapeutisch so ineinander zu fügen, dass die Überlebenschancen spürbar besser wurden.

Im Gesundheitswesen der Industrienationen wurde etwa ab 1920 die Idee entwickelt, Frühchen auf speziellen Krankenhausstationen zu behandeln. Die Fortschrittserzählung drehte sich dann bereits ab der Mitte des 19. Jahrhunderts um die Bedeutung der Brutkästen, der Inkubatoren. Dem französischen Geburtshelfer Stephane Tarnier (1828–1897) wird gewöhnlich das Verdienst zugesprochen, um 1870 durch die Beobachtung von Wärmebehältern für Küken auf die Idee des Inkutabors gekommen zu sein (Baker, 2000). In diese Kästen wurden Wärmflaschen gelegt, die regelmäßig ausgetauscht wurden. Wie nützlich diese Erfindung war, bleibt unklar: Tarnier selbst war vom Nutzen überzeugt und wollte dies mit Zahlen aus Fallserien bewiesen haben, aus heutiger Sicht methodisch freilich völlig unzulänglich. Die Idee fand jedenfalls bis hinein in die französische Staatsregierung großen Zuspruch, da in der damals sinkenden Geburtenrate ein großes nationales Problem gesehen wurde.

Baker weist nun darauf hin, dass die im Gefolge dieser technologischen Entwicklung entstehenden Frühchenstationen ein Desaster waren: Die unreifen Frühchen wurden häufig ungeschützt vom Geburtsort in die Klinik transportiert, wobei sie stark unterkühlten. Viele erlagen Infektionskrankheiten.

Der französische Geburtshelfer Adolphe Pinard (1844–1934) plädierte um die Jahrhundertwende dafür, präventiv-sozialmedizinisch zu denken und die wirtschaftliche Lage vor allem der armen Frauen durch Mutterschutz zu verbessern. Es war Pierre Constant Budin (1846–1907), der eine radikale Schlussfolgerung zog: Man dürfe Mütter und Säuglinge nicht trennen, sondern müsse sie gemeinsam stationär aufnehmen. Er betonte die große Bedeutung des Stillens und legte den Maßstab an, es müsse erreicht werden, die Mütter in der Lage zu versetzen, bei der Entlassung ihr Kind zu stillen. Es zeigt sich also, dass schon damals Technik zwar hoch bewertet wurde, aber die Mutter-Kind-Bindung ebenfalls als zentral erkannt worden war.

Die Arbeit an der Optimierung der Technologie der Inkubatoren beherrschte gleichwohl die Köpfe. Der französische Arzt Alexandre Lion fügte 1889 zwei Elemente hinzu: die Temperaturmessung und die Belüftung der Brutkästen. Auch um diese Entwicklungen zu finanzieren, kam Lion auf die Idee, Inkubatoren samt innen liegenden Frühchen der Öffentlichkeit gegen Eintrittsgeld zugänglich zu machen. 1896 eröffnete er bei der Berliner Ausstellung eine Baby-Show, die er »Kinderbrutanstalt« nannte. Die Idee gelangte in die USA, und es war der »physician-showman« Martin Couney (vgl. Baker, 2000), der in verschiedenen Großstädten Baby-Shows in großem Stil organisierte. Coney war gar kein Arzt, eine interessante Pointe dieser Geschichte (Prentice, 2016). Eine dieser fest installierten Shows hielt sich bei New York in Coney Island bis 1940. Baker behauptete: Der Inkubator verwandelte sich von einer Ergänzung für die mütterliche Sorge zu einem Mutterersatz (Baker, 2000, S. 324). Ein wichtiger Schritt war weiter dann tatsächlich die Entwicklung von tragbaren Inkubatoren durch den Chicagoer Geburtshelfer Joseph B. DeLee (1912–2010). Er betonte zudem wohl erstmals die Schlüsselrolle qualifizierter Pflegerinnen, die für die Transportbegleitung und Überwachung nun zentral wurden.

Es gab trotz der technischen Fortschritte auch mächtige inhumane eugenische Überlegungen gegen die Fürsorge für Frühchen, vor der Zeit der offen zerstörerischen Rassenhygiene. Baker zitiert Mary Mills West, Autorin des damals weit verbreiteten Manuals »Infant Care« aus dem Jahr 1915:

> »Diese mickrigen Babies mit ihrer schlechten Kondition überlasten unsere Wohlfahrtseinrichtungen und Krankenhäuser; viele von ihnen sterben in der Kindheit […] und andere wiederum schleppen sich als geschwächte Existenzen dahin, möglicherweise am Ende als Vorfahren von Schwächlingen wie sie es selbst sind«[19] (Baker, 2000, S. 325).

Etwa zeitgleich begann die am Ende sich positiv auswirkende Übernahme der Verantwortung für Frühchen von der Geburtshilfe in das Fach der Pädiatrie: Ein aus heutiger Sicht segensreicher Schritt, weil hiermit ein erweiterter Blick auf die Gesamtlage der Frühchen in ihrem familiären Umfeld parallel ging. Wie DeLee interessierte sich der Chicagoer Pädiater Julius Hess (1876–1966) tatsächlich um ein schlüssiges Gesamtkonzept: Er kümmerte sich um sichere Transportwege für die Frühchen in die Klinik und er arbeitete zusammen mit der leitenen Kinderpflegerin Evelyn Lundeen (1900–1963) an der Aubildung qualifizierter Pflegerinnen. Ein Schwerpunkt ihrer Arbeit war die Förderung des Stillens. Dem Modell von Hess und Lundeen wird ein massiver Rückgang der Sterblichkeit der Frühchen zugeschrieben (Severson, 2020). Dies war somit die Stunde der Professionalisierung der Säuglingspflege mit dem Schwerpunkt Frühchenversorgung.

Eine Vielzahl einzelner unterstützender Innovationen war erforderlich, um aus diesen Anfängen des aus dem Säuglingsalltag herausgehobenen Sich-Kümmerns um Frühchen eine große Erfolgsgeschichte zu entwickeln. Es ging um Diagnostik, nicht zuletzt die Miniaturisierung der Blutentnahmen, die so schonend wie möglich durchzuführen das Ziel war. Vieles kreiste um die sorgfältige und kontinuierliche Messung des Sauerstoffpar-

19 »These puny, ill-conditioned babies crowd out our welfare stations and hospitals; many oft them die in later infancy […] still others live on dragging out enfeebled existences, possibly becoming finally the progenitors of weaklings like themselves.«

tialdrucks im Blut. Schrittweise wurde erkannt, mit welchen Folgen der Unreife der gesamte Organismus vor allem der ganz kleinen Frühchen außerhalb des Schutzes der Gebärmutter zu kämpfen hatte. Eine immer spezialisiertere Beatmungstechnik sowohl bei Reanimationen als auch bei passageren, teils sogar wochenlangen künstlichen Beatmungen wurde entwickelt. Die Vermeidung von Infektionen der stark immungeschwächten Frühchen war zentral. Die Fortentwicklung adäquater Wärmeregulation war wichtig, das Erreichen des Ziels möglichst frühen und anhaltenden Stillens – und als nahezu genialer Durchbruch die Bedeutung des anfänglich nur beobachteten, später dann wissenschaftlich immer besser verstandenen Haut-zu-Haut-Kontakts zwischen Mutter und Kind.

Die heutige Versorgung von Frühchen ist undenkbar ohne die Schlüsselrolle der pädiatrischen Intensivpflege. Aus der Übersichtsarbeit von Philip (2005) seien noch einmal einige der Meilensteine dieser Intensivversorgung nachgezeichnet. Es wurde rasch erkannt, dass die nicht vollständig entfaltete und zu fortwährenden Kollapsen neigende Lunge keine ordentliche Sauerstoffversorgung gewährleisten konnte. Die logische Konsequenz der künstlichen Zufuhr von Sauerstoff war erkennbar hilfreich. Die Begeisterung über diesen Fortschritt wurde Ende der 60er Jahre des 20. Jahrhunderts dann gedämpft, weil erkannt wurde, dass viele Frühchen eine schwere Sehbehinderung durch zu viel Sauerstoffzufuhr erlitten (Retrolentale Fibroplasie). Aus Angst wurde phasenweise das Kind mit dem Bade ausgeschüttet und deutlich zu wenig Sauerstoff appliziert, wiederum mit desaströsen Folgen für die Entwicklung der Kinder (Silverman, 1977).

Die Erkenntnis der unzureichenden Stabilität der Lungenoberfläche führte über langgehende Forschung zur Synthese des sogenannten Surfactant Faktors (Horbar et al., 1993), bis in kontrollierten Studien belegt werden konnte, dass die künstliche Zufuhr dieses nun chemisch herstellbaren Faktors die Überlebenschancen der Frühchen, die vor allem vor der 34. Woche nicht genügend Surfactant Faktor bilden können, deutlich bessert (Ghaemi et al. 2009). Das lebensgefährliche Atemnotsyndrom der Kinder (respiratory distress syndrome) wurde behandelbar (aktuell Polin & Carlo, 2014).

Hatte sich die Forschung schon seit Ende des 19. Jahrhunderts darum bemüht, die Zusammensetzung der Muttermilch zu imitieren, so wurde gleichzeitig klar, dass gerade auch für die Frühchen das Stillen die sicherste Möglichkeit zur möglichst raschen Verbesserung des Ernährungszustandes war – mithilfe einer immer besseren chemischen Analytik in weiteren Phasen dann auch mit Beifüttern von Proteinen und Mineralstoffen. Zimmerman und Guttmann betitelten 2001 einen Meilenstein-Artikel mit »Breast is best« und verbanden dies mit der dringenden Aufforderung, unsichere Mütter davon zu überzeugen. Wenn nötig wird seitdem, wenn das unmittelbare Stillen Probleme bereitet, milliliterweise abgepumpte Muttermilch zugeführt.

In der Mitte der 1960er Jahre klangen die Zahlen zu den Überlebenschancen der Frühchen noch sehr deprimierend: Unter 1.000 Gramm Geburtsgewicht starben 95 %. Im Jahr 2000 konnte berichtet werden, dass zwischen einem Geburtsgewicht von 900 bis 1.000 Gramm jetzt 95 % überlebten (Horbar et al., 2002). Der Fortschritt brachte mit sich, dass die Schwelle zur Intensivbehandlung von ganz unreifen Kindern immer weiter abgesenkt wurde. Damit einher ging eine nachvollziehbar wachsende Sorge darüber, dass diese Kinder im Falle ihres Überlebens schwere Gesundheitsschäden davontragen könnten. Die Problematik der ethischen Verantwortbarkeit des Einsatzes allen technisch Machbaren wurde hier am Anfang des Lebens in besonderer Weise deutlich. Als weiteres Problem wurde die boomende Zahl von künstlichen Befruchtungen diskutiert, wodurch die Zahl der Mehrlingsschwangerschaften anstieg, die mit häufigeren Frühgeburten verbunden sind.

In den späten 1960er Jahren begann aus zwei gänzlich unterschiedlichen Quellen eine in dieser Form kaum erwartbare Debatte um den Nutzen der engen Mutter-Kind-Beziehung für das Gedeihen von Frühchen. Barnett, Leidermann, Grobstein und Klaus veröffentlichten 1970 eine Fallserie, aus deren Zusammenfassung wegen der wirklich fast verstörende Worte zitiert werden sollen:

> »Es wurde eine Pilotstudie durchgeführt, um die Möglichkeit von Änderungen in der Versorgung von Frühchen herauszufinden. Untersucht werden sollten die Effekte der abrupten Trennung von Mutter und Säugling auf mütterliche Einstellungen und Verhaltensweisen. 41 Müttern wurde ab dem zweiten Tag nach der Geburt erlaubt, die Säuglingsstation zu betreten und ihre Neugeborenen im Inkubator anzufassen und zu streicheln. Es wurde gezeigt, dass die Erlaubnis zum Betreten der Frühchenstation möglich war, ohne das Infektionsrisiko zu erhöhen oder die Organisation der Pflege dieser Kinder zu stören.«[20]

20 »A pilot study was conducted to determine the feasibility of changing premature care procedures in order to study the effects of interactional deprivation in the neonatal

Die abrupte Trennung der Mütter von ihren Frühgeborenen hatte diese Arbeitsgruppe aufgebrochen, da sie von der entwicklungspsychologischen Forschung zu einem gesunden Gedeihen überzeugt war und das Groteske der kühlen klinischen Realität gespürt hatte. Daraus entwickelte sich eine zu immer klareren Ergebnissen führende Forschungstätigkeit, die ihre Erfolge am Ende mit kontrollierten Studien unter Beweis stellen konnte. »Bonding« wurde zum festen Begriff – und auch den Vätern wurde wenig später die Rolle »erlaubt«, ihre frühgeborenen Kinder nah bei sich zu tragen. Nahezu zeitgleich waren Kliniker und Forscher in Kolumbien so mutig, zunächst eher aus der Not der außerordentlich mangelhaften klinischen Betreuung von Frühchen den Haut-zu Haut Kontakt zu erproben und die Mütter damit ins Zentrum der Aufmerksamkeit zurücken. »Kangaroo Mother Care« war als Begriff und Versorgungsmethode geboren. Die Öffentlichkeit erfuhr 1983 durch eine spanischsprachige Publikation von Rey und Martinez von dieser bahnbrechenden Therapie. Erst Whitelaw und Sleath machten die englischsprachige Welt 1985 mit dieser kolumbianischen Entwicklung vertraut. Die Pflegewissenschaftlerinnen Konstandy und Ludington-Hoe wussten 2009 dazu folgende herzerwärmende Geschichte zu erzählen. Rey und Martinez trafen eines Morgens in einem Dorf eine Frau, die ein dickes Paket vor ihrer Brust trug. Diese berichtete, sie sei die Amme des Dorfes und trüge ein Neugeborenes direkt auf ihrer Brust, nur eingehüllt in dünne Decken. Alle Babys, die sie so betreut habe, hätten sich gesund entwickelt. Rey und Martinez gab dies den Anstoß, genau diese Methode auch in der Behandlung von Frühchen zu erproben. Kängurus gebären immer unreife Kinder und lassen sie bis zur Überlebensfähigkeit in ihrem Beutel gewärmt und gestillt groß werden. Konstandy und Ludington-Hoe schrieben 2019 in ihrem Artikel als Zukunftsaussicht:

> »Neugeborene von ihren Müttern und Familien zu trennen ist extrem gefährlich für die Entwicklung der Kinder und ihr Wohlbefinden. Folglich muss derartige Trennung beseitigt oder zumindest stark reduziert werden. Mütter müssen bei ihren Neugeborenen sein, wenigstens während der ersten

---

period on maternal attitudes and behavior. Forty-one mothers were permitted to enter the nursery and touch or handle their premature infants in incubators as early as the second day after birth. The feasibility of admitting mothers to the premature nursery without increasing the risk or occurrence of infection, or disrupting the organization of the care of the infants, was demonstrated.«

> sechs Wochen und insbesondere während der sensiblen Phase unmittelbar nach der Geburt«[21] (2019, S. 1038, Übersetzung d. A.).

Kangorooing wird heute in der Neonatologie prinzipiell als unverzichtbar eingestuft, von einer flächendeckenden Nutzung sind viele Gesundheitssysteme aber durchaus ein Stück weit entfernt.

Erstmals 2016 bewertete die Cochrane Collaboration (vgl. Conde-Agudelo & Díaz-Rossello, 2016) anhand der damals 21 vorliegenden RCTs, mit insgesamt über 3.000 Kindern, die Kangaroo-Methode als effektiv und als sichere Variante gegenüber der klassischen neonatologischen Intensivversorgung, mit dem Zusatz: vor allem für ärmere Länder mit wenig Ressourcen. Unsicherheit wurde geäußert zur Frage, von welchem Zeitpunkt nach der Geburt Kangarooing gestartet werden könne. Es herrschte die Meinung vor, dass die gröbste Instabilität der Frühchen beseitigt sein müsse, ehe umgeswitcht werden dürfe. Eine länderübergreifende große WHO-Studie gab dann 2020 zuverlässige Belege dafür, dass auch der sofortige Beginn mit Kangarooing dieselben guten Resultate erbrachte (WHO immediate KMC Study Group, 2021). Es muss lange extrem herausfordernd geklungen haben, auch beatmete Kinder über lange Zeiträume auf die Brust der Mutter zu legen, ehe sie von der Maschine entwöhnt werden konnten. In der WHO-Studie wurden über 3.000 Kinder mit einem Geburtsgewicht von 1,0 bis 1,799 Kilogramm untersucht, wobei der Haut-zu-Haut Kontakt in der K-Gruppe 16,9 Stunden pro Tag betrug, in der Kontrollgruppe 1,5. Innerhalb der ersten 28 Tage starben 191 Frühchen der Känguruh-Gruppe, 249 der Kontrollgruppe. Die Studie wurde protokollgemäß frühzeitig beendet, weil die Differenz eine Fortführung ethisch nicht erlaubt hätte.

Die Versorgung der ganz kleinen Frühchen bleibt auch heute weiter eine gewaltige Herausforderung und wirft immer wieder auch fundamentale ethische Fragen auf. Die Sorge bleibt, wie sich vor allem das zentrale Nervensystem der ganz kleinen Frühchen (22.–24. Woche) entwickelt. Diese wurden vor der NICU-Känguruh-Ära als prinzipiell nicht überlebensfähig betrachtet; heute überleben mehr als ein Drittel, von diesen etwa 20 %

---

21 »Separating infants from their mothers and families is harmful and toxic to the infant development and well-being. Thus, seperation needs to be eliminiated or at least minimized. Mothers need to be with their infants at least for the first 6 weeks of life and especially during the sensivite period immediately after birth.«

ohne jeden Spätschaden (Younge et al., 2017). Negative Einflüsse auf die Entwicklung der Intelligenz müssen gleichwohl für diese Kinder nach einer Langzeitbeobachtungsstudie angenommen werden (Twilhaar et al., 2018). Eine entscheidende Rolle spielt dabei die Frage, ob es gelingen kann, die Unreife der Lungenentwicklung und damit die Sauerstoffversorgung des Organismus noch besser zu behandeln (Lenzen-Schulte, 2018b). Optimistisch stimmt eine Langzeitstudie mit Kindern geboren zwischen der 32. und der 36. Woche: Danach scheinen sich intellektuelle Entwicklungsdefizite bis in die Jugend hinein ausgleichen zu können (Reijneveld et al., 2021; vgl. auch Bos et al., 2021), entgegen früheren negativen Erwartungen (van Houdt et al., 2019). Eine Übersichtsarbeit aus 2021 versuchte, einen Überblick über die Vielzahl an Studien zu Langzeitrisiken von sehr kleinen Frühgeborenen zu schaffen. Die Gruppe kommt zu dem Ergebnis, dass sich zahlreiche körperliche und seelische Einschränkungen häufiger als bei normalgewichtig Geborenen feststellen lassen, »wenn auch in teilweise geringer absoluter Häufigkeit« (Singer et al., 2021, S. 521). Weitere Beobachtung sei erforderlich, nicht zuletzt zu der Frage, welche Unterstützungsangebote für die Kinder und ihre Familien hilfreich und damit erforderlich seien. Große Selbsthilfeverbände wie der Bundesverband »Das frühgeborene Kind« halten eine Fülle von Informationen hierzu bereit, einschließlich einer Broschüre für Fachleute mit dem Titel »Leitsätze zur entwicklungsfördernden Betreuung in der Neonatologie«. Die Herausforderungen insbesondere für die Eltern frühgeborener Kinder mit extrem niedrigem Gewicht und/oder mehrfachen Erkrankungen sind riesig. Wo die Grenzen für die Intensivmedizin und die Entscheidung für lebenserhaltende Maßnahmen zu ziehen sind, ist eine komplexe ethische Frage, die unweigerlich zu großen Spannungen führen kann (vgl. Oehmke et al., 2019; Institute of Medicine. 2007).

Das Thema ist groß: Weltweit kommt es in der Gegenwart zu rund 15 Millionen Frühgeburten, deren Versorgung stark von stabilen Infrastrukturen abhängig ist. Dabei ist nicht zuletzt zu betonen, dass Kangorooing nicht etwa eine Schlicht-Medizin darstellt, sondern zur Erreichung besonders guter Ergebnisse an eine Einbettung in Intensivmedizin klassischer Art gebunden ist und in jedem Fall hohe Kompetenz der Behandlungsteams voraussetzt (Charpak et al., 2020). Dass Kangorooing heute von der Medizin vollständig akzeptiert wird, sollte nicht vergessen lassen, dass dies in den reichen Industrienationen nur über längere Zeiträume und gestützt durch gute Studiendaten durchsetzbar wurde. Für die Widerstände der Fachgesellschaften steht das Lebenswerk der Wiener Kinderärztin und Neonatologin Marina Marcovich (geb. 1952), die in den 1990er Jahren als Verfechterin einer weniger aggressiven Neonatologie zwei Strafverfahren wegen des Vorwurfs der wiederholten fahrlässigen Tötung durchstehen musste und ihren Arbeitsplatz verlor. Die Anklagen mussten eingestellt werden, ihre Klinikkarriere aber war zerstört (Marcovich & de Jong, 1999). Die Aggressivität, die ihr aus der Fachwelt entgegengeschlagen war, ist aus heutiger Sicht mehr als verstörend.

Eine beständige Aufgabe bleibt die Suche nach Ansätzen zur Verringerung der Zahl von Frühgeburten. Für Deutschland wird eine im Wesentlichen unveränderte Rate um 9 % angegeben, die niedrigste Rate demgegenüber für Lettland mit gut 5 % (Berger et al., 2019). Durch ein multiprofessionelles Präventionsprogramm, zu dem unter anderem die Aufklärung und Schulung von Schwangeren und ÄrztInnen oder die Zuweisung von Risikoschwangeren in ein spezialisiertes Perinatalzentrum gehörte, konnte in Australien eine leichte Senkung der schon relativ niedrigen Frühgeburtenrate von 7,5 % auf 6,9 % erreicht werden (Newnham et al., 2020; vgl. auch Orefice et al., 2021). Unbefriedigend bleibt auch für internationale Vergleiche eine nicht ausreichend standardisierte Dokumentation von Frühgeburten zu definierten Zeitpunkten (Delnord et al., 2017).

Die Geschichte der Frühchenbehandlung bleibt gleichwohl ein besonders eindrucksvoller Beleg dafür, dass Erkenntnisse der Psychologie, Neurophysiologie, Pharmakotherapie und der High-Tech-Forschung für den Fortschritt der Betreuung fruchtbar zusammenflossen – und dass der so oft beschworene Gegensatz von Apparatemedizin und Humanität nicht existent sein muss und dass, angesichts des Überlebens von immer mehr Säuglingen mit oft guter Prognose, jeder Dogmatismus schädlich ist.

AIDS

Die Entdeckung des »human immunodeficiency virus«(HIV) als Auslöser von AIDS und die Entwicklung einer antiviralen Therapie stellen ein Beispiel für eine schier unglaublich rasche medizinische Reaktion auf eine furchteinflößende Pandemie dar. Anthony Fauci und Clifford Lane betiteln ihre Übersicht »Four Decades of HIV/AIDS – Much Accomplished, Much to Do«. Auf knapp vier Druckseiten rufen sie 2020 die wesentlichen Schritte dieser Entwicklung in Erinnerung (Fauci & Lane, 2020):

- 1981 wird die AIDS-Epidemie anhand einer kleinen Fallserie richtig erkannt. Die Lebenserwartung der Kranken betrug sechs bis zwölf Monate.
- 1984 steht das HIV-Virus endgültig als Auslöser von AIDS fest.
- 1985 lässt die amerikanische Behörde FDA den ersten Antikörpertest zu.
- 1987 lässt die FDA das erste antivirale Medikament zu (Azidothymidin).
- 1995/96 lässt die FDA neue antivirale Medikamente zu: Proteinase-Inhibitoren (Saquinavir) und Nonnucleosid Reverse-transcriptase Inhibititoren (Nevirapin): Der Nutzen einer Kombinationstherapie ist beeindruckend (effective combination antiretroviral therapy ART wird zum Standard).
- 2003 erlässt George W. Bush den President's Emergency Plan for AIDS Relief (PEPFAR). Im selben Jahr lässt die FDA einen Entry Inhibitor zu (Enfuvirtid).
- 2007: die FDA lässt einen Integrase-Inhibitor zu (Raltegravir).
- 2012: die FDA lässt ein Medikament zur Prä-expositions-Prophylaxe zu (Emtricitabin).
- 2018: 37,9 Millionen Menschen leben mit AIDS. Die Lebenserwartung unter guter Therapie ist fast normal geworden.

Diese Erfolgsgeschichte ist noch nicht zu Ende geschrieben. Ein Impfstoff konnte trotz endloser Bemühungen noch nicht gefunden werden, und die enormen Anstrengungen internationaler und nationaler Unterstützungsprogramme wie PEPFAR müssten weiter intensiviert und verstetigt werden. Fauci und Lane nennen für September 2019 folgende Zahlen: 79,6 Millionen Menschen wurden durch das Programm getestet, 15,7 Millionen mit dem Therapiestandard ART versorgt, wodurch 2,6 Millionen nichtinfizierte Kinder von HIV-infizierten Müttern geboren werden konnten.

Nach den Erstberichten zu HIV-Erkrankungen schien es lange Zeit so zu sein, dass AIDS ausschließlich eine Erkrankung homosexueller und/oder drogenabhängiger Männer sei (Masur et al., 1981). In einem ersten größeren Überblick der Centers for Disease Control wurde für den Zeitraum bis Juli 1981 über 108 an Kaposi-Sarkom und Penumocystis-Lungenentzündung leidenden und in hohem Maße Verstorbenen berichtet, darunter eine Frau: Diese beiden Krankheitsbilder beherrschten AIDS in der Anfangsphase (Centers for Disease Control, 1981). 1983 wurde in einem Leserbrief an das New England Journal of Medicine von einer an AIDS erkrankten afrikanischen Frau berichtet (Offenstadt et al., 1983). So sehr fraglos die Communities homosexueller Männer durch AIDS besonders hart getroffen worden sind, so sehr hat sich AIDS als durch sexuelle Kontakte und iv-Konsum harter Drogen weit darüber hinaus verbreitet. Alle publizierten Zahlen sind sicher nur Schätzungen, vermitteln aber einen verlässlichen Eindruck von der Gewalt dieser Pandemie wie auch von Behandlungserfolgen, die dringend weiter ausgebaut werden müssen. 1999 könnte der Höhepunkt der HIV-Infektionen erreicht worden sein mit über drei Millionen Infizierten, 2017 lautete die Schätzzahl knapp zwei Millionen. 2006 sind noch knapp zwei Millionen Erkrankte an AIDS verstorben, 2017 dürfte sich die Zahl halbiert haben (alle Angaben vgl. GBD, 2017). Die Erkrankung ist in hohem Maße ungleich über den Globus verteilt: Allein in Nigeria und Südafrika finden sich 27 % aller HIV-Erkrankungen. Es betrifft vor allem junge Frauen und Männer. Das AIDS-Programm der UNO berichtet 2020, dass im subsaharischen Afrika fünf von sechs HIV-Infektionen weibliche Teenager betreffen. Insgesamt ist das Verhältnis Männer zu Frauen weltweit in der heutigen Zeit nahezu 50:50. Der Anteil von Frauen mit HIV, welche die Infektion im Rahmen von sexueller Gewalt erfahren mussten, wird auf ein Drittel geschätzt (UNAIDS, o. J.)

Intensivierung von Prävention und Therapie müssten die weltweiten Erfolge so verstetigen, wie sie in den reichen Ländern möglich wurden. AIDS ist mit anderen Worten ein weiteres bedrückendes Beispiel für gesundheitliche Chancenungleichheit bei prinzipiell vorhandenen guten medizinischen Standards. Und AIDS hat nicht zuletzt gezeigt, wie wichtig und erfolgreich bei hoher gesellschaftlicher Akzeptanz zielgruppenspezifische Aufklärung und Prävention sind.

Multiple Sklerose

Mit unserem heutigen Wissen über die Beschwerden, die bei einer Multiplen Sklerose im Anfangsstadium gehäuft auftreten, wird vermutet, dass Augustus D'Ete, ein Enkel des Königs George III im Jahr 1822 als erster ausführlich in einem Tagebuch über eine solche Erkrankung berichtet hat (vgl. McDonald, 1999, 284f.). Er konnte an ihn gerichtete Briefe nicht mehr richtig lesen, weil er urplötzlich nicht mehr die Buchstaben fixieren konnte. Und genauso plötzlich verschwand die Sehstörung wenige Tage später. 1827 stellte er dann bei einer Venedigreise Doppelbilder fest, und er wurde der damals üblichen Aderlassbehandlung unterzogen. Auch diese Sehstörung verschwand relativ rasch. Aber es stellte sich eine allgemeine Körperschwäche ein, dazu Missempfindungen im Unterleib und schließlich starke Kraftlosigkeit in den Beinen.

McDonald fand bei seinen Recherchen dann den ersten medizinischen Bericht zu einer vermutlichen Multiplen Sklerose im Jahr 1840. Der englische Augenarzt William Mackenzie (1791–1868) beschrieb mehrere ähnliche Ereignisse von flüchtigen Sehstörungen bei jungen Männern und Frauen. Bei einem der Männer notierte er zusätzlich Lähmungen der Beine, Verlust der Kontrolle über die Harnblase, Schwäche in den Armen und Sprachstörungen, das alles im Laufe von einigen Monaten und am Ende zunächst komplett rückläufig.

Eine weitere bedeutende frühzeitige Beschreibung des Krankheitsbildes Multiple Sklerose wird dem deutschen Pathologen Friedrich von Frerichs (1819–1885) als Verdienst zugerechnet (Murray, 2009, 54f.). Er fasste über das Nervensystem verstreute Schädigungen mit der Auswirkung von Störungen des Sehens und der Muskulatur unter dem Begriff der Hirnsklerose zusammen. Nach seinem Tod bestätigte sein Schüler Georg Theodor Valentiner (1820–1877) durch Obduktionen die Passung von klinischen Beschreibungen und Schäden an der Nervensubstanz. Diese frühe Beschreibung wurde von den Fachleuten seiner Zeit nicht richtig anerkannt, die Entdeckung der multiplen Sklerose wird vielmehr mehrheitlich dem französischen Arzt Jean-Martin Charcot (1825–1893) zugeschrieben. Auch er brachte Krankheitssymptome und bei Obduktionen erkannte pathologische Befunde an Hirn und peripherem Nervensystem zusammen und prägte den Begriff »sclérose en plaques«. Er stellte seine Forschungsergebnisse 1868 in drei Vorlesungen der Fachöffentlichkeit vor (McDonald, 2009, 285). Damit waren wesentliche Charakteristika der Multiplen Sklerose bereits Mitte bis Ende des 19. Jahrhunderts entdeckt worden: über das Nervensystem verstreute und in unterschiedlichen Zeitabständen auftretende Beeinträchtigungen des zentralen und peripheren Nervensystems, darunter oft Sehstörungen, Missempfindungen und Lähmungserscheinungen, häufig so unvorhergesehen wieder verschwindend wie sie in kurzer Zeit aufgetreten waren. Mit einem großen Zeitsprung ermöglichte die klinische Anwendung der Kernspintomografie im Jahr 1981 durch die Arbeitsgruppe des Medizinphysikers Robert Young (1939–2019) die Erkennung eben solcher unsystematisch auftretenden Herde (Young et al., 1982) – nun verbunden mit der Möglichkeit, den Verlauf und erhoffte Behandlungsfortschritte neben der unabweislich wichtigen Feststellung der Krankheitssymptome auch durch Bildgebung kontinuierlich zu dokumentieren.

Charcot war sehr skeptisch, was die zu seiner Zeit üblichen Behandlungsversuche anbelangte: »Die Zeit ist noch nicht gekommen, eine Behandlung ernsthaft zu überlegen« (Murray, 2009, S. 56). Eingesetzt wurden – in teils toxischen Dosen – Chloroform oder Arsen, auch Elektrotherapie und alle möglichen Diät- und Bewegungsvorschriften: Sie waren sämtlich potenziell gefährlich und immer sinnlos. 1930 bilanzierte Brain in einer Übersichtsarbeit: »Die Vervielfachung von Heilmitteln spricht Bände von ihrer Ergebnislosigkeit« (Murray, 2009, S. 57).

Aus heutiger Sicht ernst zu nehmende klinische Studien beginnen in den 50er Jahren des 20. Jahrhunderts. Forschung ließ sich nun von der Einschätzung leiten, dass die Multiple Sklerose eine Autoimmunerkrankung sei, bei der eine – bis heute nicht vollständig aufgeklärte – Störung im Immunsystem dazu führt, dass Abwehrzellen körpereigenes Gewebe, in diesem Fall des Nervensystems, angreifen und zerstören können. In der weißen Substanz von Gehirn und Rückenmark entstehen verstreut zahlreiche entzündliche Entmarkungsherde, die durch den Angriff körpereigener Immunzellen auf die Myelinscheiden der Nervenzellfortsätze verursacht werden. Umfang und zeitliche Abfolge sind nicht vorhersehbar.

Als erster Durchbruch in der Behandlung lässt sich der Einsatz von Corticosteroiden bezeichnen. Erste Ergebnisse legten der englische Neurologe Henry Miller (1913–1976) und seine Arbeitsgruppe zwischen 1958 und 1961 vor (Miller et al., 1961a, 1961b). Bis heute haben Steroide bei der Behandlung akuter Schübe der Multiplen Sklerose ihre Bedeutung behalten. Die Aufmerksamkeit der Forschung richtete sich dann immer stärker auf immunsupprimierende Substanzen. Der Einsatz entsprechender Medikamente aus der Krebstherapie zeigte, dass die Nebenwirkungen häufig so groß waren, dass sich viele dieser Substanzen für den Einsatz bei einer chronischen Erkrankung wie der Multiplen Sklerose nicht rechtfertigen ließen. 1979 veröffentlichte ein internationales Gremium der Neurologie Leitlinien für die Durchführung von klinischen kontrollierten Studien zur Behandlung der Multiplen Sklerose (Brown et al., 1979). Das Abstract dieser Arbeit beginnt mit einem gewissermaßen legendären allgemeingültigen Satz: »Schlecht gemachte Therapiestudien zur Multiplen Sklerose können Zeit und Geld verschwenden, und sie können entweder zu falschen Hoffnungen oder zum Übersehen einer potenziell wirksamen Behandlung führen«[22] (Brown et al., 1979 S. 3, Übersetzung d. A.). Der damit verbundene Anspruch auf methodisch gut gemachte und auf bedeutsame Behandlungsergebnisse abzielende klinische Studien kann als großer Fortschritt in der Medizin bezeichnet werden: Die Frage der Umsetzung dieser Ziele im konkreten war fortan immer wieder zentrales Thema in den Fachgesellschaften und in der interessierten Öffentlichkeit. Dies ändert aber nichts daran, dass Methodenqualität von Studien und Relevanz der formulierten Forschungsfragen systematisch erst etwa seit den 1980er Jahren auf dem Prüfstand stehen – ohne damit kurzschlüssig die gesamte vorausgehende Zeit der medizinischen Forschung überheblich als unbedeutend einstufen zu wollen. Die jetzt nachgezeichnete Entwicklung der Forschung zur Multiplen Sklerose verdeutlicht exemplarisch, worum es geht.

Die Aufmerksamkeit der Forschung richtete sich seit den 1990er Jahren auf die Verringerung der Anzahl der Schübe der Multiplen Sklerose verbunden mit der Hoffnung, das Fortschreiten in Richtung dauerhafter neurologischer Beeinträchtigungen, wenn nicht aufhalten so doch hinauszögern zu können. Aus epidemiologischen Untersuchungen war bekannt, dass die Erkrankung in den meisten Fällen (zu ca. 85 %) mit einem schubförmigen Verlauf beginnt, wobei als Erstsymptome häufig Seh- oder Sensibilitätsstörungen auftreten. Man bezeichnete dies als »schubförmig remittierende Multiple Sklerose«, weil die Symptome plötzlich auftreten und sich zunächst oft vollständig zurückbilden. Erst im weiteren Verlauf, oft nach mehr als zehn Jahren, kommt es bei einem Teil der Kranken dann nicht mehr zur vollständigen Rückbildung zwischen den Schüben, diese Form wurde sekundär progrediente Multiple Sklerose genannt. Selten schreitet die Erkrankung auch bereits nach der Erstmanifestation kaum beeinflussbar fort: die primär progrediente Form. Wie häufig welche Verlaufsform der Multiplen Sklerose ist, ist nicht ganz einfach festzustellen. Ende des 20. Jahrhunderts war sowohl die Rede von einer verringerten Lebenserwartung gegenüber der Durchschnittsbevölkerung als auch von einem erfreulich langsamen Fortschreiten bei den meisten der Erkrankten (Pittock et al., 2004). Dabei spielten Behandlungseffekte noch keine entscheidende Rolle. 20 Jahre später

22 »Poorly designed trials of therapy for multiple sclerosis (MS) can waste time and money, and may lead either to false hopes or to the overlooking of a potentially effective treatment.«

wird die Situation anders eingeschätzt: Es ist alles in allem zu einem Rückgang der Progression gekommen, wobei es kompliziert ist, die Bedeutung der vermuteten Einflussfaktoren jeweils genau zu bemessen: Änderungen in den Kriterien der Diagnostik, frühzeitigere Möglichkeit der Diagnosesicherung durch die bessere Bildgebung – damit verbunden neue Fragen nach der Bedeutung radiologischer Befunde bei fehlenden Beschwerden – und Erfolge der immunmodulierenden Therapien werden als entscheidende Faktoren benannt (Sorensen et al., 2020). Ganz überwiegend wird dem Wandel der Behandlungsmöglichkeiten große Bedeutung beigemessen.

Von einer außergewöhnlichen Erfolgsgeschichte der Beeinflussung der pathologischen Immunprozesse spricht die Arbeit von Tintore et al. (2019) – alle nachfolgenden Kernaussagen sind dieser Übersicht entnommen. Die ersten optimistisch stimmenden Resultate wurden bestimmten Arten von Interferonen und dem Glatiramer-Acetat zugeschrieben, wobei diese Substanzen injiziert werden müssen. Studien hatten gezeigt, dass diese Substanzen die jährliche Schubfrequenz im Vergleich zu Placebopräparaten um etwa ein Drittel senken konnten. Vergleiche zwischen diesen Substanzen ergaben keinen besonderen Vorteil für eines dieser Präparate. Diese Injektionspräparate spielen bis heute eine Rolle, wobei die weitere Entwicklung dafür sorgte, dass die Injektionshäufigkeit deutlich reduziert werden konnte: ein für die Betroffenen äußerst wichtige Errungenschaft. Auf die zunächst in der Onkologie eingesetzten monoklonalen Antikörper richteten sich dann etwa ab 2005 große Erwartungen einer neuen Ära der MS-Behandlung. Natalizumab war die erste hier eingesetzte Substanzen. Antikörperstudien zeigten einen Rückgang der Schubfrequenz von fast 70 % und auch ein Aufhalten der Progrendienz um 40 %. Dieser positiv einzuschätzenden Entwicklung standen aber gravierende Nebenwirkungen gegenüber, so eine gefährliche und potenziell auch tödliche Infektion des zentralen Nervensystems durch das nach dem ersten hiervon betroffenen Patienten so benannte JC-Virus. 2017 waren mehr als 700 Erkrankungen durch dieses Virus durch Natalizumab dokumentiert. Besorgt wird zudem eine starke Zunahme der Schubaktivität nach Absetzen des Präparates. Nach anfänglicher Euphorie mit hohen Verschreibungsraten wurde diese Substanz nur noch mit großer Zurückhaltung eingesetzt.

Die Entwicklung von Präparaten, die in Tablettenform eingenommen werden können, war ein weiterer wichtiger Schritt. Fingolimod war das erste derartige Präparat, das in placebokontrollierten Studien die Schubfrequenz um etwa 50 % senken konnte und zudem die Hoffnung unterstützte, dass auch die Entwicklung von bleibenden Behinderungen deutlich gesenkt werden kann. Es war in einer Vergleichsstudie einem der Injektionspräparate überlegen. Störungen des Reizleitungssystems im Herzen waren eine neu entdeckte Nebenwirkung. Und das Präparat kann zu Fehlbildungen von Embryonen führen, eine Information, die für alle Frauen mit Kinderwunsch hoch bedeutsam ist. An ein weiteres Präparat in Tablettenform, das Dimethylfumarat, richteten sich ähnlich große Erwartungen, wobei einer möglichen Überlegenheit bei der Reduzierung von Schüben auch wieder die – wenn auch hier seltene – Nebenwirkung einer potenziell letalen Hirnentzündung gegenüber steht. Weitere Präparate wie Cladribin folgten, wiederum mit möglicherweise noch besserer Reduzierung der Schubhäufigkeit. Das Präparat Alemtuzumab weist in einer Studie von 2017 für mehr als 70 % der Personen in der Behandlungsgruppe über einen Zeitraum von bis zu fünf Jahren positive Effekte auf Schubhäufigkeit und Hinauszögern relevanter Behinderungen auf, bis dahin ein kaum vorstellbarer Behandlungsfortschritt. Auch für die bis dahin nicht beeinflussbare primär progredient verlaufende Form der Multiplen Sklerose schien mit dem Präparat Ocrelizumab erstmals ein Fortschritt erreicht zu sein – so schließen Tintore et al. (2019) ihren Bericht ab. Eine entsprechende Zulassung haben die europäischen und US-amerikanischen Zulassungsbehörden EMA und FDA auch erteilt. Differenzierter fällt die Studienbewertung durch das Institut für Qualität und Wirtschaftlichkeit im Gesundheitswesen (IQWiG) aus. Die zwei vorhandenen Studien belegen danach, dass bei Personen unter 40 Jahren über die Hälfte weniger Schübe auftreten als bei dem Kontrollpräparat Beta-Inferon, bei Älteren war der Vorteil kleiner. Und das Präparat weist deutlich weniger Nebenwirkungen auf als das Interferon. Das IQWiG stellt weiter heraus, dass erlebte Krankheitsfolgen und Lebensqualität nicht eindeutig mit dieser Überlegenheit verbunden sind. Demgegenüber konstatiert das IQWiG: Bei der primär fortschreitenden Multiplen Sklerose zeigt die bislang einzige akzeptable Studie im Placebovergleich keine Vorteile des Präparats (GBA, 2018).

Die hier auftauchenden methodischen Probleme »Testen gegen Vergleichspräparat oder gegen Placebo?« und »Untersuchung der Krankheitsfolgen und der Lebensqualität« verweisen unmittelbar auf die oben beschriebene Frage der Anforderungen an hochwertige Studien. Hierzu sei nun auf eine Arbeitsgruppe hingewiesen, die aus einer Wissenschaftlerin der Charité und vier Wissenschaftlern des IQWiG und der Arzneimittelkommission der deutschen Ärzteschaft zusammengesetzt ist (Gehr et al., 2019). Sie betiteln die Arbeit »Vorschläge zur Verbesserung des Designs klinischer Studien zur Multiplen Sklerose«. Dafür analysierten sie die für die Zulassung der Substanzen (von Interferon, 1988 bis Ocrelizumab, 2018) einschlägigen Studien und ermittelten vor allem, auf welchen Vergleich sich die untersuchte Substanz bezog, welche Endpunkte gewählt und ob die sogenannten patient-reported ouctomes berücksichtigt wurden – und wie lange die Untersuchungszeiträume waren. Von Betroffenen besonders wichtig eingestufte Beschwerden wie Fatigue, Depression, Nachlassen der geistigen Leistungsfähigkeit, Schmerzen, Spastik, Schlafstörungen, Einschränkung der Sehkraft und der Mobilität wurden tatsächlich in keiner einzigen Studie als entscheidendes Zielkriterium gewählt (zu deren Bedeutung vgl. Gil-González et al., 2020). Die Gesamtlaufzeit betrug ein Jahr bis höchstens zwei Jahre. Ob sich das Krankheitsbild unter der Therapie verschlechtert, wurde – nach einschlägigen Scores und MRI-Bildern – nie länger als 24 Wochen gemessen, nach Auffassung der AutorInnen viel zu kurz angesichts des höchst unterschiedlichen Spontanverlaufs der Multiplen Sklerose. Und in 19 von 28 Studien wurde die beforschte Substanz gegen Placebo getestet, obwohl es bereits einen zu fordernden Behandlungsstandard gab: Damit lässt sich die Frage der Überlegenheit einer »innovativ« etikettierten Substanz selbstredend nicht feststellen. Diese Mängel gelte es zu beseitigen; und damit erinnern die WissenschaftlerInnen im Grunde an die oben zitierten Forderungen von Brown et al. aus dem Jahr 1979. Die Mängel werden von Gehr et al. (2019) nicht zuletzt deshalb als nicht tolerabel bezeichnet, weil mit den neuen immunmodulierenden Substanzen erstmals die begründete Aussicht besteht, in der Zusammenschau von spezifischen Stärken einzelner Substanzen und den in Erfahrung zu bringenden Präferenzen der Betroffenen (vor allem die Abwägung von potenziellem Nutzen und Nebenwirkungen) eine stärker auf das Individuum zugeschnittene Behandlungsstrategie zu entwickeln.

Am Beispiel der Multiplen Sklerose lässt sich noch ein ganz anderer Fortschritt beschreiben: Seit geraumer Zeit stehen den Betroffenen und allen Interessierten wie nicht zuletzt den Selbsthifegruppen fachlich gut gemachte Informationen im Internet oder auch gedruckt zur Verfügung. Als Beispiel sei hier auf die Plattform »Gesundheitsinformation.de« des Instituts für Qualität und Wirtschaftlichkeit im Gesundheitswesen hingewiesen, auf der wichtige Basisinformationen zur multiplen Sklerose gegeben werden (Gesundheitsinformation.de, o.J.). Dieser Transfer aus der hoch komplexen Forschungslandschaft hin zur Ärzteschaft und zu den Betroffenen kann in seiner Bedeutung gar nicht hoch genug bewertet werden.

Die Multiple Sklerose zeigt in Auftreten und Verlauf in besonderer Weise Charakteristika vieler chronischer Erkrankungen. Sie wird als »das Chamäleon der Neurologie« bezeichnet. Zwar gibt es klassische Symptome, die den Verdacht auf die Erkrankung schnell aufkommen lassen: so die ja schon sehr früh beschriebenen Sehstörungen, die Missempfindungen und Lähmungserscheinungen, die rätselhaft kommen und gehen. Aber es gibt auch völlig »untypische« Krankheitsbilder, die zu allen möglichen Fehldiagnosen führen können. Die von der Krankheit betroffene Autorin Claudia Hontschik schildert, wie bei ihr anfänglich längere Zeit ein Hirntumor vermutet wurde, einschließlich vermeintlich bestätigender Gewebeuntersuchung nach eingreifenden Biopsien des Gehirns, und wie dann bei der durchgeführten Operation dieser in der Bildgebung eindeutig festgestellte Tumor nur noch mühevoll geortet werden konnte – und eine erneute Gewebeuntersuchung die Diagnose einer Multiplen Sklerose ergab: Keine einzige bösartige Zelle war zu finden (Hontschik, 2018). Weniger dramatisch: Es kann geraume Zeit dauern, ehe durch das Erscheinungsbild einer schubweise verlaufenden neurologischen Erkrankung der anfängliche Verdacht sich mit großer Wahrscheinlichkeit bestätigt – gestützt heute auf relativ verlässliche MRT-Bilder: ein sehr großer Fortschritt in der Diagnostik der Multiplen Sklerose. Weitere Anspannung steht vor den Patientinnen und Patienten, weil auch noch so erfahrene Neurologinnen und Neurologen nicht sagen können, wie im Einzelfall die Erkrankung verläuft, ob sie eine zeitlich begrenzte Episode bleibt oder im schlimmsten Fall einen raschen progredienten Verlauf zeigt. Und schließlich taucht gerade mit der Entdeckung der neuen immunmodulierenden Substanzen die Frage auf, ob schon frühzeitig mit einem Medikament behandelt werden soll, welches weniger das Leben beeinträchtigende Schübe verspricht aber mit erheblichen Nebenwirkungen verbunden sein kann. Im weiteren Verlauf ergibt sich dann nicht so selten die Notwendigkeit, über einen Wechsel der ja mit großen Erwartungen verbundenen Therapie zu sprechen, da bei der konkreten Patientin genau dieses Medikament nicht den erhofften Erfolg zeigt. Welcher Beratung kann ich vertrauen? – das wird zu einer zentralen Frage. Die Möglichkeiten, auch ohne medizinische Fachkompetenz an gute Informationen zu kommen, ist erfreulicherweise deutlich größer geworden, aber woran erkenne ich »gute« Informationen? Und stellen sich vorübergehend, vor allem aber dauerhaft schwere Einschränkungen der Motorik oder der

Blasen- und Darmfunktion ein, gilt es, einen neuen Weg durch die vielfältigen Behinderungen in der Alltagswelt zu finden, sich somit nicht »nur« mit den neurologischen Störungen arrangieren zu müssen sondern darüber hinaus mit den Hindernissen, die sich im Verhalten der Mitmenschen und in örtlichen Gegebenheiten einstellen: Dass »örtlich« von das Leben bestimmender Bedeutung werden kann, schildern Hontschik und Hontschik (2020) in eindrucksvoller Weise. Und noch einmal zurück zu den Medikamenten: Patientinnen und Patienten mit längerem Verlauf der Erkrankung erfahren unabweislich, wie sich die Studienlage verändert, mit teils hoffnungsfrohen teils enttäuschenden Resultaten, da die Fortschrittsgeschichte der Medizin häufig keiner schnurgeraden Straße folgt. Viele, nicht alle Betroffenen finden Unterstützung in Selbsthilfegruppen, die inzwischen bei zahlreichen chronischen Erkrankungen überregional, teils international vernetzt sind und auch mithilfe von motivierten Expertinnen und Experten sich auf der Höhe des Wissens um das jeweils beste Behandlungs- und Unterstützungsspektrum der helfenden Berufe befinden.

Vielleicht besteht bei keiner anderen chronischen Erkrankung eine derart breite Übereinkunft, dass Entscheidungen über Art, Beginn und Dauer der medikamentösen Therapie nur im Einvernehmen mit den Betroffenen zustande kommen dürfen. Ein Arzt wird in einer Übersicht über Haltungen der Ärzteschaft und Erwartungen der Kranken wie folgt zitiert: »Ich werde die Autonomie meiner PatientIn respektieren«[23] (Rahn et al., 2020, Übersetzung d. A.). Das klingt so selbstverständlich, dass anderes eigentlich kaum vorstellbar ist. Bei der Suche nach aussagekräftigen Befunden über den Alltag der Versorgung wird aber auch im Fall der Multiplen Sklerose wieder rasch deutlich, dass das Hohelied des Shared Decision Making vielleicht eher Mahnung als Realität ist. Die Cochrane Collaboration ermittelte 2018, dass einstweilen unklar bleibt, ob die Anforderungen an das Teilen aller wichtigen Informationen mit den Patientinnen und Patienten tatsächlich zu einer Veränderung im Alltag geführt hat (Köpke et al., 2018). Ein Detail aus der vorhandenen Forschung erscheint mir besonders bedenkenswert. In einer kleineren qualitativen Studie aus Dänemark äußern Patientinnen und Patienten den Wunsch, dass ihre Ärztinnen und Ärzte vor allem klare Empfehlungen zur medikamentösen Behandlung aussprechen – als Voraussetzung zur eigenen Entscheidung, an deren Bedeutung kein Zweifel aufkommt. Die hier Interviewten fühlten sich häufig mit einer Fülle von

23 »I Will Respect the Autonomy of My Patient.«

Informationen allein gelassen. Die Debatte um ein neues Verständnis von Paternalismus versus Autonomie wird uns, so meine feste Meinung, in der Gesellschaft noch lange begleiten. Unterstützung ist die Leitidee, deren Umsetzung viel Fantasie, Forschung und Ressourcen erfordert.

Es könnte jetzt der Eindruck entstanden sein, alles drehe sich um die Frage der Auswahl der geeigneten Medikamente. Behandlung von Kranken mit Multipler Sklerose umfasst selbstredend viel mehr: so gute Rehabilitationsprogramme (Amatya et al., 2019), Physio-, Ergo- und Logotherapie, Psychotherapie und verlässliche Begleitung, wobei Selbsthilfegruppen eine wichtige Rolle spielen können. Über Fortschritte in der Behandlung der Multiplen Sklerose kann berechtigt gesprochen werden; ob spätere Generationen die jetzt im Mittelpunkt stehenden immunmodulierenden Substanzen tatsächlich als den entscheidenden Durchbruch oder ein beachtliches Zwischenstadium hin zu einer tatsächlich ursächlich wirkenden Behandlung bezeichnen werden – das kann heute niemand wissen.

Psychiatrie

Das Kapitel »Fortschritte der Medizin« möchte ich mit Gedanken zur Psychiatrie abschließen. Die hiermit verknüpften Betrachtungen fallen aus dem bisherigen Rahmen heraus, da die Psychiatrie trotz mancher Parallelen zur Somatik nach wie vor nicht ein »normales« Mitglied der medizinischen Disziplinen ist. Die Entwicklung der Psychiatrie darzustellen würde ein eigenes Buch erfordern. Andererseits wäre es aber fahrlässig, hier nicht über Psychiatrie nachzudenken, wenn die Frage nach dem Fortschritt im historischen Verlauf gestellt wird. Die nachfolgenden Gedanken sind insofern noch weit stärker als alles zuvor Geschriebene nicht mehr als eine Anregung, darüber nachzudenken, wodurch die Behandlung von Kranken verbessert werden kann und sollte. Systematisch hat zuletzt etwa Burkhart Brückner 2015 die *Geschichte der Psychiatrie* beschrieben.

Die Psychiatrie wird heute fast durchgängig als regulärer Teil des Gesundheitswesens verstanden. Die meisten ihrer professionellen Vertreter in Wissenschaft und Praxis haben stets vehement dafür gekämpft, dass sie aus ihrem Schattendasein heraustritt und den Anschluss an die Körpermedizin findet. Die unterschiedlich gut gelungene Realisierung des Anspruchs auf gleich gute Behandlung im doppelten Sinn ist weit jenseits schlichter Parallelen etwa zu Herz-Kreislauf-Erkrankungen ein nicht zu unterschätzender Fortschritt gegenüber Zeiten, in denen psychisch Kranke extrem stigmatisiert und ausgegrenzt waren. Das könnte bereits das Fazit sein.

Dieser Fortschritt lässt sich nun in der Tat so behaupten, blickt man auf die Frühgeschichte der Psychiatrie westlicher Länder seit dem Mittelalter. Der Psychiater und Anthropologe Fabrega fasste sie unter den Begriff des Stigma – schwere seelische Krankheit war ein Brandmal: »Zwangsinhaftierung in überfüllten und unhygienischen Räumen und offene Brutalität waren die prägenden Merkmale des Umgangs mit und der Behandlung von armen und am Rand lebenden ›Verrückten‹ in der frühen modernen Zeit«[24] (Fabrega, 1991, S. 115). Mit dem Aufkommen der bürgerlichen Revolution war die Hoffnung verbunden, psychisch Kranke von ihren Ketten zu befreien, häufig verbunden mit dem Namen des französischen Psychiaters Philippe Pinel (1745–1826). Bei allem sich daran anknüpfenden Fortschritt der »No Restraint«-Bewegung setzten aber Psychiater wie Pinel auch direkten Zwang ein – zum Beispiel Eisduschen und Zwangsjacken. Für die armen psychisch Kranken wurden an die Stelle der Kerker große Anstalten gesetzt, oft weit entfernt vom Heimatort, und zugleich Orte einer neuen Dauerinternierung. Klaus Dörner, einer der Pioniere der kritischen Psychiatrie-Geschichtsschreibung in Deutschland und zugleich einer der Begründer der gemeindenahen Versorgung psychisch Kranker, hat dies so gedeutet, dass diese Entwicklung Ausdruck der ökonomischen Kräfte der Industrialisierung war: Störende psychisch Kranke sollten nicht länger von ihren Familien im eigenen Umfeld versorgt werden, damit alle Arbeitsfähigen für die Fabriken rekrutiert werden konnten (Dörner, 2002). Die Tradition der Großkrankenhäuser hatte bis weit in die Bundesrepublik hinein Bestand und wurde dann Gegenstand heftiger Kritik, kulminierend in der »Psychiatrie-Enquête« des Deutschen Bundestages aus dem Jahr 1975. In dem Dokument heißt es sinngemäß, dass eine sehr große Anzahl psychisch Kranker und Behinderter in den stationären Einrichtungen unter elenden, zum Teil als menschenunwürdig zu bezeichnenden Umständen leben müssen (Deutscher Bundestag, 1975, S. 62).

Erst in den 1960er Jahren begann eine breite Auseinandersetzung mit den NS-Verbrechen an psychisch Kranken und geistig Behinderten –

24 »Forced incarceration in crowded and unsanitary conditions and frank brutalization are said to be prominent features of the way mad/insane persons who were poor and marginal were handled and treated in the early modern period.«

von den Nationalsozialisten als lebensunwert bezeichneten Menschen (Aly, 1989; Bock, 1986). 400.000 Männer und Frauen wurden zwangssterilisiert. Und allein in sechs Tötungsanstalten der T4-Aktion wurden 70.000 Menschen ermordet. Das Absprechen des Rechts auf Leben stand, ohne die Monstrosität der NS-Verbrechen in irgendeiner Weise relativieren zu wollen, in einer bedrückenden Tradition inhumanen Denkens und Handelns. Zu Beginn des Ersten Weltkriegs beschloss die Reichsregierung, alle Menschen in psychiatrischen Anstalten in ihrer Ernährung extrem einzuschränken. Der Medizinhistoriker Eckart schreibt zu dem dadurch verstärkten dramatischen Hunger im Ersten Weltkrieg »in der Heimat«: »Besonders hart waren die Insassen geschlossener Anstalten von der permanenten Hungersnot betroffen. Die Patienten der Heil- und Pflegeanstalten der Länder wiesen im Winter 1916/17 Übersterblichkeiten von bis zu 20% auf« (Eckart, 2015, S. 230).

Die Forderung nach Abschaffung inhumaner Institutionen, vor allem der großen psychiatrischen Landeskliniken, aber auch städtischer Großkrankenhäuser kann als die eine entscheidende Wurzel für den Fortschritt in der Psychiatrie gelten. Vor allem die Anstalten in ländlichen Regionen, weit weg vom sozialen Umfeld der Kranken, dienten nicht mehr als der Verwahrung: Sie hatten die Betroffenen aus dem Blickfeld der »Normalen« entfernt, sie weggesperrt. Der Blick auf die Deinstutionalisierung zeigt aber auch auf, warum der damit grundsätzlich verbundene Fortschritt von vielen Voraussetzungen abhängt, die alle auf die Notwendigkeit einer massiven Stärkung gemeindenaher multiprofessioneller Angebote hinauslaufen. In der radikalsten Kritik wird seit gut zehn Jahren jede Form von psychiatrischen Hilfsangeboten ohne ausdrückliche Zustimmung der Betroffenen abgelehnt und auch im ambulanten professionellen Hilfesystem ein Repressionsinstrument gesehen. Das ist eine aufrüttelnde Haltung, die zu Nachdenklichkeit zwingt, im Alltag der heutigen Versorgung aber weithin fremd wirken mag.

Die Forderung nach kompletter Schließung psychiatrischer Großkrankenhäuser wird häufig mit dem Namen und dem Einfluss des italienischen Psychiaters Franco Basaglia (1924–1980) verbunden, obwohl in skandinavischen Ländern ein gleich motivierter Abbau der psychiatrischen Betten deutlich früher eingesetzt hatte. Die italienische Regierung verabschiedete am 17.05.1978 das »Gesetz 180«. Dieses war tatsächlich und vielleicht noch mehr symbolisch freilich auch in Italien nicht der Beginn des Bettenrückgangs in der italienischen Psychiatrie: 1965 waren 2,5 von 1.000 EinwohnerInnen hospitalisiert, 1977 hieß die Zahl 1,3. Das »Gesetz 180« beinhaltete wichtige Elemente zur Verbesserung der Lage chronisch psychisch Kranker: so die Erhöhung der Schwelle zur Zwangseinweisung, so die Verpflichtung der Bürgermeister, komplementäre Einrichtungen zur Verfügung zu stellen und die Forderung nach kleinen psychiatrischen Abteilungen an Stadt- und Kreisspitälern (Hinterhuber et al., 2001, S. 502f.). Für die LangzeitpatientInnen wurden zusätzliche Wohnheime eingerichtet – dies geschah vermutlich in vielen anderen Ländern auch. Privatkliniken waren von der Reform nicht betroffen und konnten sogar expandieren. Die Regierung Italiens musste wegen schleppender Umsetzung der Reformen immer wieder nachbessern, bis hin zur Androhung von Budgetkürzungen und dem Einsetzen von Staatskommissaren (Hinterhuber et al. 2001, S. 505). »Departments für psychische Gesundheit« sollten als neue Struktur fungieren, unnötige Einweisungen und den sogenannten Drehtüreffekt verhindern: das Revolving Door Phenomenon, so im angloamerikanischen Schrifttum (Di Giovanni et al., 2020). Es kamen allerorten Fragen auf, an welchem Punkt die erwünschte Verlagerung aus der Klinik »nach draußen« für bestimmte Schwerkranke auch wieder mit Nachteilen verbunden war, sei es, dass sie ambulant nicht wirklich aufgefangen wurden oder so schwer beeinträchtigt waren, dass wiederkehrende Krankenhausaufenthalte doch unvermeidlich erschienen. Unabhängig davon wurde die politisch vorgegebene Senkung auf 0,1 Bett pro 1.000 Einwohner auch in Italien nicht entfernt erreicht (Hinterhuber et al., 2001, S. 507). Aus einem Forderungskatalog italienischer Angehörigenverbände sei Folgendes herausgegriffen: Die Zentren für psychische Gesundheit müssten mindestens 50 Stunden pro Woche dem Angehörigen und Patienten zur Verfügung stehen (ebd., S. 509). Das wirft ein Schlaglicht auf die Defizite, die eine nicht angemessen begleitete Deinstutionalisierung erzeugen kann. Eine entsprechende Studie zu Westeuropa, den USA, Canada und Australien spricht sowohl von den Chancen der Verbesserung der Lebensqualität wie dem Zweifel, ob es wirklich gelungen ist, psychisch Kranke in ihr gewohntes Umfeld zu integrieren. Mängel in der Versorgung können danach auch zu neuer Überlastung der Familienangehörigen führen (Bredewold et al., 2020). Einzelstudien kommen immer wieder zu sehr ähnlichen Ergebnissen. Für Irland, das die höchsten Hospitalisierungszahlen im internationalen Vergleich aufwies, bilanziert Walsh den Zeitraum 1960–2013, dass zufriedenstellende alternative Angebote zur stationären Versorgung wie gemeindenahe Dienste und betreutes Wohnen nur teilweise erreicht wurden (Walsh, 2015, S. 351).

Besonders dramatische Fehlentwicklungen entstanden in den USA nach dem politischen Beschluss, die Großkrankenhäuser zu schließen. Der demokratische Politiker Moynihan schrieb 1999:

> »In den vergangenen 45 Jahren haben wir die staatlichen psychiatrischen Krankenhäuser entleert, aber wir haben keine angemessenen ambulanten Behandlungsangebote geschaffen. In zunehmendem Maße werden Menschen mit psychischen Erkrankungen sich auf den Straßen allein durchschlagen müssen, wo sie andere schikanieren oder häufiger selber schikaniert werden. Schließlich landen viele in Gefängnissen, wo die Möglichkeit einer Behandlung ähnlich schwer erreichbar ist«[25] (Moynihan, 1999, o. S., Übersetzung d. A.).

Solche verheerenden Entwicklungen hat es in Deutschland nicht gegeben. Die Psychiatrie-Enquête von 1975 führte zu einer spürbaren Stärkung ambulanter Versorgungsstrukturen. Es gab auch in der DDR schon in den 60er Jahren Reformen für eine offene Psychiatrie. In den »Rodewischer Thesen« von 1963 fanden sich sogar eher als in Westdeutschland Reformideen für eine gemeindenahe Betreuung, die aber nur an wenigen Universitätskliniken in Ansätzen realisiert werden konnten. 1974 wurden – inspiriert vom Konzept des englischen Psychiaters Maxwell Jones die »Brandenburgischen Thesen zur therapeutischen Gemeinschaft« verabschiedet, die relativ breit diskutiert wurden aber auch wenig praktische Auswirkungen zeigten (Psychiatrienetz, 2022a; Kumbier & Haak, 2017).

Die Psychiater Häfner, von Baeyer und Kisker hatten in einer Denkschrift 1965 von einem nationalen Notstand in der Psychiatrie gesprochen und den Aufbau von 250 psychiatrischen Gemeindezentren mit stationären Abteilungen, Nacht- und Tageskliniken sowie einem Rehabilitationsdienst gefordert. Grundgedanken der Sozialpsychiatrie wurden in Deutschland vor allem durch den Mannheimer Kreis im Jahr 1970 thematisiert, aus dem später die Deutsche Gesellschaft für Soziale Psychiatrie hervorging. Einer Protokollnotiz zum Nachfolgetreffen in Hannover ist zu

---

25 »Over the past 45 years, we have emptied state mental hospitals, but we have not provided commensurate outpatient treatment. Increasingly, individuals with mental illnesses are left to fend for themselves on the streets, where they victimize others or, more frequently, are victimized themselves. Eventually, many wind up in prison, where the likelihood of treatment is nearly as remote.«

entnehmen, dass – vereinfacht gesagt – zwei Hauptlinien vertreten waren. In einer fast nur von Akademikern besetzten Arbeitsgruppe »Ideologiekritik« wurden theoretische Debatten um die gesellschaftliche Verortung der Psychiatrie und die Befreiung des Subjekts geführt, während die Anwesenden aus den Bereichen Pflege, Sozialarbeit und Beschäftigungstherapie die Praxis des Alltags diskutiert wissen wollten (Degwitz, 2021). Stark ideologische Diskussionen entlang der antipsychiatrischen Konzepte der Engländer Ronald Laing und David Cooper führten aber auch bei ärztlichen Initiatoren des Mannheimer Kreises wie Asmus Finzen zu Ablehnung: »Für uns waren die Ideen von Ronald Laing und David Cooper, die damals zu viel gelesenen Autoren der linksprogressiven Szene im sozialwissenschaftlichen und pädagogischen Bereich wurden, faszinierend. Zugleich waren sie uns zu abgehoben« (Finzen, 1981, S. 11). Großen Einfluss auf die Theoriedebatte hatten in jedem Fall die soziologischen und sozialhistorischen Analysen von Foucault, Goffman, Szasz und Scheff zur Gewalt gegen psychisch Kranke in »totalen Institutionen«. Finzen war, wie viele andere, von der Sinnhaftigkeit dieser Publikationen überzeugt, sprach aber gleichwohl mit Blick auf die Reformdebatte von einer nicht begründbaren Reduktion:

> »Die neue Einfachheit stützt sich auf ein falsches Verständnis psychischer Krankheit. Sie tut so, als gebe es keinen Unterschied zwischen deprimiert sein und schwerer Depression, ein bisschen Spinnen und schizophrener Psychose, ein bisschen Verwirrtsein und seniler Demenz, realer und neurotischer Angst« (ebd., S. 24).

Die eher pragmatische Sicht auf den notwendigen Wandel erhielt Aufschwung durch das sogenannte große Modellprogramm der Bundesregierung. Der damalige Finanzminister Matthöfer stellte zunächst 500 Millionen DM für den Zeitraum 1980 bis 1985 zur Verfügung, vielerorts der Start von kommunalen sozialpsychiatrischen Diensten oder Übergangswohnheimen und Wohngruppen (Degwitz, 2021).

Vorbilder für die Enthospitalisierung und den Aufbau neuer ambulanter Strukturen wurden unter anderem Bremen, das 1980 die Schließung der Langzeiteinrichtung Kloster Blankenburg beschloss, und die Gütersloher Psychiatrie, die ab 1980 ihre 435 Langzeitpatienten in beschützte Wohnstätten entlassen konnte. Viele andere Städte zogen nach. Als wichtiger Fortschritt kann weiter die Bildung von gut organisierten Angehörigengruppen gelten: 1984 erfolgte die Gründung des Bundesverbandes der Angehörigen psychisch Kranker (Familienselbsthilfe Psychiatrie). Es ist selbstverständlich geworden, dass der Verband zu allen Reformplänen angehört wird und sie auch selbst anstößt. Für den Paradigmenwechsel zwischen der Anstaltspsychiatrie und der heutigen Situation steht der Rechtsanspruch chronisch psychisch Kranker (vor allem §§53ff SGB XII) auf betreutes Wohnen, welches das Ziel verfolgt, dem Betreuten eine weitgehende eigenständige Lebensführung in der eigenen Häuslichkeit und seinem sozialen Umfeld zu eröffnen und zu erhalten. Es handelt sich – in technischer Sprache – um Leistungen zur sozialen Eingliederung im Rahmen der Hilfen zur Teilhabe am Leben in der Gemeinschaft.

Gleichwohl wird das Resultat der Reformen seit langer Zeit auch in Deutschland kritisch eingeschätzt. Längst nicht alle Regionen sind den Vorbildern gefolgt, und auch in den Hochburgen der Psychiatriereform gelten, so der Hammer Krankenhauspsychiater Beine, viele Forderungen der Psychiatrie-Enquête als noch nicht erfüllt. Gerade um Reformen bemühte Kliniken leiden unter gedeckelten Budgets und Personalmangel. Die dringend erforderliche Vernetzung zwischen ambulanten, tagesklinischen und stationären Leistungen ist kaum realisiert (Beine, 2015). Der Rehabilitationsforscher Kardorff kritisiert bei gleichzeitiger Wertschätzung der Erfolge der sozialpsychiatrischen Bewegung die »kostengünstige Umhospitalisierung in Heimbereiche« und das Entstehen neuer Formen der Abhängigkeit im Netz der ambulanten Versorgung (Kardorff, 2017). Initiativen wie die »Blaue Karawane« in Bremen, die zuletzt mit einer großen Wohnungsbaugesellschaft andere Wohnformen ermöglicht hat, in denen ein hohes Maß an Autonomie der BewohnerInnen zum Selbstverständnis gehört, werden von ihm stark vermisst (Kardorff, 2017). Gleichzeitig besteht der Druck auf niedrige Verweildauern fort, und dies betrifft in zunehmendem Maß heute die besonders schwer chronisch Erkrankten. Die gute Absicht der Deinsitutionalisierung erzeugte Effekte, die einer kontinuierlichen Betreuung dramatisch entgegenstehen können, wenn das ambulante Netz nicht ausreichend ausgebaut oder grundsätzlich überfordert ist.

Eine fortwährende Debatte wird schließlich um ein Kernziel für eine humane Psychiatrie geführt: Die Frage nach dem Umfang von Zwangseinweisungen und um die Anwendung von Zwang in psychiatrischen Kliniken. Eine Fülle von Studien konnte zeigen, dass durch die Kombination bestimmter Maßnahmen die Anwendung von Zwang stark zurückgedrängt werden kann: Schulung von Mitarbeitenden, Organisation der Klinik, Risikovorhersage, Vorausverfügungen, Nachbesprechungen, Psychotherapie im Klinikalltag – und nicht zuletzt ein angemessener Personalschlüssel generell wie vor allem bei der Durchführung von gerichtlich zugelassener Anwendung von Zwang (Hirsch & Steinert, 2019). Einzelne PsychiaterInnen gehen sogar davon aus, dass bei entsprechend ausgebauten und qualifizierten Diensten die Anwendung von Zwang vollständig entbehrlich werden kann (vgl. Zinkler & von Peter, 2019). Auch diese Diskussion landet wieder bei den Fragen nach »angemessenen Strukturen« und »ausreichender Zahl kompetenter multiprofessioneller Teams« ambulant wie stationär – am besten über die bestehenden Sektoren hinweggedacht. Dass dies weitgehend utopisch ist, gehört insoweit zur Antwort auf die Frage nach dem Fortschritt in der Psychiatrie. Und auch hier scheint mitunter die damit oft zusammenhängende Intention, die Schwelle für eine Zwangseinweisungen so hoch wie möglich zu hängen, ins Gegenteil umzuschlagen, wenn die Gefahr für Eigen- und Fremdgefährdung durch zu langes Warten wieder erhöht wird.

Ein in seiner Dimension schwer einzuschätzendes Problem betrifft die Sprach- und Verständigungsprobleme. Sicher gab es schon immer wegen des großen Bildungsgefälles zwischen den ÄrztInnen und vielen ihrer PatientInnen in einer stationären Situation, die wie keine andere von Reden, Zuhören und Verstehen lebt, ein chronisches Problem. Durch die Migration – auf beiden Seiten inzwischen Realität – hat sich dieser Konflikt verstärkt durch einen großen Mangel an kompetenten SprachmittlerInnen stark ausgeweitet. Darüber hinausgehende kulturelle Barrieren sind zwar Gegenstand von Forschung und Fortbildung, der Alltag in Klinik und Praxis leidet aber erkennbar unter den auf der Hand liegenden Defiziten.

Bislang war noch nicht die Rede von klassischen Behandlungs»instrumenten‹« denen sehr lange in Forschung und ärztlichem Denken wie Handeln die entscheidende Bedeutung beigemessen wurde. De facto verfügte die Psychiatrie bis in die absolute Neuzeit hinein nicht über pharmakologische und andere therapeutische Möglichkeiten der Körpermedizin. Das Eingeständnis, dass diese auf eine Anerkennung durch die Medizinischen Fakultäten abzielenden therapeutischen Verfahren nicht vorhanden waren, gehörte aber nicht zum Selbstbild der Psychiatrie.

Als besonders brutale Pseudomedizin muss die »Lobotomie« genannte Abtrennung des Frontalhirns gelten, die vor allem bei schizophrenen Patientinnen und Patienten durchgeführt wurde. Breit diskutiert wurde dieses verstümmelnde Verfahren 1935 auf dem zweiten Internationalen

Neurologischen Kongress in London: Der amerikanische Physiologe Fulton (1899–1960) stellte dies am Beispiel von Resektionen des Gehirns von Schimpansen vor. Anwesend waren die portugiesischen Neurowissenschaftler Egas Moniz (1984–1955) und Almeida Lima (1903–1985). Sie hatten keine Skrupel, diese Methode an Kranken in ihrem Heimatland auszuführen. In den USA begannen die Neurochirurgen James Watts (1904–1994) und Walter Freeman (1895–1972) das Verfahren in großem Stil anzuwenden. Aus heutiger Sicht ist unfassbar, dass Moniz 1949 den Nobelpreis für Medizin »für die Entdeckung des therapeutischen Wertes der präfrontalen Leukotomie bei gewissen Psychosen«[26] erhielt. Es wird geschätzt, dass in den USA und Europa zwischen 1936 und 1956 etwa 60.000 frontale Lobotomien durchgeführt wurden. Erst 1967 entzogen die Behörden Freeman nach dem Tod eines Patienten die Zulassung als Arzt (Faria, 2013; Gerste, 2008). Milos Forman verfilmte 1975 den 1962 von Ken Kesey geschriebenen Roman *Einer flog über das Kuckucksnest*, eine radikale Anklage inhumaner Zustände in der Nervenklinik. Der aufrührerische Protagonist, gespielt von Jack Nicholson, wird am Ende durch eine Lobotomie »ruhiggestellt«. Bis dahin war dieser grausame Eingriff vermutlich nur InsiderInnen bekannt.

Auf dem Höhepunkt der Lobotomie-Praxis wurde das erste bei schizophrenen PatientInnen eingesetzte Medikament bekannt: Man nannte es blumig Neuroleptikum (zu deutsch Nervendämpfungsmittel). Der erste Vertreter war Chlorpromazin (der Abschnitt zu Psychopharmaka folgt Psychiatrienetz, 2022b) diente eigentlich zur Narkosevorbereitung, der Pariser Psychiater Jean Delay (1907–1987) entdeckte eher zufällig seine »antipsychotische« Wirkung. 1958 kam mit Imipramin ein erstes Medikament auf den Markt, dem antidepressive Wirkung zugeschrieben wurde. 1967 wurde Lithium erstmals zur Behandlung depressiver und manischer Phasen der sogenannten bipolaren Störungen eingesetzt. Trotz immer umfangreicherer Erklärungsversuche zum Wirkmechanismus ist festzustellen, dass alle Psychopharmaka symptomatisch wirken, Zielsymptome lindern können aber immer auch unerwünschte Wirkungen, teils beträchtlicher Art, hervorrufen. Psychopharmaka gewannen aber den zweifelhaften Ruf, die klassische Anstaltspsychiatrie nahezu ablösen zu können; in jedem Fall führten sie maßgeblich zur deutlichen Reduktion der Verweildauern. Eine

26 »for his discovery of the therapeutic value of leucotomy in certain psychoses« (https://www.nobelprize.org/prizes/medicine/1949/moniz/facts/ [04.08.2023]).

vor allem bis weit in die 1980er Jahre hinein praktizierte viel zu hohe Dosierung der »Antipsychotika« hatte schwere Auswirkungen auf die Bewegungsfähigkeit und mentale Leistungsfähigkeit der Kranken; entgegen den Beteuerungen von Industrie und Ärzteschaft können diese Schäden auch irreversibel werden. 1971 erschien mit Clozapin das erste sogenannte atypische Neuroleptikum, das besser verträglich sein sollte. Auch diese Substanzen zeigen ähnliche Nebenwirkungen und können zusätzlich Blutbildveränderungen, Übergewicht und Diabetes hervorrufen. Die ab den 1980er Jahren entwickelten neuen Antidepressiva (sogenannte Serotonin-Wiederaufnahme-Hemmer) zeigen bei langfristiger Anwendung wie das Imipramin beträchtliche Nebenwirkungen (hierzu auch Grunze et al., 2017). Die englische Psychiaterin Joanna Moncrieff interpretierte die vorliegenden Antidepressiva-Studien radikal: Sie hält den Unterschied zu Placebopräparaten für gering (Moncrieff et al., 1998). Ihre Kritik weitet sie prinzipiell auf alle Psychopharmaka aus. Moncrieff plädiert gleichwohl nicht für einen vollkommenen Verzicht auf Psychopharmaka, sondern für einen ehrlichen Umgang mit den Erwartungen und Grenzen, insbesondere in der Frage von Langzeitverordnungen. Aktuelle evidenzbasierte Leitlinien (DGPPN et al., 2017) sprechen im Falle der Behandlung von Depressionen von behutsamer Indikationsstellung, Psychotherapie als gleichberechtigtem Verfahren und der Kombination von Pharmako- und Psychotherapie vor allem bei chronischen Verläufen. Das Psychiatrienetz verweist auf der genannten Homepage zur Behandlung bei einer Schizophrenie auf die »Soteria-Projekte«, die »eine personalaufwendige psychosoziale Intensivbehandlung von erstmals schizophren gestörten Patientinnen und Patienten mit minimalen Neuroleptikagaben und guten Evaluationsergebnissen ermöglichen« (Psychiatrienetz, 2022a). Dass der früher übliche Langzeiteinsatz von Neuroleptika heute nicht mehr Standard ist, ist auch Ergebnis einer sorgfältigen Dokumentation von Schädigungen des zentralen Nervensystems, die bei früher Erkennung zwar oft rückbildungsfähig, aber immer auch mit dem Risiko einer bleibenden Beeinträchtigung der Hirnleistung verbunden sind (Breggin, 2011).

Es gibt keine einfache Antwort auf die Frage nach den Fortschritten in der Psychiatrie, jedenfalls nicht, wenn in den eingeübten pharmakologisch-technologischen Kategorien gedacht wird. Aber: Der Anspruch auf eine humane Behandlung mit der erforderlichen Unterstützung und der Respekt vor der größtmöglichen Autonomie der Kranken sind nie so klar formuliert worden wie heute. Diese Wertschätzung psychisch Kranker ist –

unbeschadet fortbestehender Barrieren und Tabus – ungleich höher als in früheren Zeiten der Psychiatriegeschichte. Das ist für mich der eigentliche Fortschritt der Psychiatrie.

Welche Schlussfolgerungen erlauben die Schilderungen des ersten Kapitels?

Das Wesen von Erkrankungen wird über den Zeitraum vieler Jahrhunderte immer besser verstanden. Die modernen Naturwissenschaften haben hierzu im letzten Jahrhundert maßgeblich beigetragen. Noch immer geschieht vieles in der Medizin rein aus Erfahrung, aber heutige Behandlungskonzepte bauen mehr und mehr auf einem Verständnis gesunder und pathologischer Abläufe im Organismus und deren zielgenauer Beeinflussbarkeit auf. Der erste bahnbrechende Erfolg bestand in einer starken Zurückdrängung von Infektionskrankheiten, durch bessere Lebensverhältnisse und Prävention, aber eben auch durch Medikamente und Impfungen. Der Anteil der Medizin an der Steigerung der Lebenserwartung nahm stetig zu, in besonderem Maß, seit die sogenannten Zivilisationserkrankungen wie Herzinfarkt, Schlaganfall, Diabetes und auch viele Krebserkrankungen positiv beeinflussbar geworden sind. Diese Entwicklung ist mit dem Beginn solcher Therapien etwa in den 70er und 80er Jahren des 20. Jahrhunderts historisch unglaublich jung. Epidemiologie und Biostatistik entwickelten immer verlässlichere Methoden der Qualitätsbewertung medizinischer Leistungen, vor allem indem neue Verfahren in kontrollierten Studien gegen abwartendes Verhalten, gegen Placebo oder den bisherigen Standard getestet werden. Lange verkannte die etablierte Medizin, dass Menschen im Verlauf schwerwiegender Erkrankungen Enormes abverlangt wird, sowohl was die Bewältigung des Krankheitsschocks als auch der unabweislichen Nebenwirkungen jeder Behandlung anbelangt. Ganz jung ist die Grundhaltung, dass Kranke – jenseits von akuten Notfallsituationen, in denen fast immer stellvertretend für sie gehandelt werden muss – nicht nur einen rechtlichen, sondern auch einen ethisch begründeten Anspruch auf umfassende Information und Beratung haben. Das Vertrauen, es werde tatsächlich alles Mögliche getan und dabei unnötiges Leid vermieden, muss die Medizin immer wieder erwerben, und das ist nach wie vor nicht systematisch eingeübt. Wie groß die Fortschritte der Medizin nun aber gemessen an den Daten zum Überleben tatsächlich sind, erschließt sich nicht zuletzt aus internationalen Vergleichen: Das Reichtum-Armut-Gefälle führt zu dramatischen Unterschieden zwischen Ländern mit alles in allem flächendeckender moderner Versorgung und Regionen, in denen es an allen Ecken und Enden in der Versorgung mangelt.

2 Die Faszination der Komplementär- und Alternativmedizin

Worum geht es in diesem zweiten Kapitel?

Seit den 60er Jahren des 20. Jahrhunderts gewinnen medizinkritische Haltungen in Teilen der Bevölkerung in den wohlhabenden Ländern neu an Bedeutung. Die Hoffnungen richten sich zum einen auf lange bestehende Methoden wie die Homöopathie, zum anderen auf Verfahren, welche versprechen, die Selbstheilungskräfte des Organismus auf vielfältige Weise zu stärken. Es wird erläutert, warum der Hype um die zur Begründung häufig zitierten Placeboeffekte in der Medizin von der Kernfrage nach dem Nutzen therapeutischer Verfahren ablenkt. Eine Vielzahl von Methoden versammelt sich aufs Neue unter dem vorbestehenden Sammelbegriff der Naturheilkunde. Deren Aufstieg wird anhand der Entwicklungen in den USA und der BRD nachgezeichnet, wobei sowohl ihre medizinkritischen Ursprünge wie auch das Abdriften in esoterische Weltbilder analysiert wird. Das jetzt Komplementär- und Alternativmedizin (CAM) genannte Sammelbecken bleibt bis heute den Nachweis schuldig, Krankheiten verhindern oder wirksam behandeln zu können. Es wird herausgestellt, dass die immer wieder nicht nur von CAM, sondern in vielfältigen sozialwissenschaftlichen Studien belegte Kritik an einer sprach- und verständnislosen Medizin ein wichtiges Element der öffentlichen Debatten um eine vertrauensstiftende Medizin bleibt, unabhängig davon, dass sich CAM als therapeutische Methode wissenschaftlichen Debatten versperrt. Es wird analysiert, dass CAM auf einem hermetisch abgeschlossenen selbstreferenziellen Weltbild beruht, in welchem die Medizinkritik nur einen – wenn auch wichtigen Baustein – in der Ablehnung aufklärerischer Methoden für die Bewältigung von Gegenwartsproblemen darstellt.

Einleitung

Komplementär- und Alternativemedizin (Complementary and Alternative Medicine, künftig stets CAM abgekürzt) nimmt heute in allen vergleichbaren Umfragen und Analysen einen beachtlichen Umfang im Hilfesucheverhalten der Bevölkerung an. Das Kürzel CAM wird nachfolgend verwendet, obwohl es keine annähernd befriedigende Definition gibt. Das National Center for Complementary and Alternative Medicine (NCCAM) des National Institute of Health der USA definierte CAM als »eine Gruppe unterschiedlicher medizinischer und Versorgungssysteme, Praktiken und Produkte, die gegenwärtig nicht als Bestandteil der konventionellen Medizin betrachtet werden«[27] (National Center vor Complementary and Alternative Medicine, 2019, S. 17, Übersetzung d. A.). Für die CAM-VertreterInnen geht es meist um die Abgrenzung von einer ihres Erachtens reduktionistischen Biomedizin oder »Schulmedizin«, aber auch diese Begriffe sind unscharf und unterschiedlichen Bewertungen unterworfen (Bruchhausen, 2010). Smith und Sampson haben gezeigt, dass die HerausgeberInnen sogenannter alternativ- oder komplementärmedizinischer Fachzeitschriften nicht in der Lage sind, das Spezifische der von ihnen verfolgten Systematik von CAM zu definieren (Smith & Sampson, 2008). Entscheidend ist, dass es bei Wahrnehmung einer Vielzahl fortwährend zu erörternder methodischer Fragen international wissenschaftlich konsentierte Maßstäbe der Erkenntnisgewinnung und Forschung in der Medizin gibt. Dies kann auch nicht dadurch infrage gestellt werden, dass Irrtümer bei der Suche nach besseren Behandlungsmethoden unvermeidbar sind (Münsteraner Kreis, 2022). Indem CAM die Existenz derartiger Standards anzweifelt, verlässt sie das Feld wissenschaftlicher Debatten; ihre Forderung nach Pluralismus der Meinungen und Methoden bedeutet de facto nichts anderes als Beliebigkeit.

Für 2008 geben Bücker et al. vom Institut für Sozialmedizin der Universität Lübeck an, dass gut 40 % der von ihnen Befragten sagten, wenigstens ein Mal jüngst Kontakt zu CAM-TherapeutInnen gesucht zu haben, darunter mehr Frauen als Männer. Alle Befragungen führten zu dem Resultat, dass Menschen mit höherem Bildungsabschluss weitaus häufiger vorübergehend oder dauerhaft auf CAM vertrauen. Diejenigen, die CAM in Anspruch

27 »[A] group of diverse medical and health care systems, practices, and products that are not presently considered to be part of conventional medicine.«

nahmen, gaben in dieser Telefonumfrage mehr Beschwerden beziehungsweise Erkrankungen an, ganz voran chronische Schmerzen, Kreislaufprobleme und Erkältungen mit Fieber. Akupunktur, Homöopathie und Kräuter standen in der Beliebtheitsskala ganz vorn. Fast ein Drittel sagte, sie wollten nicht länger Medikamente einnehmen, gut 20 % waren mit der bisherigen ärztlichen Behandlung unzufrieden und – erstaunlich oder nicht – über 25 % gaben an, ihr behandelnder Arzt habe empfohlen, CAM-Therapie zu versuchen (Bücker et al., 2008). Die Zahlen in anderen Untersuchungen weichen teils deutlich hiervon ab, immer aber findet sich eine charakteristische Bevorzugung durch Frauen im Allgemeinen und Frauen und Männer mit erhöhter Schulbildung im Besonderen. Für Menschen, die länger als ein Jahr HomöopathInnen aufgesucht hatten, ermittelte eine qualitative Studie folgende Hauptmotive: Familiäre Traditionen und Empfehlungen aus dem Freundes- und Bekanntenkreis, Überzeugtsein vom Konzept der individualisierten Suche nach dem richtigen Medikament einschließlich Wertschätzung der ausführlichen homöopathischen Erstanamnese, Angst vor Nebenwirkungen der sogenannten Schulmedizin sowie Enttäuschungen im Rahmen der sogenannten Schulmedizin, insbesondere das Erleben fehlender Empathie, fehlende Akzeptanz der eigenen Krankheitsdeutungen und Geringschätzung der Wahrnehmung von Nebenwirkungen und befürchteter Schädigungen durch die Behandlung (Schmacke et al., 2014). Das Vertrauen in das Medizinsystem ist nach übereinstimmenden Umfragen parallel in den USA im Zeitraum von 1975 bis 2015 dort sowohl im Kongress als auch in meinungsführenden Medien von 80 % auf 37 %, in der Allgemeinbevölkerung von 60 % auf 36 % gefallen (Baron & Berinsky, 2019).

Nun haben in der gesamten Entwicklung der Medizin Menschen immer schon nach Behandlungswegen gesucht, die ihnen traditionell näherstanden oder auf die sie besondere Hoffnungen setzten. Dabei spielte immer auch der Eindruck eine Rolle, dass ihre behandelnden Ärztinnen und Ärzte ihnen akzeptabel erscheinende Wege des Lebens mit Krankheiten nicht aufzeigen konnten. Die meisten heutigen »alternativen« oder »komplementären« Verfahren nehmen für sich in Anspruch, zur Familie der »Naturheilkunde« zu gehören. Dieser Begriff ist bei genauer Betrachtung so wenig gut begründet wie verständlich, aber die Berufung auf eine Tradition »natürlicher« Verfahren ist bereits so etwas wie ein dicker Pluspunkt in der Außendarstellung. Naturheilkunde setzte in Deutschland etwa um 1800 ein und hatte einen engen Bezug zur Philosophie von Jean-Jacques Rousseau, dessen Zivilisationskritik gern mit dem Ruf »Zurück zur Natur« zitiert wird. Rousseau polemisierte »scharf gegen die durchaus lebensgefährliche, blutentleerende und giftmischende Schulmedizin seiner Zeit« (vgl. Eckart, 2006 in der Besprechung der umfassendsten Analyse der Naturheilkunde von Uwe Heyll, 2006). Naturheilkunde setzte stark auf die Heilwirkung des Wassers und der vegetarischen Ernährung. Sich Wärme, Kälte, Licht, Luft und Sonne auszusetzen ergänzte den Kanon der Heilkräfte, die sich den negativen Auswirkungen der Industrialisierungs- und Urbanisierungswellen entgegenstellen wollten. Naturheilkunde wurde gegen Ende des 19. Jahrhunderts Teil jener gesellschaftskritischen Aktivitäten, die mit dem Namen »Lebensreform« verbunden sind.

> »Diese Bewegung umfasste ein heterogenes und teils stark widersprüchliches Bündel von Aktivitäten und Zielen: Antialkoholismus, die Bodenreform, das Impfgegnertum, die Vivisektionsgegenerschaft, Theosophie und Pazifismus, die Sexual- und Ehereform, die Frauenbewegung und eben auch die Naturheilkunde, der Vegetarismus oder die Licht- und Lufttherapie« (Eckart, 2006, o. S.).

Die Lebensreformbewegung suchte »die mikrosoziale Nische, nicht die Veränderung der Gesellschaft« (Eckart, 2006). Später versuchte der Nationalsozialismus die Popularität der Naturheilbewegung für sich zu nutzen und sie unter dem Dach der 1935 gegründeten »Reichsarbeitsgemeinschaft für eine Neue deutsche Heilkunde« gleichzuschalten (Haug, 1998). Nach 1945 konnte die Naturheilkunde im geschilderten Verständnis nicht wieder zu breiter Entfaltung kommen, wird aber von den heutigen Schulen der »Alternativmedizin« gern bemüht.

Das Feld von CAM ist groß, und es ist unmöglich, die Vielfalt der bis heute eingesetzten Verfahren klar definierten Konzepten zuzuordnen. Es ist erst einmal leicht zu begreifen, dass bis zum Beginn der sich als wissenschaftlich verstehenden Medizin fast nur Heilverfahren eingesetzt wurden, die man heute als traditionell bezeichnen kann, sei es Kräuterheilkunde oder Magie. Ärztliche Heilkunde, wie wir sie heute verstehen, spielte eine absolut untergeordnete Rolle und war sehr oft nutzlos und von heftigen Schäden begleitet. Es sei exemplarisch an die dramatische Geschichte des Aderlasses erinnert. Dieser war oft nichts anderes als ein ärztlich legitimierter Verlust an lebenswichtigem Blut der Kranken bei jedweden Beschwerden bis hin zum Tod in der Blutarmut. Manche dieser traditionellen Methoden haben bis heute in modifizierter Form ihren Platz neben der

Medizin behalten und sind besonders stolz auf die Bezeichnung »traditionell«, wobei dieser Begriff– wie bei der sogenannten traditionellen chinesischen Medizin (TCM) zu zeigen sein wird – oft unzulässigerweise verwendet wird. Traditionelle Heilkunde wie die Kräutermedizin kann aus anderer Perspektive als Armenmedizin bezeichnet werden. Sie kommt nämlich immer auch dann zum Einsatz, wenn Kranke das Geld für die Inanspruchnahme ärztlicher Heilkunde nicht aufbringen können – das ist heute in den armen Ländern des Globus weithin noch der Fall.

Ein ganzes Bündel solcher Verfahren wird heute gerade in gebildeten und wohlhabenden Gesellschaftsschichten in Anspruch genommen, sehr häufig von nichtärztlichen HeilerInnen, aber auch von Ärztinnen und Ärzten, die Kräuter, Akupunktur, Ayurveda und Homöopathie – um einige Beispiele zu nennen – anbieten. Ohne eindeutige Abgrenzung ist einerseits die Rede von alternativer Medizin, womit zum Ausdruck kommen soll, dass Heilung im Gegensatz zur Medizin zu erlangen ist. Andererseits wird von Komplementärmedizin gesprochen, das heißt es werden dieselben Verfahren wie unter dem Etikett »Alternativmedizin« ergänzend und nicht zwingend in Ablehnung der Medizin angeboten. Mit unterschiedlichen Verteilungsmustern finden sich all diese Verfahren auf dem gesamten Globus: Die WHO hat hierzu 2019 einen großen Überblick verschafft (WHO, 2021). Der Markt für Complementary and Alternative Medicine (CAM) könnte nach ökonomischen Berechnungen im Jahr 2028 in den USA über 400 Milliarden Dollar umsetzen (Grand View Research, 2021). Für das Jahr 1997 hatten Eisenberg et al. den Umsatz noch auf 27 Milliarden Dollar geschätzt und darauf hingewiesen, dass die privat getätigten und bezahlten Leistungen für CAM die Höhe der Eigenbeteiligung an der Krankenhausversorgung bereits überschritten hätten (Eisenberg et al. 1998). Eine Studie aus Europa ermittelte, dass 2018 gut 25 % aller Menschen im zurückliegenden Jahr mindestens eine Form von CAM in Anspruch genommen hatten (Kemppainen et al., 2018). Es gibt also Grund, sich mit diesen Methoden zu beschäftigen, die in ihren unterschiedlichen Beschreibungen und Begründungen eines gemeinsam haben: Sie sind immer – und untereinander nahezu beliebig austauschbar – für eine Vielzahl von Erkrankungen einsetzbar, oft als wahre Allheilmittel.

Die Liste der Publikationen zum Nutzen von CAM ist lang. In allen methodisch gut gemachten Untersuchungen kommt immer wieder dasselbe Ergebnis heraus: Es gibt keinen spezifischen, das heißt dem jeweiligen Verfahren als solchem zuzuschreibenden, Nutzen. Immer wieder kreist die Debatte um Placebo. Edzard Ernst war Inhaber des ersten Lehrstuhls für Komplementärmedizin in Exter/UK und gilt als kompromissloser Kritiker der Alternativmedizin, indem er sagt: Wenn etwas für Patientinnen und Patienten nützlich ist, dann gehört das zur Medizin – es kann keine zwei Welten der Behandlung geben, die unterschiedlichen Logiken gehorchen. Nun legte er 2021 ein Buch vor, das auf den ersten Blick verwirren könnte. Der Titel lautet *Alternativmedizin – Was hilft, was schadet*. Das Buch gliedert sich in zwei große Teile. Auf 50 Seiten wird der Rahmen zu den folgenden Kernfragen aufgespannt: Warum ist Alternativmedizin so beliebt, was ist das Verbindende der verschiedenen Verfahren, mit welchen Falschaussagen werden Ratsuchende und Kranke in die Irre geführt, wie lassen sich verlässliche Aussagen über Nutzen und Risiken gewinnen? Der Autor greift dann 20 Verfahren heraus, von Abmagerungsmitteln über Bach-Blüten-Therapie und Irisdiagnostik bis zur Zellularmedizin, die er anhand vorliegender Evidenzberichte grundsätzlich ablehnt. Es sind dies durchgängig Verfahren, die vorgeben, Allheilmittel zu sein, mindestens über breite Indikationsbereiche zu verfügen. Nie wird in den jeweiligen Richtungen von CAM darüber diskutiert, wie es sein kann, dass unterschiedlichste Verfahren bei denselben Erkrankungen die gleichen sensationellen Erfolge verzeichnen. Ernst fährt dann fort mit der Schilderung von 20 Verfahren, die in der Regel mit bescheidenerem Anspruch antreten, vor allem auf die Linderung von Bewegungseinschränkungen und auf Entspannung im weitesten Sinne abzielen, beginnend mit der Alexander-Technik und endend mit Yoga. Hier zeigt Ernst, dass es für umgrenzte Indikationsgebiete zumindest Erfolg versprechende Daten gibt und dass sie insofern ergänzend zu den in der Regel nun aber auch wieder überlegenen Standardverfahren der Medizin eingesetzt werden können, ohne Schaden anzurichten. Dass ein so exzellent informierter Wissenschaftler wie Edzard Ernst dazu auch die Lachtherapie rechnet, kann mit Freude zur Kenntnis genommen werden: Lachen ist gesund, wer würde nicht zustimmen? Der Autor bindet seine »Zwanzig besten Methoden« dann am Ende aber noch einmal durch eine relativierende Einschätzung zusammen: Sie sind keine Wunderwaffen, ihr Nutzen ist außerordentlich bescheiden.

Die Placebodebatte

Es geht nachfolgend um eine Erläuterung der in Wellen immer aufs Neue lebhaft geführten Debatte um Placebo in der Medizin. Eine orientierende

Eingabe einschlägiger Suchbegriffe in der führenden medizinischen Datenbank Pubmed/Medline ergab am 16.01.2022 folgende Treffer:

- für Placeboeffekte und Medizin: 208.798
- für Placebo und Outcome: 73.373
- für Placebo und alternative Medizin: 3.818

Immer machen Publikationen in weiterer Verbindung mit der Eingabe des Begriffs Schmerz einen hohen Anteil aus.

Zunächst einmal: Für die CAM-Verfahren gilt, dass der in methodisch akzeptablen Studien ermittelte Nutzen nie über Placebo hinausgeht. Es gibt gute Gründe zu sagen, dass es überhaupt keinen Sinn ergibt, hoch unplausible CAM-Verfahren wie die Homöopathie in wissenschaftlichen Studien untersuchen zu wollen. Dies fordert der Medizinjournalist Christian Weymayr und hat den Begriff der »Scientabilität« in die Debatte um die Bewertung von CAM (am Beispiel Homöopathie) eingeführt. Sind Verfahren überhaupt wissenschaftlicher Überprüfung würdig, wenn sie gegen elementare Gesetze der Logik verstoßen (Weymayr, 2013)? Niemand fordert ernsthaft Forschung zu Aussagen der Astrologie, auch wenn ihre Popularität mit der New Age-Bewegung stark gestiegen ist. Wissenschaftliche Studien zu Verfahren wie der Homöopathie, die mit substanzlosen Präparaten »behandelt«, sind insoweit überflüssig (Schmacke, 2020a). Das heißt nicht, dass die Placebodebatte uninteressant wäre. Interessant ist lediglich, welche Faszination sie bei Verfechtern esoterischer Verfahren auslöst. Ein häufiges Argument lautet: Die Kritik, CAM-Verfahren böten nicht mehr Nutzen als Placebo, sei deshalb unsinnig, weil ja auch in der konventionellen Medizin Placebo eine bedeutende Rolle spiele. Außerdem müsse man nur noch bessere Studien finanziert bekommen, um den wahren Nutzen von CAM zu erfassen. Auch viele HomöopathievertreterInnen sprechen so, während die klassische Homöopathie mit ihrem Begründer Hahnemann derartige »Beweise« durch die klassische Medizin für unnötig hielten, da ja ihre eigenen Patientenberichte eindeutig seien.

Placebo ist schon als Begriff faszinierend. Ob der Begriff Placebo für die Behandlungseffekte, die nicht dem im jeweiligen Mittelpunkt des Interesses stehenden Medikament oder nichtmedikamentösen Behandlungsverfahren direkt zuzurechnen sind, überhaupt scharf definiert werden kann, bleibt bei allem unsicher (Windeler, 2007). Es ist wohl eher so, dass es eine ganze Reihe von Faktoren gibt, die vereinfacht unter dem Sammelnamen

Placebo gefasst werden, zunächst das sogenannte Leerpräparat in der pharmakologischen Forschung. Dazu zählt eine Reihe von nicht-pharmakologischen Faktoren wie die »regression to the mean«: Krankheitsbefunde können sich auch ohne Therapie im weiteren Verlauf in eine gesunde Richtung entwickeln. Spontanverläufe mit vollständiger Ausheilung gehören dazu. Wesentlich kann die Person des Behandlers oder der Behandlerin mit ihrer Ausstrahlung sein, ebenso wie die Rahmenbedingungen bei der Durchführung einer Behandlung, schließlich auch die bloße Teilnahme an einer Studie, welche die Aufmerksamkeit und das Verhalten einer Versuchsperson verändern (ebd., 310f.). Schöne-Seifert et al. (2015) machen folgenden Vorschlag zu einem erweiterten Verständnis von Placebo. Es handelt sich danach »um klinische Besserungseffekte, die allein dadurch eintreten, dass Patienten erwarten, hoffen oder darauf konditioniert sind, durch ihre Behandlung klinische Besserung zu erfahren« (Schöne-Seifert et al., S. 246). Es mag noch manches Neue zu einem besseren Verständnis von Placebo in der Medizin zutage gefördert werden. Übergreifend erscheinen freilich Erkenntnisse, die alles andere als neu sind. Das gilt nicht zuletzt für die Entdeckung der Verblindung in ihrer Bedeutung für die einem Behandlungsverfahren kausal zuzurechnenden Effekte. Die Scharlatanerie eines Franz Anton Mesmer, der in den 70er Jahren des 18. Jahrhunderts einen »animalischen Magnetismus« schlicht erfunden hatte, konnte bei der Überprüfung durch eine wissenschaftliche Kommission unter der Federführung von Benjamin Franklin entlarvt werden. Wenn Probandinnen (er behandelte wohl nur Frauen) durch das Anlegen einer Augenbinde nicht mehr sehen konnten, ob sie einem »echten« Magnetiseur gegenüberstanden und seine fantastischen Wirkungen erspürten oder einem Fake-Behandler, wurde es unmöglich, den Wunderheiler noch zu spüren. Diese frühe Überprüfung eines Wunderverfahrens kam zu dem Schluss, »dass die Vorstellung die wahre Ursache der Effekte ist, die dem Magnetismus zugeschrieben werden« (vgl. Heyll, 2015, S. 31f.). Auch diejenigen, welche die Ergebnisse solcher Untersuchungen auswerten, sind beeinflusst, wenn sie von vornherein wissen, ob das »wahre Verfahren« oder ein »Placebo« (heute immer öfter: der jeweilige zu überbietende Behandlungsstandard) eingesetzt wurde. Die »doppelte Verblindung« gilt insofern, wo immer sie durchführbar ist, als Goldstandard. Heyll weist in einem Beitrag zur Entstehung der Alternativen Medizin auf die im Grund darauf aufbauende Deutung von Placebo als Bedeutungseffekten hin, so der vom US-amerikanischen Anthropologen Danile Moermann verwendete Begriff. »Indem Menschen ihre Wahrnehmungen mit Bedeutungen versehen, gelangen sie zur Feststellung eines insgesamt bedeutungsvollen und sinnhaften Geschehens« (Heyll, 2015, S. 35f.). Der Alternativmediziner oder die Alternativmedizinerin lebt, so Heyll, von der Inszenierung ritualisierter Verfahren, wobei es im Grunde gleichgültig ist, welcher Richtung er angehört – alles wird mit allem geheilt:

> »Ohne dass es hierfür einen Plan gab oder auch geben konnte, fanden nacheinander weltanschaulich-religiöse Konzepte wie die Naturheilkunde, vom Fortschritt überholte Theorien wie die Homöopathie, pseudowissenschaftliche Imitationen und vielfältige sonstige Ansätze Eingang in die Alternativmedizin und prägten das heutige Erscheinungsbild in seiner außerordentlichen Vielfalt und Heterogenität« (ebd., S. 65f.).

Ein/e überzeugte/r AlternativmedizinerIn täuscht sich selbst und seine Patientinnen und Patienten.

Bei der Frage nach den Gründen für die schier unerschütterliche Existenz unterschiedlichster CAM-Verfahren gewinnt die fortwährend geführte Placebodebatte große Bedeutung – und zwar eine dubiose. Es ist auf der einen Seite unstrittig, dass es – wie immer definierte – Placeboeffekte bei jedweder therapeutischen Intervention gibt. Und es werden immer wieder zum Verständnis von Placebo interessante Dinge zutage gefördert, so jüngst die Zuweisung einer unterschiedlichen Empfänglichkeit für Placeboeffekte je nach Vorhandensein einer genetisch bedingten Enzymkonstellation – hier ist die Rede von der Catechol-O-methyltransferase (Hall et al., 2012). Gleichermaßen interessant ist der Befund, dass auch gegenüber Kranken offen deklarierte Placebos ähnliche Effekte wie verdeckt eingesetzte Placebos auslösen können: open label placebo (von Wernsdorff et al., 2021). Forschung zu Placebo wird seit neuestem auch im deutschen Bereich gefördert (http://placeboforschung.de/de/die-dfg-forschergruppe [04.08.2023]). Dabei überrascht auch eine Studie, die eine gut beschriebene Intervention sehr eigenwillig als Placebo deklariert. Das Gespräch über realistische Erwartungen an die Behandlung mit Patientinnen und Patienten vor Herzoperationen und die Ermutigung, sich aktiv mit ihren Vorstellungen über die postoperative Zeit auseinanderzusetzen, führte zu besseren Rehabilitationsergebnissen – vorläufige Ergebnisse, die durch weitere Studien zu erhärten seien, wie die Autorengruppe schreibt. Eingeleitet wird der Artikel freilich mit der apodiktischen Aussage, dass Placeboeffekte erheblich zur medizinischen Behandlung beitragen. Nun schreibt die Autorengruppe selbst in dem Artikel, dass diese Zusammenhänge bei Herzoperationen schon länger bekannt sind (Rief et al., 2017). Das »Phänomen« ist auch für andere operative Eingriffe gut belegt, so für Bandscheibenoperationen (Rönnberg et al., 2007). Warum es erstaunlich sein soll, dass die präoperative Einstimmung auf ein realistisches Behandlungsergebnis den Verlauf positiv beeinflussen kann, ist die Generalfrage. Die hier eingesetzte klar definierte Intervention als Placebo zu bezeichnen, ist dann aber eigentlich das Erstaunliche. Und was eigentlich verwundern sollte: Präoperative Gespräche über realistische Erwartungen an das Behandlungsergebnis gehören offenbar nicht zur Routine der Medizin, sondern werden zu einem Placeboforschungsschwerpunkt definiert.

Was die Vorannahme eines erheblichen Nutzens durch Placebo anbelangt, soll auf eine Bilanzierung eines der prominentesten Placeboforschers, Ted Jack Kaptchuk (geb. 1947) hingewiesen werden: »Natürlich sind Placeboeffekte bescheiden im Vergleich zu den eindrucksvollen Ergebnissen lebensrettender Chirurgie oder starker, zielgenauer Medikamente«[28] (Kaptchuk & Miller, 2015, S. 8). Eine rhetorische Frage wäre etwa: Wer würde die Erkenntnisse über die Bedeutung von Placebo in der Schmerztherapie dergestalt interpretieren, einem Kranken mit schwerstem Brustschmerz bei einem Herzinfarkt ein Placebopräparat zu verordnen statt eines Morphins? Absurd gefragt: Wer würde chirurgischen Interventionen – man denke an den Hüftgelenkersatz bei schwerer Coxarthrose – ihren spezifischen Nutzen absprechen, weil es in der Tat für einige operative Eingriffe Belege gibt, dass sie nicht besser als Placebo wirken. Das gilt zum Beispiel für die sehr populäre »Gelenktoilette« bei Kniegelenkarthrose, die Rede ist von endoskopischer Kniespülung und Knorpelglättung (Zou et al., 2016; Järvinen & Guyatt, 2017; Brignardello-Petersen, 2017). Oder noch einmal abschließend zum Nutzen von Placebo Kaptchuks warnende Worte: »Es gibt beispielsweise keinen Beleg dafür, dass Placebos Tumoren einschmelzen können«[29] (Kaptchuk & Miller, 2015, S. 8). Das klingt nur auf den ersten Blick selbstverständlich. CAM-VertreterInnen sehen das nicht selten anders und

28 »Of course, placebo effects are modest with the impressive results by lifesaving surgery and powerful, well-targeted medications.«

29 »For example, there is no evidence, that placebos can shrink tumours.«

versprechen auch Krebskranken das Blaue vom Himmel (vgl. Schmacke, 2015, S. 87ff.).

Offenkundig strahlt allein schon der Begriff »Placebo« eine Faszination aus oder sorgt für lebhaft aufgebauschte Debatten, ohne dass noch die Frage gestellt wird, ob Placeboeffekte wirklich so schwer zu verstehen sind und wie ihre tatsächliche Bedeutung denn in ein entspanntes Verhältnis zu den Erfolgen der Medizin gesetzt werden können. Heyll hat zu diesem erstaunlichen Phänomen ausgeführt:

> »Niemand wundert sich, wenn die Müdigkeit und die Schmerzen, die einen den ganzen Tag begleitet haben, mit einem Schlag verflogen sind, wenn abends Freunde vor der Tür stehen, um in ausgelassener Runde zusammen ein Bier zu trinken. Es erscheint vollkommen normal, wenn jemand in der Nacht vor einer wichtigen Prüfung von Schlaflosigkeit und Bauchschmerzen heimgesucht wird. Bekomme ich Kopf- und Magenschmerzen nach einer heftigen Auseinandersetzung mit meinem Vorgesetzten, ist dies kein Ereignis, das besondere Rätsel bietet. [...] Ein Gericht, das beim Verzehr einwandfrei geschmeckt hat, kann im Nachhinein Übelkeit auslösen, wenn wir feststellen, dass das auf der Packung vermerkte Haltbarkeitsdatum bereits vor Monaten abgelaufen ist. Erhält man einen Anruf aus dem Kindergarten und erfährt, dass bei der Tochter Kopfläuse gefunden wurden, fängt plötzlich die eigene Kopfhaut an zu jucken. Beispiele dieser Art sind jedem Menschen vertraut. Sie gehören zum alltäglichen Erleben und sind nichts Aufsehenerregendes oder Bemerkenswertes. [...] Wir können uns vorstellen, dass die Einnahme einer Placeboarznei den Schmerz einer Verbrennung wie auch den Schmerz durch ein gebrochenes Herz vermindert. [....] All diese Geschehnisse sind vor dem Hintergrund tagtäglicher Erfahrungen vollkommen einleuchtend und es bedarf keiner Studien oder aufwändiger Experimente, um zu zeigen, dass es diese Phänomene gibt« (Heyll, 2022, S. 85.f.).

Zentrale Regulationen, so Heyll weiter, können fraglos Einfluss etwa auf die Verarbeitung von Verletzungsfolgen nehmen. »Aber solche Regulationen sind unzureichend, den Ausgang der Heilungs- und Reparaturprozesse nennenswert zu beeinflussen. Vorstellungsreaktionen verhindern keine Amputationen, füllen keine kollabierten Lungenflügel mit Luft und gebieten auch keiner Blutung aus einem zerrissenen Gefäß Einhalt« (ebd.). Placeboeffekte werden aber heute stärker als je als Beleg für die Legitimation von CAM zitiert – immer wieder nach der mantraartig vorgetragenen Frage: Die Medizin lebt ja auch in beträchtlichem Maße von Placebo, warum also sollte das im Falle von CAM dann verwerflich sein?

Die Frauengesundheitsbewegung

CAM im heutigen Verständnis kann auf eine lange Tradition zurückblicken. Louis Reed legte 1932 den Report *The healing cults* vor. Danach gab es in den USA 36.000 nicht-medizinische HeilerInnen bei 142.000 ÄrztInnen. Es gibt aber einige wichtige Elemente, welche das Erstarken von CAM ab den 1960er Jahren verständlicher machen. Die Thematisierung von Bedürfnissen und Rechten von Frauen in Gesundheitsfragen war in den USA der entscheidende Motor für eine systematische Kritik der männerdominierten Medizin. Die Historikerin Jennifer Nelson (2015) hat mit der Fokussierung auf die Abtreibungsdebatte gezeigt, wie sich in den USA seit den 60er Jahren des 20. Jahrhunderts dort eine feministische Frauengesundheitsbewegung entwickelt hat, welche die Gesundheitsrechte von Frauen in die großen überfälligen Sozialreformen integriert wissen wollte. Bereits im Medizinstudium waren Frauen bis weit in die zweite Hälfte. des 20. Jahrhunderts benachteiligt. In den USA war die Zahl von Frauen an den Medizinstudierenden bis in die 20er Jahre hinein extrem gering, Frauen konnten zum Teil nur an speziell für sie eingerichteten Medical Schools studieren (Janik, 2014). 1974 waren lediglich 22,4 % der Medizinstudierenden Frauen. Rückblickend wirkt bizarr, was nicht nur der Harvard Professor und HNO-Spezialist Edward Clarke (1820–1877) verkünden konnte, dass Frauen nämlich wegen ihrer Anfälligkeit für psychische Störungen Männern in den Bildungschancen immer unterlegen seien. Die Situation in den europäischen Ländern war nicht grundsätzlich besser. In Deutschland konnte die erste Frau nicht vor 1900 ihr Medizinstudium aufnehmen: Emilie Lehmus (1841–1932). Diese Arroganz prägte die medizinischen Fakultäten lange. OsteopathInnen, ChiropraktikerInnen und HomöopathInnen öffneten demgegenüber ihre spezifischen Ausbildungsgänge demgegenüber in den USA viel früher für Frauen (Janik, 2014): Ein Befund, der für die Haltung gegenüber CAM nicht unterschätzt werden sollte.

Geschlecht, soziale Lage und Hautfarbe standen gestern und stehen heute immer noch gegen den Gleichheitsanspruch, den die Verfassung der USA wie vieler anderer Nationen verspricht. Die Historikerin Jennifer

Nelson zeigt auf, dass die etablierte Medizin bei den zu verzeichnenden Fortschritten in Diagnostik und Therapie das Thema der sozialen Voraussetzungen gleicher Gesundheitschancen aus dem Auge verloren hatte und dass insofern bis heute eine der Kernforderungen der Frauengesundheitsbewegung, nämlich die Schaffung des »Community Health Centers« aktuell geblieben ist (Nelson, 2015; so auch Adashi et al., 2012). Die Soziologin Sue Fisher hatte in ihrer Analyse *In The Patient's Best Interest* herausgestellt, dass für Frauen die Selbstbestimmung über ihren Körper in einen umfassenden gesellschaftlichen Rahmen eingebunden ist: »Zentral für die Frauenbewegung ist die Überzeugung, dass die Kontrolle über die Reproduktion grundlegend ist für die Kontrolle über die persönlichen, beruflichen und politischen Lebensaspekte«[30] (Fisher, 1986, S. 5, Übersetzung d. A.). Die systematische Bevormundung von Frauen fand nicht zuletzt in einer heute kaum noch vorstellbaren Vorherrschaft von Männern in der Gynäkologie und Geburtshilfe Ausdruck.

Beginnend in den USA entwickelten dann etwa ab den 60er Jahren des 20. Jahrhunderts zunächst weiße gebildete Mittelschichtfrauen einen neuen Politikstil, um Macht über ihr berufliches und privates Leben zurückzugewinnen. Sie wiesen die Werte des männlich dominierten Medizin-Establishments radikal zurück. Die feministische Revolution zielte auf die Entmystifizierung des medizinischen Herrschaftswissens, auf eine Entmedikalisierung von Geburt und Menopause und die Selbstbestimmung der Empfängnisverhütung (Nissen, 2011; Kuhlmann & Annandale, 2010; Kolip & Jahn, 2002; Kolip, 2000). Die Verdienste dieser Kämpfe können gar nicht stark genug herausgestellt werden. Es spricht nun aber viel dafür, dass im Windschatten der Entzauberung von illegitimer Herrschaft bei der Suche nach »Alternativen« Teile der Frauenbewegung darüber hinweggesehen haben, dass sie sich in neue Abhängigkeiten begaben.

Die Historikerin Amy Sue Bix untersuchte 2004 den Zusammenhang der feministischen Frauengesundheitsbewegung mit diversen Strömungen der sich CAM nennenden Gesundheitsströmungen. Dabei geht sie ebenfalls von der systematischen Vernachlässigung von Frauengesundheit in der etablierten Medizin aus: beispielhaft dargestellt an den Themen Brustkrebs, chronische Fatigue, Hormonersatz und Hysterektomie. Wie ein roter Faden

30 »Central to the Women's Movement is the belief that control over reproductive function is foundational for control over other personal, professional, and political aspects of our lives.«

ziehen sich männliche Arroganz und Ignoranz durch die Entwicklung der Gynäkologie und Geburtshilfe. Als frühe Quelle eines selbstbewussten Verständnisses von Frauenheilkunde verweist Bix auf die Kräutermedizin. Hier spielten göttliche Mythologien, weise Frauen, ein emotionales Verständnis von Erde, die Wertschätzung von Berührung und Energie als Heilkräfte Schlüsselrollen. Narration statt kalter Statistik wurde entdeckt (Bix, 2004, S. 154). Ein interessantes Detail sei noch einmal hier benannt: Das American Institute of Homeopathy akzeptierte Frauen als Mitglieder in 1869, 46 Jahre vor der American Medical Association (Bix, 2004 S. 156). Ein extremes Beispiel der Kehrtwende: Merilee Kernis plädierte gegen die Pille und gegen Pessare, stattdessen für chinesische Kräuterkontrazeption oder Astrologie und Selbstanalyse des Cervixschleims: Sie versprach damit 98-prozentige Sicherheit der Empfängnisverhütung. Diese »Alternativen« waren eine Sache des Glaubens, nicht der Wissenschaft.

Als erstes Schlüsseldokument der Frauengesundheitsbewegung gilt die Publikation *Our Bodies, Ourselves*, die seit 1970 in mehrfachen Auflagen über zehn Jahre in zwei Millionen Exemplaren verkauft wurde (Bix, 2004, S. 158). 1998 übten Autorinnen darin scharfe Kritik an der konventionellen Krebstherapie und gaben positive Bewertungen alternativer Verfahren am Beispiel der Simonton-Technik (Simonton et al., 1980) ab: »Auch wenn es noch keine Daten zum Langzeitüberleben geben kann, so scheint diese Therapie doch ein wichtiger Faktor bei der Erholung von Patientinnen mit Krebs zu sein, einschließlich einiger Frauen, bei denen die konventionelle Therapie versagt hat[31]« (Bix, 2004, S. 162, Übersetzung d. A.). Die VertreterInnen dieses Mind-Body-Verfahrens haben – wie viele die vergleichbarer Verfahren – später das Versprechen zurückgenommen, dass auch Frauen mit metastasiertem Krebs durch Imaginationsverfahren und Psychotherapie ihre Überlebenszeit verdoppeln könnten. In jedem Fall spielte die Kritik an fehlender Zuwendung in der Behandlung von an Brustkrebs erkrankten Frauen und an den nicht klar benannten toxischen Nebenwirkungen der etablierten Medizin eine Schlüsselrolle für die Frauengesundheitsbewegung (Bix, 2004, S. 161). Weiterführende Ablehnung der Medizin führte häufig auch zum Propagieren der Misteltherapie, so durch die Schauspielerin und Sachbuchautorin Suzanne Somers (vgl. Bix,

31 »Although too new to have long-term survival statistics, this therapy appears to have been a major factor in the recovery of many people with cancer, including some for whom the conventional treatment had failed.«

2004, S. 162). Der Nutzen der Misteltherapie bei Krebs wird ohne Belege bis heute von den BefürworterInnen unterstellt (Ernst & Schmacke, 2015).

Ganz grundsätzlich wurde in *Our Bodies, Ourselves* die Hoffnung auf Verstärkung kurativer Effekte durch Alternativverfahren geweckt (Bix, 2004, S. 163). Die Thematisierung von Selbstheilungskräften wurde mit dem Rückgriff auf vermeintlich seit Jahrhunderten bewährte und bloß verschüttete Naturheilverfahren verknüpft: »Wie die Schamanen in den ›primitiven‹ Gesellschaften und wie religiöse und mit Glauben arbeitende Heiler in westlichen Gesellschaften können auch moderne Heiler mit psychologischen Methoden Heilkräfte des Körpers mobilisieren«[32] (Bix, 2004, S. 168, Übersetzung d. A.).

Eine bedeutende Rolle spielte Rosemary Gladstar, die oft als Großmutter der Herbalistinnen bezeichnet wird. Sie stand zusammen mit Drake Sadler für eine »Zurück-Aufs-Land«-Bewegung der Baby Boomer, die nach alternativen Lebensweisen suchten, einschließlich gesunder Ernährung und der Verwendung von Kräutern als Heilmittel (Gladstar, 2008). Die Bewegung nimmt darauf Bezug, dass Frauen seit Jahrtausenden Kräuter sammeln, oft im Zusammenhang mit dem Stand des Mondes, und schlussfolgern, dass Frauen in der Lage seien, durch intuitive Kommunikation mit den Pflanzen besondere Heilkräfte zu erwerben (Bix, 2004, S. 168).

Bix zeigt dann weiter auf, dass die Debatte um den Zusammenhang von Krankheit und Umweltschäden in der Frauengesundheitsbewegung großen Einfluss bekam. Sie zitiert die Psychiaterin und Sachbuchautorin Judith Orloff hierzu:

> »Depressionen, chronische Schmerzen, Autoimmunerkrankungen, bei denen der Körper buchstäblich sich selbst angreift, wachsen in apokalyptischem Maße. Es gibt eine Parallele zwischen unserem Leiden und dem unerbittlichen Angriff auf unsere Erde, das Abholzen der Regenwälder, den unterirdischen Nukleartests, der Verschmutzung von Luft und Meeren«[33] (Bix, 2004, S. 164, Übersetzung d. A.).

---

32 »Like shamans in »primitive‹ societies and religious or faith healers in Western societies, modern psychic healers can mobilize the body's healing forces.«

33 »Depression, chronic pain, autoimmune disease, in which the body literally attacks itself, are growing at apocalyptic rates. There's a parallel between our suffering and the relentless assault on the earth, the ravaging of rain forests, underground nuclear testing, pollution of air and oceans.«

Derlei Grundannahmen entziehen sich wissenschaftlichen Überprüfungen: An die Stelle von Fakten treten Metaphern wie die vom Krieg gegen den Körper. Bix berichtet über Haltungen, wonach manche Feministinnen Wissenschaft grundsätzlich in Verbindung mit Militärforschung und Industrie sehen und zugleich verantwortlich für die Unterdrückung von Frauen, Minderheiten, Homosexuellen und Unterprivilegierten machen (Bix, 2004, S. 165).

Eine besonders populäre Esoterikerin ist die US-amerikanische Gynäkologin Christiane Northrup, häufiger Gast im Fernsehen bei Oprah Winfrey und Bestseller-Autorin. Wie Bix belegt, propagiert sie die Heilkraft von Chakren, Astrologie, Engeln, Mystizismus, Feng-Shui und Tarotkarten. Weibliche Intuition ist für sie unfehlbar (ebd., S. 175).[34] Auch Prominente folgten den derart propagierten esoterischen Richtungen, so Shirley MacLaine, Prinzessin Diana, Cherie Blair (ebd., S. 178). Bix deutet den größeren Zusammenhang von Frauengesundheitsbewegung und Esoterik mit der sicher gebotenen Zurückhaltung:

> »Trotzdem hat, wenn auch verdeckt, die Geschichte der feministischen Medizinrebellinnen Wege bereitet. Konsumentinnen, die Energieriegel oder Sojashakes kaufen, werden nicht immer die Geschichte des Pessars ›Dalkon Shield‹ kennen und auch nicht die jüngste Forschung zur Menopause kennen, aber die feministische, umweltschutzorientierte und New-Age Prägungen der Alternativmedizin haben den Trend erleichtert«[35] (ebd., S. 179, Übersetzung d. A.).

Wichtiger wohl noch: Die so erlebte Alternativmedizin vermittelt Gefühle von Empowerment und Möglichkeiten für eigene Aktivitäten. Über drei Jahrzehnte vermischten sich so in sicher unterschiedlicher Weise emanzipatorische Effekte mit New Age, Umweltbewusstsein, Konsumerismus und Kommerz: »Die feministischen Medizinrebellinen haben das Persönliche zum Politischen, und im Gegenzug hat die Alternativme-

34 Northrup gehörte zur Zeit der Pandemie zu den Corona-LeugnerInnen und ImpfgegnerInnen (vgl. https://en.wikipedia.org/wiki/Christiane_Northrup [22.11.2022]).

35 »Nevertheless, though obscured, the history of feminist medical rebels had hoped set the stage. Consumers who purchased Luna bars or soy shakes might not always know the story of Dalkon Shield or have mastured the latest menopause research, but the feminist, environmentalist, and New Age Politics of alternative medicine had nonetheless facilitated that trend.«

dizin das Politische zum Persönlichen gemacht«[36] (ebd., S. 180, Übersetzung d. A.).

Noch einmal in einen größeren Zusammenhang gestellt: Die Frauengesundheitsbewegung wies mehrere Querbezüge auf. Als wichtige Wurzeln können die Bürgerrechtsbewegung und der Konsumentenschutz (Ralph Nader) gelten, bedeutend war auch der Bezug zu Kunstfehlern in der Medizin. Konstitutiv waren das Einfordern von Geburtenkontrolle und das Recht auf Abtreibung. Hebammengeburten sollten an die Stelle einer männer- und arztdominierten Geburtshilfe treten (ebd., S. 183): Ein Klassiker wurde das Buch *Witches, Midwives and Nurses:* »Sie wurden weise Frauen vom Volk genannt, Hexen oder Scharlatane von den Mächtigen. Medizin ist Teil unseres Erbes als Frauen, unserer Geschichte, unseres Geburtsrechts«[37] (Ehrenreich & English, 1973, S. 3, Übersetzung d. A.).

Die australischen Gesundheitswissenschaftlerinnen Hall, McKenna und Griffiths kamen 2012 nach Auswertung einschlägiger Publikationen zur Wertschätzung von CAM durch Hebammen zu dem Ergebnis, dass die Akzeptanz von CAM in ihrer Berufsausübung sehr hoch sei. Massagen, Kräuter, Entspannungstechniken, Nahrungsergänzungsmittel, Aromatherapie, Homöopathie und Akupunktur waren die häufigsten Verfahren. Die Autorinnen interpretieren dies als Ausdruck von Kongruenz mit dem eigenen Selbstverständnis als Hebammen. Diese seien davon überzeugt, dass CAM sicher sei und die Selbstbestimmung von Frauen stärke. Nicht zuletzt werde CAM als Chance begriffen, die eigene professionelle Autonomie zu fördern. Die Deutung liegt nahe, dass diese Sichtweise auf CAM eng verbunden ist mit der Erfahrung unzureichender Wertschätzung durch eine ärztlich dominierte Geburtshilfe. Ähnliches gilt für Frauen in der Krankenpflege: Hier liegt eine Analyse aus Großbritannien vor, die besagt, dass etwa im Zeitraum 1980 bis 2000 eine CAM-Bewegung entstand, die von der Überzeugung getragen wurde, dass CAM eine Chance böte, der Entpersönlichung der Pflege in einem immer stärker ökonomisch orientierten Gesundheitswesen etwas entgegensetzen zu können. Mit einer Mitgliederzahl von über 11.000 (von 670.000) habe diese Entwicklung dann ihren Höhepunkt überschritten. Den Alltag im Krankenhaus konnte sie

36 »Feminist medical rebels had made the personal into the political, and in turn, modern alternative medicine made the political into the personal.«

37 »They were called wise women by the people, witches or charlatans by the authorities. Medicine is part of our heritage as woman, our history, our birthright.«

gleichwohl nicht mitbestimmen, auch gab es erheblichen Widerstand aus ihrer eigenen Berufsgruppe (Gowing & Gale, 2019).

Im Gefolge der geänderten Haltungen in der Öffentlichkeit wuchs in vielen Ländern die Inanspruchnahme von alternativmedizinischen Rezepten durch Frauen, so wenig dies das zentrale Anliegen der Frauengesundheitsbewegung auch war (Bix, 2004, S. 194). Die Entzauberung der männlich dominierten frauenfeindlichen Medizin erzeugte wohl neben dem Freisetzen von Kreativität und Stolz eben auch ein Vakuum an therapeutischen Optionen, in das neue Heilslehren hineinströmen konnten. Mit zunehmendem Abstand vom Beginn der Frauengesundheitsbewegung gingen die Bemühungen um »alternative« Behandlungsformen immer mehr ihres initial kritischen Impulses verlustig und – welche Wendung – wurden zunehmend von Männern übernommen, die an der Kommerzialisierung »komplementärer und alternativer« Mittel bis in die Drogeriemärkte hinein interessiert waren. Parallel wuchsen die Bemühungen um Akzeptanz der sich so bezeichnenden komplementärmedizinischen Verfahren durch die akademische Medizin (Nissen, 2011, S. 193).

Als zweites Leuchtturmprojekt der Frauengesundheitsbewegung kann die Women's Health Initiative (WHI) genannt werden (https://en.wikipedia.org/wiki/Women%27s_Health_Initiative [22.11.2022]). Dieses 1991 auf langfristige Studien angelegte Forschungsprojekt des National Institute of Health markiert nicht zuletzt die Suche nach industrieunabhängigen Antworten auf das grandiose Versprechen, durch prinzipiell unbefristete Gabe weiblicher Hormone nach der Menopause Frauen in einen Hormon-Gesundheitsbrunnen schicken zu können. Auf Druck der Frauengesundheitsbewegung hatte das National Institute of Health 1990 das Office of Research on Women's Health gegründet und die obligatorische Beteiligung von Frauen an allen weiteren Forschungsprojekten zugesagt. Bernardine Healy wurde die erste Direktorin des neuen Instituts und zeichnete verantwortlich für die WHI-Studie, die bei einem Budget von 625 Millionen Dollar über 14 Jahre zentrale Fragen der Herzkreislauferkrankungen, von Brustkrebs und Osteoporose bei 16.000 Frauen untersuchen sollte (der Publikation der Anthropologin Sandra Morgen, 2002, S. 233f. so entnommen).

Das Marketing für den Hormon»ersatz« operierte gezielt mit dem Versprechen von Gesundheit und Schönheit – eine Strategie, die sich bis heute gehalten hat. Auf der Homepage des österreichischen Gynäkologen Huber, der sich mit einem Professorentitel auszeichnet, findet sich genau die Formulierung »Östrogen – Hormon der Schönheit« (https://www.drhuber.at/oestrogen/ [04.08.2023]).

1963 war in den USA der Bestseller *Feminine Forever* des Gynäkologen Robert A. Wilson erschienen. Der weibliche Körper wurde nach Beendigung der Östrogenproduktion in den Eierstöcken als schlicht defizitär bezeichnet. Die Frau nach der Menopause war dadurch ein Hormon-Mangel-Wesen, der die Östrogene fehlten so wie den insulinpflichtigen Diabetikerinnen ihr Insulin. »Inzwischen haben wissenschaftliche Untersuchungen gezeigt, dass eine längere Hormonbehandlung den meisten Alterskrankheiten nicht vorbeugen kann – im Gegenteil: Sie erhöht unter anderem die Wahrscheinlichkeit für die Entstehung von Blutgerinnseln, für Schlaganfälle und Brustkrebs« bilanziert das IQWiG in seinen Gesundheitsinformationen Wechseljahresbeschwerden aus dem Jahr 2003.

Zugespitzt formuliert: Die vom Mainstream der Medizin mit großem Pathos favorisierte längerfristige Einnahme weiblicher Hormone vor und nach der Menopause bringt die Krankheiten mit sich, die sie zu verhüten verspricht. Die Entzauberung des Hormonmythos ist ein bleibendes Verdienst frauenzentrierter Gesundheitsforschung. Richtig ist aber auch, dass in ihrem Schatten immer wieder auch alternative Patentrezepte gegen Wechseljahresbeschwerden gepriesen wurden, die ihre Versprechungen nicht halten konnten, während für Frauen mit gravierenden Wechseljahresbeschwerden die vorübergehende, befristete Gabe von weiblichen Hormonen tatsächlich die einzige gut belegte Behandlungsmöglichkeit darstellt (vgl. Gesundheitsinformation.de: Wechseljahresbeschwerden). Es dauerte lange, bis die zuständigen Fachgesellschaften sich differenziert mit den Kernergebnissen der WHI und nachfolgenden Studien auseinandergesetzt haben; heute ist die Propaganda des Jungbrunnens passé (vgl. auch Leitlinie Peri- und Postmenopause, 2021). Gegenmacht durch frauenzentrierte Forschung ist hier erstmals in bedeutendem Maße Realität geworden (so auch die Pflegewissenschaftlerin Francine Nichols, 2000). Der Weg zu einer gendergerechten Medizin in Forschung, Lehre und Praxis ist freilich längst nicht beendet. Sandra Morgen bilanziert hierzu, dass weitere Fortschritte nicht zuletzt auch davon abhängen, dass Armut, Sexismus, Rassismus, Homophobie und andere Formen sozialer Ungerechtigkeit besser bekämpft werden (vgl. Morgen, 2002, S. 237). Zum Schluss: Die Zusammenhänge zwischen etabliertem Medizinbetrieb und Alternativmedizin hat die englische Philosophin und Medizinethikerin in folgender Überschrift zum Ausdruck gebracht: »Die Medizin ist patriarchalisch. Aber Alternativmedizin ist nicht die Antwort« [38] (Shahvisi, 2019, S. 99, Übersetzung d. A.).

Die Etablierung von CAM

Der Blick auf die Frauengesundheitsbewegung und ihre Bedeutung für die Entwicklung von CAM beantwortet nun nicht etwa eindimensional die Frage, warum esoterische Heilverfahren seit den 70er Jahren des 20. Jahrhunderts zunächst in den USA, aber rasch in allen Industrienationen Einfluss gewinnen konnten. Den Resonanzboden für irrationale Strömungen stellte vielmehr das Zusammentreffen einer fundamentalen Kritik des *American Health Empire* (Ehrenreich & Ehrenreich, 1971), des *New Medical-Industrial Complex* (Relman, 1980) mit dem Protest gegen die gleichzeitig erlebte massive Unterversorgung großer Teile der US-Bevölkerung dar. Hier bestand für eine Weile die Hoffnung, dass diese Kritik in einem Gleichschritt von Frauen-, Umwelt- und Gesundheitsbewegung die erforderlichen sozialen Veränderungen durchsetzen könnten (vgl. Salmon, 1989). Der Gesundheitswissenschaftler Salmon schreibt:

> »Im Gegensatz zu meinen Hoffnungen löste sich ganzheitliche Gesundheitsbewegung Anfang der achtziger Jahre ziemlich schnell in Subkulturen auf, die unterschiedliche sektiererische therapeutische Traditionen pflegten. Ganz anders als die feministische Gesundheitstradition, die tatsächlich Merkmale einer sozialen Bewegung und eine konkrete und zielgerichtete Praxis aufrechterhielt, wurden die auf ›ganzheitliche Gesundheit‹ gerichteten Aktivitäten mehr zu einem Marktplatz verschiedener Gruppierungen, die nur noch sehr allgemeine Glaubenssätze gemeinsam hatten« (Salmon, 1989, S. 111).

Es entstand eine Vielzahl von Zeitschriften wie etwa *New Age*, *East-West Journal Whole Life Time*, *Mother Earth News*, *Medical Self Care.* Robert Rodales *Prevention Magazine* wurde zum Readers's Digest der Gesundheit und verhalf der Vitaminindustrie, so Salmon, zu einem Milliardengeschäft.

> »Die ›holistische‹ Gesundheitsbewegung in den USA wurde zum Katalysator für die weit verbreitete Abneigung gegen die Fehlentwicklungen der

38 »Medicine is Patriarchal. But Alternative Medicine ist not the Answer.«

> herrschenden Medizin. […] Das Aufkommen der holistischen Bewegung versprach nun eine Rückkehr zu einfacheren Formen, in denen die zwischenmenschlichen Beziehungen als Schlüssel für die Hilfe bei der Genesung von Krankheiten angesehen werden.«

Es kam zu einer »Wiederentdeckung jahrhundertealter Traditionen«, die den Weg aus den erlebten Beschränkungen der westlichen Biomedizin aufzuzeigen versprachen (Salmon, 1989, S. 119f.). 1998 publizierten Sara Cant und Ursula Sharma ihre Monografie *A New Medical Pluralism:* Eine Arbeit, die zum Ausdruck brachte, dass Entscheidungen über die eigene Gesundheit nun auf Pragmatismus und erlebten Nutzen stehen sollten statt allein auf wissenschaftlichen Studien. Es war eine der ersten umfassenden Arbeiten aus dem universitären Sektor, die für eine vollständige Integration »alternativer« Verfahren in die Medizin plädierten.

Noch grundlegender: Für den Soziologen Saks beginnt die alternative Medizin in den 1960er Jahren mit einem starken Autoritätsverlust der »orthodoxen« Medizin. Schlüsselrollen spielten dabei unter anderem die Antipsychiatrie mit ihrer Anklage einer inhumanen Verwahrpsychiatrie, die Contergan-Katastrophe, Berichte über drastische Kunstfehler in der Chirurgie und die Übergriffigkeit gegenüber Frauen. Die hieraus entstehende Autonomiebewegung fragte dann in scheinbarem Gegensatz zu ihrem kritischen Selbstverständnis nicht nach dem Stand des Wissens über Nutzen und Schaden der Alternativmedizin. War nach 1945 zunächst großes Vertrauen in die Entwicklung moderner Medikamente entstanden und hatten sich daran – auch werbungsgetrieben – gewaltige Erwartungen geknüpft, so kippten mit dem Offenkundigwerden unzureichender Überwachung der Marktfreigabe neuer Medikamente und einem allzu leichtfertigen Verschreiben von psychoaktiven Medikamenten wie Amphetaminen und Tranquillizern die hohen Erwartungen in tiefe Enttäuschung und Misstrauen gegenüber der Pharmaindustrie um. Und diese neue Haltung fand große Entfaltungsmöglichkeiten in der unabhängig davon wachsenden generellen Skepsis gegenüber Experten und Establishment (Janik, 2014). Counter Culture entwickelte sich zu einem Schlagwort für den Aufbruch in eine neue, freiere Gesellschaft – der Begriff wurde 1969 von dem Historiker Theodore Roszak (1933–2011) geprägt (Roszak, 1968). Für das Gesundheitswesen bezeichnet Saks die Publikation *Alternative Medicine: Expanding Medical Horizons* des National Institut of Health aus dem Jahr 1994 als Wasserscheide, und es schloss sich eine Artikelserie im renommierten Journal *The American Medical Association* 1998 an, die eine prinzipiell positive Grundhaltung gegenüber der Integration von CAM in die Medizin transportierte. Damit lag staatlicherseits wie aus der Wissenschaft und der Fachöffentlichkeit eine Adelung von CAM vor, die es den breit gestaffelten alternativen Heilverfahren erlaubte, selbstbewusst aufzutreten (Saks, 2003). Im Buchmarkt misst Saks dem aus Indien stammenden in Kalifornien lebenden Arzt und Bestsellerautor Deepak Chopra eine überragende Bedeutung zu: Er wurde zum Propagandisten fernöstlicher Medizin, der Ayurveda und Quantenphysik gleichermaßen bemühte und – so frei und willkürlich wie fantasievoll gewählt – von Quantenheilung sprach.

1991 wies der US-Senat das National Institute of Health an, ein Forschungsprogramm »Alternativmedizin« aufzulegen. Die Senatoren Tom Harkin (Demokrat) aus Iowa und Orrin Hatch (Republikaner) aus Utah waren maßgeblich an der Gründung des Office of Alternative Medicine beteiligt, später National Center for Complementary and Alternative Medicine genannt. Dem Zeitgeist folgend gründeten eine Reihe renommierter akademischer Zentren an den Universitäten Harvard, Yale, Duke und der Mayo Clinic Kliniken für »Integrierte Medizin«: damit war die Aufwertung von CAM gewissermaßen vollendet (Janik, 2014, s. o.). Diese Zentren begannen, »energy healing« zur Behandlung von Multipler Sklerose anzubieten oder Akupunktur zur Behebung von Unfruchtbarkeit oder Homöopathie bei Fibromyalgie. Die Universität von Florida verstieg sich gar zu der Behauptung, Kräutertherapie könne den Prozess der Entwicklung von Morbus Alzheimer aufhalten (Ross et al., 2017).

Janik macht weiter auf einen entscheidenden Punkt aufmerksam: Wie schon im 19. Jahrhundert waren vor allem Gebildete mit höherem ökonomischem Status geneigt, Alternativmedizin zu befürworten und in Anspruch zu nehmen. Das Spektrum der traditionellen Verfahren wie Homöopathie und Osteopathie wurde jetzt vor allem durch Verfahren asiatischer Provenienz wie Ayurveda, Akupunktur und die gesamte sogenannte traditionelle chinesische Medizin (TCM) erweitert.

Eine erste Bilanz dieser CAM-Entwicklung zog 2002 in der Clinton-Ära die White House Commission on Complementary and Alternative Medicine Policy. Die Quintessenz dieses aufwendig erstellten Berichts lautete: CAM verfügt zwar nicht über die eigentlich erforderlichen Nutzenbelege, und deshalb ist eine Intensivierung der Forschung dringend angeraten. CAM-Verfahren sollten aber unabhängig hiervon bereits allen US-Bürgerinnen und -Bürgern im Sinne prinzipieller Entscheidungsfreiheit angeboten werden. Damit wurde erstmals für CAM auf höchster staatlicher Ebene eine Grundposition festgelegt, die bis heute von CAM selbst zu ihrer Rechtfertigung immer und immer wieder vorgetragen wird: Eigentlich bräuchte CAM nur bessere Unterstützung durch die Forschung, dann werde sich zeigen, dass CAM neben der »orthodoxen Medizin« bestehen kann – was »eigentlich« durch die Beliebtheit der Verfahren aber auch schon feststeht. Eine andauernde Debatte innerhalb der CAM-Befürworter gilt der Frage der »angemessenen« Methoden für CAM-Forschung. Dabei reicht das Spektrum von der radikalen Ablehnung wissenschaftlicher Studien bis zur Behauptung, CAM habe längst durch viele kontrollierte Studien bewiesen, eine akademische Disziplin geworden zu sein. Am häufigsten findet sich aber eine Haltung, derzufolge kontrollierte Studien nicht prinzipiell abgelehnt werden, aber mit dem Verweis auf tatsächliche und vermeintliche Schwächen der traditionellen klinischen Forschung argumentiert wird, es benötige eben doch »eigene« Methoden für CAM, um das individuelle Schicksal von Kranken in den Mittelpunkt stellen zu können. Die EbM-interne[39] Kritik an Qualitätsmängeln publizierter klinischer Studien wird zudem immer wieder aufgegriffen und als Beleg für die Notwendigkeit eines Methodenpluralismus genommen. Ein Klassiker ist aber die Kritik an der »Künstlichkeit« von RCT infolge des Ausschlusses bestimmter Patientengruppen und der in der Regel geringen Beobachtungszeiten: »New research designs and new standards of evidence« werden gefordert (Borgerson, 2005, S. 504). Es geht mit dem Hinweis auf die vermeintlichen Schwächen der EbM um die Erhöhung der Akzeptanz von CAM-Publikationen in der Wissenschaft.

Einer jüngsten Erhebung zufolge wurden im weltweiten CAM-Markt 2020 rund 82 Milliarden US-Dollar umgesetzt. Die jährlichen Wachstumsraten bis 2028 werden auf über 20 % geschätzt, davon in Europa rund 27 Milliarden USA-Dollar (Grand View Research, 2019). CAM ist längst aus der Nischenkultur herausgetreten und hat sich geschmeidig in das Big Business eingefügt.

Die Berliner Gesundheitstage: Esoterik im Nebenauftritt

In Deutschland lässt sich die Geschichte der »kritischen Medizin«, verstanden als Kritik des medizinisch-industriellen Komplexes (Ehrenreich &

39 EbM = evidenzbasierte Medizin.

Ehrenreich, 1971; Relman, 1980) und der praktizierten Medizin anhand der Berliner Gesundheitstage nachzeichnen. Parallel zum 83. Ärztetag trafen sich mehrere tausend TeilnehmerInnen in Berlin 1980 zum ersten Berliner Gesundheitstag. Nachfolgend heißt es auf der Homepage der in der Berliner Ärztekammer vertretenen standeskritischen »Fraktion Gesundheit« in einem längeren Textauszug:

> »Der 83. Deutsche Ärztetag kam 1980 nach Berlin und die Kolleginnen und Kollegen der ärztlichen Opposition wollten jetzt nicht mehr demonstrieren. Sie stellten gegen den Ärztetag den ersten Deutschen Gesundheitstag und über 12.000 Teilnehmer bildeten einen wirksamen Kontrast zur verkrusteten Standespolitik. Die Idee dazu hatten der Gesundheitsladen Berlin e.V. und Ellis Huber, der dann 1981 Sprecher der Fraktion Gesundheit in der Ärztekammer Berlin und Grüner Gesundheitsstadtrat von Wilmersdorf und 1985 von Kreuzberg wurde. Der zweite Gesundheitstag 1981 in Hamburg versammelte über 18.000 Teilnehmer. Die Veranstaltungen reflektierten die Praxis einer unabhängigen ärztlichen Arbeit in alternativen Projekten, von sozialen Gesundheitszentren über die Umgestaltung der Psychiatrie bis hin zu den medizinischen Studienreformen oder den neuen Instituten für Public Health und den Integrierten Versorgungsnetzen. Die Veranstaltung wurde sogar im Bundeskabinett erörtert. Die Gesundheitsbewegung dokumentierte deutlich, dass Ärztinnen und Ärzte gemeinsam mit den anderen Gesundheitsberufen auch eine bessere Versorgung für die Menschen in Deutschland erreichen können. Wir von der Fraktion Gesundheit kämpften als Ärztinnen und Ärzte für eine bessere Welt und eine Medizin, die den Menschen dient und nicht dem Kapital, die humanistische Ideale vertritt und sozial verantwortlich handelt. Linke Spontis, Reform-Professoren, Gewerkschafter aus dem Marburger Bund und der ÖTV (seit 2001 ver.di), praktizierende Humanisten, IPPNW-ler, also Ärzte gegen den Atomkrieg, Antiimperialisten, revolutionsbewegte Entwicklungshelfer, Naturheilärzte und Homöopathen ebenso wie Psychosomatiker, Sozialmediziner oder Familienärzte verbündeten sich zu einer ärztlichen Neuorientierung: wir verstehen uns als Ärzte in sozialer Verantwortung und setzen in Theorie und Praxis eine Integrierte Medizin und eine Integrierte Versorgung durch« (Fraktion Gesundheit in der Ärztekammer Berlin, 1986).

Zwei Themen standen im Mittelpunkt dieser neuen Gesundheitsbewegung: Erstens die Forderung nach einer schonungslosen Aufarbeitung der

NS-Medizin einschließlich der Verstrickung aktiver Ärztefunktionäre der BRD in NS-Verbrechen – dies fand nicht zuletzt einen Ausdruck im Titel der von Baader und Schulz herausgegebene Dokumentation des Berliner Gesundheitstages: »Medizin und Nationalsozialismus. Tabuisierte Vergangenheit, ungebrochene Tradition?« Der Historiker Gerhard Baader war einer der ersten, der gegen den Widerstand und/oder das Ignorieren der Mainstream-Forschung zu diesen NS-Verbrechen empirisch gearbeitet hatte. Zweitens war es der Aufruf zur Verhütung des Atomkriegs mit der 1982 nachfolgenden Gründung einer deutschen Sektion in der IPPNW (International Physicians for the Prevention of Nuclear War). Der IPPNW wurde 1985 der Friedensnobelpreis verliehen: eine kaum zu überschätzende Unterstützung des politischen Selbstbewusstseins der kritischen Gesundheitsbewegung. Auf dem Berliner Gesundheitstag meldeten sich außerdem erstmals homosexuelle Menschen mit ihrer Kritik einer repressiven Medizin. Schließlich bot der Gesundheitstag ebenfalls erstmals in großem Umfang der Selbsthilfebewegung thematisch großen Raum.

Die Gesundheitstage versammelten Menschen unterschiedlicher politischer und weltanschaulicher Provenienzen. Göbel und Schagen formulieren dies wie folgt: »So waren auch viele Teilnehmer aus der Friedensbewegung, der Frauenbewegung, der Ökologiebewegung, der Instandsetzerszene wie auch aus der Anti-AKW-Bewegung auf dem Gesundheitstag vertreten. Viele von ihnen sind gewerkschaftlich organisiert und in den Kämpfen der Gewerkschaft aktiv« (Göbel & Schagen, 1982, S. 132). Von Anfang an wurde aber auch der Einfluss wissenschaftsskeptischer Überzeugungen spürbar:

> »Angesichts der zunehmenden Hilflosigkeit der herrschenden Medizin vor funktionellen, chronischen und Zivilisationserkrankungen wird es immer wichtiger, alte Grenzen der medizinischen und therapeutischen Arbeit zu überschreiten. Eine Neuorientierung wird verlangt. Alte Heilsysteme bekommen ihre Bedeutung zurück, neue werden entwickelt...Der Glaube an die Wissenschaft, die absegnet, was richtig und wahr ist, ist gebrochen.«

so hieß es auf der offiziellen Pressekonferenz des Gesundheitstages von 1981 (zitiert nach Brinkmann & Franz, 1982, S. 112). Kritisch wurde von diesen Teilen der Gesundheitsbewegung gleichgesetzt mit »alternativ«. Häufig wurde nachfolgend das Attribut »linksalternativ« verwendet. In einem Rückblick auf den Gesundheitstag 1980 in Berlin nennen Huber und Lundt den Begriff der Alternativmedizin als »Projektionsfeld unbefriedigter Helferwünsche und Heilsutopien«. Und sie warnen:

> »Zu kritiklos und oft auch zu gläubig propagieren sonst so kritische professionelle Helfer wahre Wundermittel, Allheilkuren und todsichere Rezepturen aus dem Kräutergarten der Natur. Sie schwören auf ihre alternative Medizin, bieten sie überall an und verwenden sie ohne weiteres Hinterfragen« (Huber & Lundt, 1981, S. 96).

Salopp dann die Bilanz: « Der Gott in Weiß wird zum Guru in der Latzhose« (ebd.).

Im selben Band setzt Abholz sich systematisch mit der Entwicklung und dem Begriff der Alternativmedizin auseinander. Er sieht vier Strömungen:

1. Die Ablehnung professioneller Medizin überhaupt – verkörpert für ihn vor allem durch Ivan Illich.
2. Die Politisierung der Medizin, die nur noch als Handlanger staatlicher Gewalt verstanden werden kann. Diese lasse den einzelnen hilfesuchenden Patienten schlicht außer Acht.
3. Nicht-naturwissenschaftliche Ansätze wie die Homöopathie: deren Effekte seien nun noch geringer als die der gescholtenen »Schulmedizin«. Und
4. Entprofessionalisierung: So unbestritten die Übernahme gesundheitlicher Verantwortung durch Laiinnen und Laien auch sei, so problematisch könne diese Idee werden, wenn sie zu Überforderung und letztlich auch Entpolitisierung der Gesundheitsthemen führe (Abholz, 1981, S. 49–55).

Gegen die unkritische Verwendung des Begriffspaars »Alternativmedizin« und »Schulmedizin« argumentierte auch Wehkamp. Er hielt der »Alternativmedizin« vor, dass sie wie die von ihr gescholtene Schulmedizin auch individualmedizinische Rezepte anbiete und die anstehenden sozialen Reformen ausklammere (Wehkamp, 1981). Im Rückblick ist bemerkenswert, dass sich auf diesen Gesundheitstagen Strömungen zusammenfanden, die von ihren Weltbildern betrachtet wenig bis nichts miteinander verband. Dies thematisierte ein Artikel in der Wochenzeitschrift *Die Zeit* wie folgt:

> »Offenbar bleiben die verschiedenen Gemeinden unter sich; Solidarität wird erwartet, nicht Kritik. [...] Die Bunte Liste Freiburg hat in der An-

kündigung ihrer Veranstaltung keinen Zweifel daran gelassen, was sie von ›Alternativduselei von Biorhythmik bis Homöopathie‹ hält: Uns ist jeder konservative Arzt, der sein Handwerk versteht und kunstgerecht ausübt, lieber als ein unseriöser alternativer Stümper« (Randow, 1981).

Dem stand die Auffassung gegenüber, »Schulmedizin oder Naturheilverfahren [sei] eine falsche Alternative«. Hier tauchen wie selbstverständlich die Kernbegriffe von CAM auf: »Selbstheilungskräfte, natürliche Mittel, Primum nil nocere, ganzheitliche Betrachtungsweise« (Streicher & Streicher, 1981).

Interessant ist die weitere Entwicklung des Arztes Ellis Huber, Schlüsselperson der Berliner Gesundheitstage, der zum Entsetzen der meisten Standesvertreter 1987 zum Präsidenten der Ärztekammer Berlin gewählt worden war, bis er 1999 von Günther Jonitz abgelöst wurde, seinerseits Gründungsmitglied des Netzwerks Evidenzbasierte Medizin. Das 1993 erschienene Buch von Ellis Huber mit dem Titel *Liebe statt Valium* steht für eine Grundhaltung zwischen Rückgriff auf sinnhaft erscheinende »traditionelle« Medizin und Einfordern von Verständnis für einen größeren Sinnzusammenhang von Krankheit und Gesundheit. Hier findet sich zum einen ein kritischer Verweis auf die Beliebtheit paramedizinischer Verfahren in der Ärzteschaft (Injektionen aller Art, Reizstromanwendung; Huber, 1993, S. 46). Wieder wird auf den Bezug von Religion und Medizin abgehoben: »Für die Patienten wird der alte Halbgott in Weiß zum Hohepriester der Elektroakupunktur, der Blütentherapie oder der Hypnose« (ebd., S. 46).

Dann schlägt Huber einen gewaltigen Bogen zur modernen technikgetriebenen Diagnostik: »Was dem Schamanen bei afrikanischen Naturvölkern seine Wurz-Knöchelchen sind, das ist dem (west-)deutschen Mediziner der Computertomograph« (ebd., S. 48); eine allzu schlichte Gleichsetzung, die überdeckt, dass es – so auch Huber – um einen sinnvollen Einsatz moderner Technologie geht. Generell erstaunt die fehlende Präzision der Analyse. So ist auf einmal gleichermaßen die Rede von sinnvollen Vorsorgeuntersuchungen für Gebärmutter- oder Prostatakrebs (ebd., S. 51), als wenn es nicht auch 1993 bereits gute Studien zur Fragwürdigkeit der »Vorsorge« von Prostatakrebs gegeben hätte. Als wesentlich erscheint, dass weithin mit einem eher an starken Formulierungen als an Forschung orientierten und psychosomatisch klingende Floskeln einstreuend für eine andere Medizin geworben wird: »Die technische

Perfektion einer Herzoperation löst nicht die Probleme, die zu Herzen gehen« (ebd., S. 99). Die Reformklinik Herdecke, die 1969 als anthroposophisches Krankenhaus gegründet wurde, ist für Huber in ihrer Arbeit den Vorstellungen der Gesundheitsbewegung nahe (ebd., S. 151). Sowohl Steiner als auch Ying und Yang bekommen ihren Platz, die Rede ist bei Huber von »Teile[n] der Lebenswirklichkeit«, von Verbundenheit von Materie und Geist: »Erkenntnisse, die über das bloße Wissen um die Zusammensetzung von Materie hinausgehen«. Und: »Altmodische Naturwissenschaftler tun dies ab.« Gekrönt wird dieser Exkurs wie folgt: »Wir leben in einem kommunikativen Beziehungsgeflecht, wo eben alles mit allem zusammenschwingt« (ebd., S. 159). Huber geht diesen Weg konsequent weiter. 13 Jahre später konstatiert er, dass die kritischen Mediziner CAM längst akzeptiert haben:

> »Die kritischen und selbstkritischen Gesundheitsexperten integrierten die Denkwelten der Komplementärmedizin in ihre sozialökologischen Leitbilder und plädierten für eine biopsycho-soziale Medizin, die sich pluralistisch, interdisziplinär, transkulturell, ganzheitlich und politisch ausrichtet. Es ging umfassend um Konzepte einer integrierten Heilkunde und einer vernetzten Gesundheitsversorgung. Sie positionierten sich gegen den Größenwahn einer Medizin, die alles und jeden Menschen als Objekt heilen will, und akzeptierten den komplementären Grundsatz: Ärzte heilen nicht, sie könnten allenfalls Bedingungen herstellen, die für die Selbstheilungskräfte förderlich sind« (Huber, 2016, S. 21).

Der Zeithistoriker Reichardt schreibt in seiner Analyse des »linksliberalen Leben[s] in den siebziger und frühen achtziger Jahren«: »Auch im Sektor der ganzheitlichen Alternativmedizin lassen sich viele Berührungspunkte zum linksalternativen Milieu ausmachen.« Und: »Der Wunsch, ›ganz zu sein‹, lag in der Nähe des religiösen Bedürfnisses und schuf eine Verbindung zu ökologischem Denken und linken Netzwerktheoretikern« (Reichardt, 2014, S. 823). Die so etikettierte Alternativmedizin adressiert Verhalten, Ernährung und Umwelt, Selbstheilungskräfte, Psyche, Kritik der schulmedizinischen Versorgung, die von Unpersönlichkeit und geringer Berücksichtigung individueller Veranlagungen und dem Vorrang der Symptombekämpfung gekennzeichnet sei und bei vielen chronischen Erkrankungen und Störungen des Immunsystems versage. Es ging dieser Bewegung, so Reichardt, um die Alternative im Hier und Jetzt für jeden einzelnen (ebd.). Die Historikerin von Hodenberg sieht den »zweiten Schauplatz« von Achtundsechzig im Privaten: »Der gegen patriarchalische Normen gerichtete Aktivismus der Frauen war dabei entscheidend für die historische Wirkung von Achtzundsechzig. Das bedeutet, dass wir die Revolte vor allem als einen Geschlechterkonflikt und nicht als einen Generationenkonflikt verstehen sollten« (Hodenberg, 2018, S. 190). Der Medizinsoziologe Deppe attestiert den Gesundheitstagen sowohl Berührungspunkte mit der wissenschaftlich betriebenen sozialen Medizin als auch Flucht, Verweigerung und Ablehnung der professionellen Medizin mit ihrer Konzentration auf Chemotherapie und Organmedizin. Er spricht von einer Hinwendung »zu mehr oder minder fragwürdigen intuitiven, suggestiven und teilweise sogar mystisch-religiös gefärbten Heil- und Behandlungsmethoden, die auf einem wuchernden Markt der Möglichkeiten feilgeboten werden« (Deppe, 1987, S. 169f.).

Die Gesundheitstage markierten jedenfalls nicht nur den Riss zwischen alternativer Medizinbewegung und den Standesfunktionären der Ärzteschaft (Klare, 1980), die zunächst ratlos vor der Entwicklung standen, es offenbarte sich vielmehr frühzeitig auch ein massives Spannungsfeld zwischen denjenigen, die für eine wissenschaftsorientierte Medizin in einem nicht kommerzialisierten System eintraten und denen, die sich von der als reduktionistisch bis inhuman eingestuften Schulmedizin stark abwandten. Für die einen stellte die Sozialversicherung – seit ihren zarten Anfängen unter Bismarck – eine historische Errungenschaft für die breite Bevölkerung dar, für die anderen war auch sie Ausdruck eines reduktionistischen Verständnisses von Krankenversorgung. Ellis Huber versprach 1996 Abhilfe, indem er sich in leitenden Funktionen der damals gegründeten Krankenkasse Securvita anschloss, welche die Kostenübernahme für Akupunktur und alle sogenannten Naturheilverfahren garantierte. Securvita öffnete endgültig der esoterischen Medizin den Weg in die gesetzliche Krankenversicherung hinein. Private Zusatzversicherungen entwickelten sich im großen Stil. Im Rahmen mehrfacher Reformen des Sozialgesetzbuchs, beginnend mit dem Gesundheitsstrukturgesetz von 1993, wurde das Wettbewerbsprinzip breit akzeptierter ideologischer Pfeiler der Gesundheitspolitik, im Falle der Aufwertung der Esoterik de facto ein Wettbewerb um »günstige Versicherungsrisiken« – so das ökonomische Kalkül der gesetzlichen Krankenkassen, eine Vorannahme, die erstaunlicherweise niemals empirisch überprüft worden ist (Schmacke, 2015, 134ff.). Huber ging jedenfalls davon aus, dass vor allem die Einführung der diesen ausgerufenen Wettbewerb fördernden Selektivverträge im Sozialgesetzbuch (§ 140a) im Jahr 2004 eine neue Zeit einer humanen Krankenversorgung ermöglichen würde:

> »Deswegen haben wir einen Freiheitsparagrafen eingeführt, das ist der § 140a im 5. Sozialgesetzbuch. Demnach dürfen die beteiligten Kassenärzte und Leute aus sonstigen Gesundheitsberufen alles völlig anders machen, nämlich so, wie sie es für vernünftig halten. Es gibt nur eine Grenze: Alles, was sie tun, darf unterm Strich nicht mehr kosten als das, was sonst im Durchschnitt ausgegeben wird« (Goettle, 2013).

Der Beweis, dass die Selektivverträge die Versorgung verbessert haben, steht bis heute aus; so auch das Ergebnis einer der wenigen akzeptablen Evaluationen zum viel beachteten Projekt »Gesundes Kinzigtal« (Schubert et al., 2021). Ebenso fehlt der Politik bis heute der Mut, die Invasion esoterischer Heilverfahren in das Gesundheitswesen zu stoppen. Der Blick in die jüngere Geschichte, hier markiert durch die Gesundheitstage 1980ff. macht deutlich, dass dies auch daran liegt, dass relevante Kreise der »kritischen« Intelligenz ihren Frieden mit der sogenannten Naturheilkunde in all ihren Varianten gemacht haben.

Die Akzeptanz des Irrationalen

Die Selbstverständlichkeit, mit der CAM sich inzwischen weithin im deutschen Klinikbetrieb akzeptiert sieht, findet exemplarisch Niederschlag in der Buchveröffentlichung von Höfert et al. (2014). Dabei wird wie selbstverständlich vermerkt: »Der alternativ-komplementärmedizinische Bereich richtet sich nicht unbedingt nach Standards und Leitlinien, orientiert sich aber an eigenen Qualitätskriterien.« Die Verteidigung von CAM verläuft zwischen den Attributen »Erfolg versprechende Ansätze« und dem Verkünden von Behandlungserfolgen, so bezüglich Soja zur Verbesserung der Überlebenschancen von Frauen mit Brutkrebs. Alles hat in diesem Sammelwerk Platz: Akupunktur, Buchinger Saftfasten, Aderlass und natürlich Homöopathie. Das alles wäre nicht so bemerkenswert, wenn es nicht widerspiegeln würde, dass diese Fülle an esoterischen Verfahren im Klinikalltag tatsächlich verankert ist: teils von Krankenkassen direkt, teils über Zusatzversicherungen, teils sicher auch rein privat finanziert.

Eine wichtige Rolle bei der Aufwertung von CAM in Deutschland spielte das »Dialogforum Pluralismus in der Medizin«, dessen Mission wie folgt klingt:

> »Seit zehn Jahren bemüht sich das ›Dialogforum Pluralismus in der Medizin‹, die Kooperation zwischen konventioneller Medizin und komplementären medizinischen Richtungen zu fördern. Das Dialogforum ist ein Zusammenschluss von ausgewiesenen Ärzten und Wissenschaftlern, die unter Mitwirkung des Präsidenten der Bundesärztekammer statt des traditionellen Gegeneinanders ein vernünftiges Miteinander unterschiedlicher medizinischer Denk- und Handlungsansätze verfolgen. Die Grabenkämpfe zwischen der sogenannten Schulmedizin und der sogenannten Komplementärmedizin sollen zugunsten einer integrativen Medizin überwunden werden« (Gerst, 2010, S. 2286).

Es war Verfechtern von CAM, hierunter der Medizinhistoriker und Homöopathie-Befürworter Robert Jütte (Jütte, 2005; Jütte & Riley, 2005), gelungen, den damaligen Präsidenten der Bundesärztekammer, Jörg Dietrich Hoppe (1940–2011), dafür zu gewinnen, die Integration von CAM in die Medizin unter diesem Schlagwort des Pluralismus für die Ärzteschaft hoffähig zu machen (s. die Festschrift zum zehnjährigen Bestehen des Forums: Matthiesen, 2010).

Der beachtliche Vertrauensvorschuss, den CAM-Verfahren immer wieder erfahren, nimmt Wunder. Dass es weder für Bachblüten oder Globuli, noch für Akupunktur oder Misteltherapie trotz einer wahren Studienflut der letzten zwei Jahrzehnte belastbare Nutzenbelege gibt, soll nachfolgend hier exemplarisch mit dem Verweis auf die Publikationen von Edzard Ernst begründet werden, der frühzeitig in Großbritannien begann, sich kritisch mit CAM auseinanderzusetzen und dessen Homepage auch für sogenannte Laiinnen und Laien die Möglichkeit bietet, sich mit dem aktuellen Forschungsstand zu allen relevanten CAM-Verfahren vertraut zu machen – auch mit einem Hinweis auf deutschsprachige Übersichtsarbeiten von Ernst (https://edzardernst.com/ [04.08.2023]).

Der Streit um die CAM-Verfahren wäre vermutlich weniger aufregend, wenn es ausschließlich um die Behandlung leichter Befindlichkeitsstörungen ginge, so sehr auch hier Freibriefe keine Lösung sind und so wenig die fast rituelle Aufwertung von Placeboeffekten befriedigen kann. Es ist aber nicht so. Die allermeisten Verfahren reklamieren für sich, bei einer Vielzahl von Erkrankungen auch mit schweren Beeinträchtigungen der Gesundheit Nutzen zu stiften. Überspitzt formuliert kommt Folgendes hinzu: Alles hilft gegen alles. Die CAM-Verfahren leben in sichtlichem Frieden miteinander, mögen Betroffene bei demselben Beschwerdebild zum Beispiel auf Ayurveda oder auf die Colonhydrotherapie setzen. Finden sich auf den Homepages der AnbieterInnen gelegentlich auch Angaben zu Kontraindikationen, so sind alle Verfahren im Zweifelsfall zur Stärkung des Immunsystems auch bei schweren Erkrankungen unterstützend wichtig. Bei all dem irritiert, dass der generelle Hinweis auf »natürlich« und »ganzheitlich« bei der CAM-Klientel unwidersprochen akzeptiert wird. Einige der wirklich erstaunlichen Ungereimtheiten seien nachfolgend beschrieben.

CAM-Verfahren werben fast durchgängig damit, dass ihre Methoden jahrhunderte- oder gar jahrtausendealt und allein schon durch diese Dauerhaftigkeit vertrauenswürdig seien. Das gilt allemal für die sogenannte Traditionelle Chinesische Medizin (TCM). Paul Unschuld als einer der wenigen sprachkundigen KennerInnen der Geschichte der Medizin in China hat erläutert, dass es eine solche Tradition in der außerordentlich vielgestaltigen Geschichte der Medizin in China gar nicht gibt, sondern dass TCM ein geschicktes Konstrukt der Kommunistischen Partei Chinas ist (alle nachfolgenden Kernaussagen nach Unschuld, 2013). Diese hatte verstanden, dass der Westen verstärkt seit den 1960er Jahren an der vorwissenschaftlichen Ära der chinesischen Medizin Interesse zeigte, während China selbst mit enormem Mitteleinsatz wie in anderen wirtschaftlichen Sektoren auch konsequent darauf setzte, den Anschluss an die westliche Medizin zu finden. Schon Anfang des 20. Jahrhunderts begann die Abkehr von der eigenen Tradition, der Weg wurde nach Gründung der Volksrepublik China konsequent weiter beschritten. Allerdings waren traditionelle Heiler einflussreich genug, einen radikalen Wandel aufzuhalten. Mitte des 20. Jahrhunderts erhielt eine Kommission überwiegend westlich eingestellter chinesischer Ärzte den Auftrag, die höchst heterogenen Behandlungsrichtungen auf zeitgemäße Verwertbarkeit zu überprüfen. Daraus, so Unschuld, entstand ein Kondensat von Empfehlungen, die den Kern der Traditionellen Chinesischen Medizin bildet. Unschuld spricht von einem ideologisch motivierten Kunstprodukt mit Versatzstücken aus der Geschichte. Bedeutsam wurde diese Erfindung erst nach der Reise des US-Präsidenten Nixon 1971. Einem der begleitenden Journalisten musste ein entzündeter Blinddarm entfernt werden – und er wurde wegen postoperativer Schmerzen unter anderem akupunktiert – wie er selbst sagte, mit gutem Erfolg. Hierüber berichtete die *New York Times* am 26. Juli 1971 und entfachte damit ein starkes Interesse an dieser prinzipiell natürlich längst bekannten Methode, die nun aber als hochspezielle chinesische Variante gehandelt wurde. Unschuld berichtet, dass keineswegs ausschließlich EsoterikerInnen für diese Aufwertung verantwortlich waren, sondern sogar das US-amerikanische Militär, das im Gefolge viel Geld in Programme vor allem zur Behandlung von traumatisierten Kriegsveteranen investierte. Es spielte keine Rolle, dass Akupunktur in der Geschichte der chinesischen Medizin meistens nur eine marginale Rolle gespielt hatte, wie Unschuld als einer der wenigen Kenner der chinesischen Originalliteratur erforscht hat. TCM wurde einschließlich der Entwicklung schlichter Fortbildungskurse zu einem stark nachgefragten Verfahren. Im Schlepptau folgte dann die Faszination für chinesische Heilkräuter, ein gewaltiger Markt für die chinesische Industrie.

Dies ist die eine Seite des TCM-Wunders. Die andere ist das Ausblenden der tatsächlichen Praxis der sich traditionell verstehenden Heilmethoden im heutigen China und weiteren asiatischen Ländern. Beliebt sind und in großen Mengen eingeführt und erzeugt werden tierische Produkte teils aus hochprofessionell betriebener Wilderei, teils aus brutaler Käfighaltung und Misshandlung. Folgende Beispiele seien ausgewählt: Braunbären werden in China und Vietnam gezüchtet, um ihnen, gefangen in engen Käfigen, regelmäßig mit einem Drain Galle abzuzapfen; sie verenden in der Regel jämmerlich innerhalb von zehn Jahren. Galle soll unter anderem Leberleiden heilen und die Sehschärfe verbessern. Tiger werden gejagt, um unter anderem Pulver aus Tigerpenis zu gewinnen. Tigerknochen werden wie ein Allheilmittel von der TCM gepriesen. Nashornpulver werden ebenfalls magische Kräfte zugeschrieben, aller Aufklärung zum Trotz, dass das gewonnene Keratin genauso in Finger- und Fußnägeln enthalten ist. Schildkrötenpanzer werden zu Guilinggao verkocht, als Puder oder Gelee, unter anderem um die Muskulatur zu stärken. Lebend gefangenen Haien werden im großen Stil die Flossen abgeschnitten, der verstümmelte Hai wird ins Meer zurückgeworfen und von anderen Raubfischen gefressen. Die TCM gibt vor, dass Haifischflossen Krebs heilen und die männliche Potenz steigern kann; veraschte Elefantenhaut soll Akne und Ekzeme heilen (All-creatures.org, o.J.; China Underground, 2018; Nerdygaga.com, 2019). Das alles passt nicht in das Weltbild einer natürlichen und ganzheitlichen, in jahrtausendealter Tradition verwurzelten Medizin. Dies alles ist kein Geheimwissen; das Wissen um solche bestialischen Methoden wird – so muss man annehmen – von den westlichen Anhängern der hiesigen sogenannten TCM schlicht ignoriert.

Am Beispiel der schon genannten Akupunktur lässt sich etwas Weiteres zeigen. Es ist nach der genannten Forschung von Paul Unschuld nicht nur falsch, diese als jahrtausendealte bewährte Behandlungsmethode zu bezeichnen. Es ist zudem reines magisches Denken, an die Meridiane zu glauben, deren Kenntnis und penible Beachtung beim Nadeln nach Überzeugung westlicher Akupunkturschulen absolute Voraussetzung für den Heilerfolg ist. Von der Existenz der Meridiane überzeugt zu sein, ist ähnlich irrational, wie an die Chemtrails der VerschwörungstheoretikerInnen zu glauben. Nun haben kontrollierte Akupunkturstudien gezeigt, dass die Befolgung der Meridianlehre beim Punktieren keine besseren Ergebnisse mit sich bringt als das Nadeln an beliebigen Stellen mit einer Sham-Akupunktur. Die nach wie vor größte derartige randomisierte kontrollierte Studie wurde im Rahmen des Gemeinsamen Bundesausschusses (GBA) ab 2000 durchgeführt und war 2006 Grundlage für die Einführung der Akupunktur in der gesetzlichen Krankenversicherung bei den Diagnosen chronischer Rücken- und Knieschmerz. Bei der ebenfalls beforschten Migräne – häufig mit extremen Schmerzen verbunden – gab es bezeichnenderweise kein positives Ergebnis. Das Aufregende war, dass »korrekte« und »Sham«-Akupunktur denselben Nutzen unter Beweis stellten und beide der leitliniengemäßen Schmerztherapie (Schmerzmedikamente) deutlich überlegen waren. Danach wurde mehrheitlich gegen die Stimmen der im GBA vertretenen Ärzteschaft befunden, dass es sich nicht um einen Placeboeffekt handeln könne und die Akupunktur insofern als neue Leistung von den Kassen zu vergüten sei (GBA, 2006a; Haake et al., 2007). Es ist erwähnenswert, dass an der Entwicklung des Studienprotokolls alle namhaften Akupunkturgesellschaften beteiligt waren. Und vielleicht noch erstaunlicher ist, dass der meistzitierte Placeboforscher Ted Kaptchuk 2020 die Auffassung vertrat, all diese Ergebnisse seien möglicherweise doch nichts anderes als Resultat eines Mega-Placeboeffekts, da die Erwartungen an das Nadeln gewissermaßen übermächtig wirksam sei (Kaptchuk, 2020). Der Protest der Ärzteschaft legte sich in der Praxis sehr schnell, weil nunmehr die Tür weit offenstand für das Nadeln mit und ohne TCM-Überzeugung. Insbesondere die OrthopädInnen erwiesen sich als emsige AnwenderInnen. Dies mag der eine wichtige Grund dafür gewesen sein, dass die Akupunktur vom GBA später nie wieder überprüft wurde. Der andere, so steht zu vermuten, war dieser: Die Krankenkassen hatten die Vergütung der Akupunktur (und anderer esoterischer Verfahren wie der Homöopathie) für sich als Marketinginstrument entdeckt. Die drei Unparteiischen im Gemeinsamen Bundesausschuss (Rainer Hess, Erhard Effer und Norbert Schmacke) hatten in einem Votum gefordert, dass die Akupunkturentscheidung »in ihrer Auswirkung auf die Qualität und Wirtschaftlichkeit der Versorgung nach Ablauf von drei Jahren überprüft werden« solle (GBA, 2006b) – ohne Reaktion. Gute Gründe für eine derartige erneute Prüfung sind auch nach dem langen Intervall zu diesem Beschluss bestehen geblieben, wenn man die letzte Bewertung der Cochrane-Collaboration (Mu et al., 2020) berücksichtigt.

CAM fand aber nicht nur bei Schmerzzuständen zunehmend Akzeptanz. Es ist eine weit verbreitete Meinung, es sei doch verständlich, wenn Schwerkranke, oft wird dabei an KrebspatientInnen gedacht, in ihrer Verzweiflung nach dem Strohhalm greifen und CAM-HeilerInnen aufsuchen. Dabei wird nahezu immer angenommen, dass dies zusätzlich zu einer laufenden Krebsbehandlung stattfindet. Tatsächlich findet man diesen Hinweis auch fast durchgängig in den Angeboten von CAM-VertreterInnen. Es gibt aber auch VertreterInnen, so in der Homöopathie, die behaupten und damit werben, Krebs allein mit Globuli geheilt zu haben. So der Arzt Jens Wurster, der ein Buch mit dem Titel *Die homöopathische Behandlung und Heilung von Krebs und metastasierter Tumore* veröffentlicht hat (Wurster, 2007). Seine Behauptung, diese Erfolge seien von unabhängigen WissenschaftlerInnen bestätigt worden, ist falsch. Es gibt diese Publikation, und sie wurde mit dem Hufeland-Forschungspreis ausgezeichnet. Das ist kaum zu glauben, nachdem die Studie selbst wie folgt schließt: »Aber der Versuch, eine definitive Bestätigung durch eine Matched-Pair-Kontrolle zu erhalten, misslang« (Rostock et al., 2011). Eine Verlängerung des Überlebens durch Homöopathie bewirkt zu haben, behaupteten etwa auch Autorinnen und Autoren der Universität Wien (so nach eigenen Angaben eine sogenannte Outpatient Unit for Homeopathy in Malignant Diseases, Medical University Vienna, Department of Medicine) – mit dem Zusatz, ihre Beobachtungsstudie müsse nun durch kontrollierte Studien bestätigt werden. Solche Studien gibt es nicht, die AutorInnengruppe berichtet aber unverändert 2016 über diese angeblichen Erfolge (Gleiss et al., 2016). Diese Behauptungen stehen exemplarisch für die Strategie der CAM, das hohe Ansehen universitärer Institutionen zu benutzen, sich mit dem Mantel der Wissenschaftlichkeit zu umgeben. Und ihre VertreterInnen publizieren in selbst geschaffenen Zeitschriften, die sich wissenschaftlich nennen, hier *Complementary Therapies in Medicine*.

In der Schweiz gab es einen langen politischen Streit um die Akzeptanz von CAM durch die Krankenversicherung. In einer gutachterlichen Stellungnahme für die um die Finanzierung von CAM-Leistungen ringenden Schweizer Behörden führte der Historiker und damalige Leiter des Instituts für Geschichte der Medizin der Bosch Stiftung Robert Jütte 2013 aus, »dass für zahlreiche komplementärmedizinische Verfahren ein Wirksamkeitsnachweis nach den Grundsätzen des Health Technology Assessmens (HTA) von RCTs sowie systematischen Reviews (Metaanalysen) nicht oder nur unvollkommen möglich ist«. Das Problem löste Jütte wie folgt: »Aus wissenschaftstheoretischer und wissenschaftsgeschichtlicher Sicht lässt sich die Frage, ob komplementärmedizinische und konventionelle medizinische Verfahren den Wirksamkeitsnachweis nach einheitlichem wissenschaftlichem Standard erbringen müsse, eindeutig verneinen.« Und den Medizinrechtler Zuck zitierend, schloss Jütte: »Wenn wir akzeptieren, dass es inhaltliche Vielfalt bei therapeutischen Konzepten gibt, müssen wir auch akzeptieren, dass es methodische Vielfalt gibt« (Jütte, 2013). Jütte war nicht nur gutachterlich für CAM tätig, er beteiligte sich auch an der fachlichen Debatte um den Nutzennachweis der Homöopathie. Zusammen mit dem US-amerikanischen Homöopathen David Riley beschäftigte er sich 2005 mit der Frage, ob es spezifische Indikationen für Hoch- und Niedrigpotenzen in der Homöopathie gebe. Für jede Konzentrationsform von Homöopathika gebe es ausreichende Nutzennachweise im weiten Feld der Anwendungen, eine Überlegenheit der einen oder der anderen Variante wurde verneint. Sie beriefen sich dabei auf eine Publikation von Bluth (2005). In ihrer Vorveröffentlichung bewerteten die Autoren 85 % der durchgesehenen 98 Veröffentlichungen über Laborversuche mit unterschiedlichen Potenzen positiv, »but overall quality was low«, aber gerade bei den methodisch besten 14 Versuchen seien zwölf positiv ausgefallen. Die Schlussfolgerung: Homöopathie wirke. Es ging hier um die Frage, ob es im Laborexperiment möglich ist, Effekte unterschiedlicher Potenzen von Homöopathika zumeist an weißen Blutkörperchen nachzuweisen. Jütte und Riley wechseln am Schluss ihrer Publikation dann aber ohne Zögern auf die Behandlungsebene: »Sowohl Niedrig- wie Hochpotenzen wurden mit Erfolg eingesetzt, allein und gemeinsam, seit dem Beginn der Homöopathie[40]« (Jütte & Riley, 2005, S. 295, Übersetzung d. A.). Sind

40 »Both low and high potencies have been used succesfully, alone and together, since the beginning of homeopathy […].«

derartige Versuchsreihen schon von Haus aus unsinnig, weil im Falle der kein einziges Molekül einer Ausgangssubstanz enthaltenden Hochpotenzen die Suche nach messbaren Effekten auf biologische Substrate der Suche nach dem Einhorn gleicht, so sei doch darauf hingewiesen, dass in einer folgenden vollständigen Publikation die Gruppe selbst schlussfolgert: »Auch Experimente mit einem hohen methodologischen Standard konnten einen Effekt von Hochpotenzen zeigen. Keines der positiven Ergebnisse konnte von allen Untersuchern reproduziert werden«[41] (Witt et al., 2007 S. 128, Übersetzung d. A.). Claudia Witt, erste Inhaberin des Stiftungslehrstuhls Komplementärmedizin an der Charité Berlin, stellte klinische Forschung zur Homöopathie später ein. In einem Interview sagte sie unter anderem:

> »Seit über fünf Jahren finden Sie von mir eine offizielle Stellungnahme zur Homöopathie im Internet. Meine Aussage – dass nicht belegt ist, dass homöopathische Arzneimittel mehr als ein Placebo sind – gilt auch heute noch. Die Studienergebnisse zur Wirksamkeit sind uneinheitlich, und meine Einschätzung basiert auf der zumeist schlechten Qualität der Studien. Man kann aber nicht einfach sagen, Homöopathie sei wirkungslos. Erstens ist Homöopathie mehr als die Gabe von Arzneimitteln. Zweitens ist es methodisch nicht korrekt, einfach den Umkehrschluss zu ziehen, im Sinne von: Nun liege der Beweis vor, homöopathische Arzneimittel seien ein Placebo. Das lässt auch die Qualität der Studien nicht zu. Prinzipiell ist dies aber eher eine akademische Diskussion, die wichtige versorgungsrelevante Information ist: Es konnte nicht gezeigt werden, dass homöopathische Arzneimittel besser wirken als Placebo« (Witt, 2015).

Wer an Homöopathie glaubt, lässt sich freilich selbst durch solche Aussagen einer zuvor als hochkarätig gepriesenen CAM-Forscherin nicht irritieren.

Nicht nur HomöopathInnen berichten von wahren Wundern. Mithilfe der Stärkung der Persönlichkeit berichten AnhängerInnen einer so bezeichneten Clinical Holistic Medicine von dramatischen Verkleinerungen der Brustkrebsgeschwulst zweier Patientinnen: Innerhalb von Stunden habe sich die Tumormasse halbiert, allein durch Wandel der Gedankenwelt. Dieser schon bis dahin groteske Bericht wird durch den Hinweis ge-

41 »Even experiments with a high methodological standard could demonstrate an effect of high potencies. No positive result was stable enough to be reproduced by all investigators.«

steigert, beide Frauen seinen anschließend operiert worden, sodass leider nicht gesagt werden könne, ob ihre Methode den Krebs auch geheilt hätte. Und weiter:

> »Wenn man weiß, dass man sogar Krebs bekämpfen kann, dann gibt das einen starken Glauben an das Leben und die Notwendigkeit, die Lebensqualität zu verbessern. Das große Vorkommen an Zweitkarzinomen und körperlichen wie emotionalen Verletzungen durch die biomedizinische Behandlung scheinen einen Fokus auf Prävention und additive holistische Behandlungsmethoden zu rechtfertigen[42]« (Ventegodt et al., 2004, S. 363, Übersetzung d. A.).

Man könnte sagen, dass selbst die katholische Kirche gegenüber derartigen spektakulären Erfolgen bei ihrer Betrachtung von Wunderheilungen kritischer vorgeht. In jewiki.net heißt es:

> »Lourdes wird von etwa 50.000 Schwerkranken pro Jahr besucht. Die Akten des Ärztebüros enthalten seit 1858 etwa 7.000 Heilungsberichte, davon wurden insgesamt 69 kirchlich anerkannt. Besondere Häufungen traten um 1900 und wieder um 1950 auf. Seither haben die gestiegenen wissenschaftlichen Ansprüche der Kommissionen die Anerkennung sehr erschwert. Die letzte Anerkennung einer Wunderheilung in Lourdes erfolgte 2013« (https://www.jewiki.net/wiki/Wunderheilung_(Christentum) [04.08.2023])

Der Psychologe Jerome David Frank und die Psychologin Julia B. Frank kommentieren die Erfahrung, dass Gläubige sich von dieser geringen Anerkennungsquote kaum irritieren lassen. Danach sei die Zugehörigkeit zu einem sozialen Netzwerk – hier von religiös Inspirierten – entscheidend dafür, auch aus Berichten über Einzelfälle Ermutigung und Hoffnung zu schöpfen (Frank & Frank, 1991).

Wer an Wunder glaubt, zum Beispiel in der christlichen Welt von der Jungfrauengeburt bis zu den Jesus Christus zugeschriebenen 35 Wundern und Wunderheilungen, der lebt seinen Glauben; das gehört zur unantast-

42 »Knowing that one can fight even cancer gives a strong belief in life and the need to improve quality of life. The high incidence of secondary cancers and the physical and emotional wounds from the biomedical treatment seem to justify a focus on prevention and additional holistic treatment modules.«

baren Glaubensfreiheit, hat aber ebenso wenig wie die Erzählungen über Heilungen durch Homöopathie oder Persönlichkeitsentwicklung etwas mit wissenschaftlichen Erklärungen zu tun. Im Falle von CAM ist es nicht nur unseriös und unethisch, derartige Behauptungen aufzustellen, sondern auch hoch gefährlich, da immer wieder einzelne Patientinnen und Patienten ihre medizinische Behandlung abbrechen und irrigen Versprechungen glauben. Die Bilanz von CAM für an Krebs erkrankte Menschen ist bitter. Es muss nach einer zuletzt 2018 in einer großen, methodisch gut gemachten Beobachtungsstudie als sehr wahrscheinlich angenommen werden, dass AnhängerInnen von CAM eine höhere Sterblichkeit bei allen durch »konventionelle« Krebstherapie behandelbaren Tumoren aufweisen. CAM ist eben doch häufiger als gedacht mit dem Zurückweisen von bewährten Therapieverfahren verbunden, was diesen Befund erklärt (Johnson et al., 2018). Vor allem in diesem Lichte ist Toleranz gegenüber dem Wecken von Hoffnungen durch »alternative« Medizin nicht erträglich. Das gilt auch für die oft als seriöser als Homöopathie angesehene Misteltherapie bei Krebs. Einer der meist zitierten VertreterInnen ist der Arzt Johannes Wilkens, der eine in die Alexander von Humboldt Klinik in Bad Steben integrierte Privatpraxis führt. Er sagt von sich: »Seit mehr als 25 Jahren bin ich in dem Bereich der anthroposophischen Medizin und der Homöopathie tätig und versuche neue Wege gerade bei schweren Erkrankungen aufzuzeigen« (Wilkens, o.J.). In einer Buchveröffentlichung berichtet er von folgender Wunderheilung durch Mistelinfusionen bei einer 63-jährigen Frau mit beidseitigem Brustkrebs und Knochenmetastasen, die kaum noch gehen konnte: »Bereits nach zwei Behandlungsmonaten besserte sich das Befinden, die Patientin konnte längere Strecken zu Fuß zurücklegen – und nach drei Monaten war die Patientin vollständig schmerzfrei und konnte gut gehen. Bei weiteren Untersuchungen wurden keine Metastasen mehr diagnostiziert« (Wilkens & Böhm, 2006, S. 44f.). Der Nutzen von Mistel als Kernelement der anthroposophischen Krebsbehandlung ist nicht belegt, weder für ein verlängertes Überleben noch für die Verbesserung der Lebensqualität (Ernst & Schmacke, 2015, S. 148ff.; Freuding et al., 2019).

Wilkens ist nicht der einzige CAM-Vertreter, der auch Behandlungserfolge bei der Erkrankung COVID-19 verspricht. Der Titel des entsprechenden Buchs lautet *Corona natürlich behandeln: Covid-19 ganzheitlich verstehen, vorbeugen, heilen* (Wilkens & Meyer, 2021). Die Versprechen von CAM sind nahezu grenzenlos. Wilkens plädiert auch für die *Homöopathische Schlaganfalltherapie*, so der Titel eines weiteren seiner Bücher, hier geschrieben zusammen mit dem Homöopathen Michael Teut, der neben seiner Privatpraxis auch an der Hochschulambulanz für Naturheilkunde an der Charité arbeitet (Teut & Wilkens, 2005). CAM-Ärztinnen und -Ärzte sind dicht über Deutschland gestreut und die Politik schaut zu: Die »besonderen Therapierichtungen« – Homöopathie, Anthroposopie, Phytotherapie – sind gesetzlich geschützt und dürfen ihr Eigenleben jenseits der anerkannten Regeln der Bewertung von Nutzen und Schaden in der Medizin führen (Schmacke, 2015, S. 115ff.).

Glaube und Aberglaube

Spekulative bis erkennbar unsinnige Deutungen im Kontext von Krankheit und Gesundheit sind kein exklusives Element von CAM, sie begleiten die Menschheitsgeschichte. Es gibt mehrere historische und soziologische Ansätze, Phasen solcher »Glaubensentwürfe« nicht nur zu beschreiben, sondern auf ihre soziale Bedeutung hin zu analysieren. Mit dem Aufkommen des naturwissenschaftlichen Verständnisses von Erkrankung und Genesung entstand, so der Medizinhistoriker Roy Porter (1946–2002), im 19. Jahrhundert die Alternative Medizin als populistische Gegenreaktion zur Medizin: »Die Menschen wollten, dass ihre Krankheiten geheilt werden, aber sie wollten noch mehr von der Medizin: die Erklärung ihrer Probleme, ein Gefühl der Ganzheit, einen Schlüssel zum Sinn des Lebens« (Porter, 2000, S. 399). Die neuere Alternativmedizin steht dann für Porter für ein neues Selbstbewusstsein der Menschen, für eine Kultur der Selbstaufwertung (Porter, 2000, S. 688). Weiter: »Die heutigen komplexen und konfusen Haltungen gegenüber der Medizin sind die Summe der Reaktionen auf ein Jahrhundert, in dem ein therapeutischer Staat und eine medikalisierte Gesellschaft heranwuchsen« (ebd., S. 690). Aus heutiger Sicht lässt sich sagen, dass dieses offenbar starke Gefühl einer von der Medizin überwältigten Gesellschaft, welches ab den späten 60er Jahren des 20. Jahrhunderts raumgreifend zu verzeichnen ist, bereits zu einem Zeitpunkt der Medizinentwicklung entstand, als viele der heute weithin akzeptierten Fortschritte noch gar nicht vorhanden waren. Gleichwohl: »Die Medizin hat zu übersteigerten Erwartungen geführt, welche die Öffentlichkeit gern übernahm. Da aber diese Erwartungen ins Unermessliche wachsen, werden sie unerfüllbar« (ebd., S. 717). Menschlich verständliche Sehnsucht nach Heilung schlägt, so die Quintessenz, leicht in Enttäuschung und Verurteilung um, allzumal, wenn die Ärzteschaft selbst Illusionen nährt. Es kommt hinzu, dass es eine Parallelgeschichte des Umgangs der etablierten Medizin mit »Quacksalberei« – oder wie immer Außenseiterverfahren genannt wurden – gibt. Das betrifft die Toleranz des Ärztestandes gegenüber »eigenen« Kolleginnen und Kollegen, die alles anbieten, was sich verkaufen lässt, und es betrifft die in unterschiedlichen Wellen zu verzeichnende »Adelung« von nicht gesicherten Verfahren durch die akademische Medizin selber. Immer ging dies einher mit dem Verzicht des Staates, die Frage der Zulässigkeit von Behandlungsverfahren klar zu regulieren (Porter, 1989). Es kommt hinzu, dass es bis vor wenigen Jahren für Laiinnen und Laien praktisch unmöglich war, die Güte ihnen angebotener Behandlungsmethoden kritisch zu prüfen: Auch heute setzt dies ein stattliches Know-how im Umgang mit publiziertem Wissen voraus – oder Zugang zu entsprechend gut informierten und vertrauenswürdigen ExpertInnen oder Betroffenen.

Eine zweite Annäherung an das Thema der Akzeptanz fragwürdiger Behandlungsmethoden findet sich in der Forschung zum Ausmaß von Aberglauben in der Bevölkerung. Stuart Vyse, US-amerikanischer Psychologe und Verhaltensforscher, hat beispielsweise ermittelt, wie viele seiner Studierenden der Psychologie abergläubischen Ideen anhingen: 39 % waren sich sicher, dass es schwarze Magie gibt; 69 % waren überzeugt, dass Träume Informationen über die Zukunft liefern können; 68 % stimmten der Behauptung zu, manche Menschen besäßen die Fähigkeit, die Zukunft vorherzusagen; und 36 % meinten, das Kreuzen der Finger oder das Klopfen auf Holz könnten das Glück verbessern (Vyse, 1997).

Und durch die gesamte Literatur von CAM ziehen sich Überzeugungen wie »Nicht alles ist erklärbar« oder »Früher für unmöglich Erklärtes ist heute wissenschaftlich akzeptiert«. Die letztere Sentenz wird gern mit dem ironischen Satz »Die Erde ist eine Scheibe« untermauert – hier in der festen Überzeugung, dass es die wissenschaftliche Medizin ist, die nicht verstehen will, dass sich heutige Auffassungen der »Schulmedizin« übermorgen als unsinnig erweisen, während Homöopathie und Akupunktur dann breit akzeptiert sein werden. Diese Grundhaltung weist verschiedene Stufen der Abkehr von den Regeln der Logik und der Nachvollziehbarkeit von Fakten auf. Der Extremfall wird umgangssprachlich oft mit dem Begriff »Verschwörungstheorie« bezeichnet – eine unzutreffende Bezeichnung, weil es sich nicht um eine Theorie handelt, sondern um Glaubensüberzeugungen.

Fremde dunkle Mächte schließen sich zusammen, um Lügen zu verbreiten: Die Mondlandung hat nie stattgefunden, sondern wurde in Studios gedreht, die COVID-19-Pandemie ist eine maßlose Übertreibung, die vor allem raffgierigen Pharmakonzernen nützt. Im Antisemitismus findet sich ein besonders finsterer Nährboden, wonach immer wieder Juden/Jüdinnen bezichtigt wurden und werden, ökonomische Vormacht oder gar die Weltherrschaft erringen zu wollen. CAM-Überzeugte neigen überhäufig zu solchen verqueren und gefährlichen Weltbildern, wie mehrfach empirisch gezeigt worden ist. Pia Lamberty und Roland Imhoff vom Institut für Sozial- und Rechtspsychologie der Universität Mainz haben vor der COVID-19-Pandemie in den USA und Deutschland bei Anhängern von insgesamt 37 verschiedenen Verfahren von der Aromatherapie und Bachblüten bis zu Hypnose und Yoga mit einem Mix von qualitativen und quantitativen Methoden einen wie sie sagen »unheimlich starken Zusammenhang zwischen Verschwörungsmentalität und Befürwortung alternativer Methoden« gefunden (Lamberty & Imhoff, 2018). Für die Pandemiezeit zeigten Nadine Frei und Oliver Nachtwey (2021) vom Basler Institut für Soziologie ebenfalls in einem Mixed-Methods-Design in Baden-Württemberg den Zusammenhang von Impfskepsis und Pandemie-Verleugnung mit Querdenkertum explizit für AnhängerInnen der Anthroposophie. Die jeweils besonders stark favorisierten Themen von Menschen mit Neigung zu Verschwörungskonzepten wechseln, wobei immer ein generalisiertes Misstrauen gegenüber Machtstrukturen vorliegt: »Das individuelle Verständnis einer Erkrankung und die Wahl der Behandlung kann also mehr von ideologiegeprägten Persönlichkeitsmerkmalen abhängen als von rationalen Überlegungen« (Lamberty & Imhoff, 2018, S. 267). Auch eine australische Arbeitsgruppe hatte 2015 empirisch einen starken Zusammenhang zwischen dem Bekenntnis zu CAM und Impfgegnerschaft ermittelt. Die auf den ersten Blick erstaunliche Tatsache, dass gebildete Menschen unter ImpfgegnerInnen überproportional vertreten sind, erklärt sich demzufolge aus kognitionspsychologischen Erkenntnissen: Wenn aufgrund kultureller oder anderer Bindungen die Bereitschaft fehlt, sich mit Fakten auseinanderzusetzen, können diese in die Meinungsbildung eben nicht einfließen: »Impf-Skeptizismus ist offenbar das Ergebnis einer spezifischen kulturellen und psychologischen Orientierung, die dazu führt, dass der Wille, sich mit wissenschaftlichen Belegen auseinanderzusetzen, fehlt«[43] (Brown et al., 2015, Übersetzung d. A.).

43 »Vaccination scepticism appears to be the outcome of a particular cultural and psychological orientation leading to unwillingness to engage with the scientific evidence.«

Diese Zusammenhänge sind mithin gut belegt, ohne dass nun etwa alle, die zu CAM-Methoden greifen, zugleich an Verschwörungslegenden glauben. Welche genauen lebensgeschichtlichen Ereignisse Frauen und Männer von einer nachvollziehbaren Kritik an Ungleichheit und Ungerechtigkeit im Gesundheitswesen zu prinzipiellem Misstrauen gegenüber Ärzteschaft, Industrie und Staat bis hin zu fast wahnhaft wirkenden Unterstellungen von Geheimtreffen dunkler Mächte führen, ist nicht einfach zu verstehen. Alles scheint von einer geteilten Grundhaltung abzuhängen, zu der sich unterschiedlich große Gruppen zusammenfinden und in denen sie sich gegen alle Einwände der Wissenschaft immunisieren. Eine facettenreiche Darstellung esoterischer Überzeugungen zu Gesundheitsfragen haben jüngst Lamberty und Nocun vorgelegt (2022). Weitere empirische Forschung zu den Zusammenhängen zwischen CAM und demokratie- und wissenschaftsfeindlichen Überzeugungen hat in den letzten Jahren die Bielefelder Sozial- und Gesundheitswissenschaftlerin Nora Pösl publiziert, beklemmend insbesondere, weil von ihr das Ausfransen zum Rechtsradikalismus in beklemmender Weise analysiert wird (Pösl, 2020). Es ist diese traditionell unzureichend gesehene Gefahr, die von der CAM-Bewegung ausgeht, in einem quantitativ nicht bezifferbarem Umfang und sicher auch von vielen CAM-AnhängerInnen gar nicht realisiert und dann vermutlich auch nicht gutgeheißen.

Dies führt zu der Erkenntnis, dass es nicht möglich sein wird, allein durch – immer wieder dringend notwendige – Aufklärung Menschen davor zu bewahren, auf erkennbar unsinnige und gefährliche Heilmethoden zu setzen und häufig dabei noch große Summen zu vergeuden. Man könnte meinen, der Satz »Die Welt will betrogen sein, darum sei sie betrogen« habe Bestand.

LiebhaberInnen von Western kennen die Figur des Wunderheilers, der das Allheilmittel Schlangenöl anpreist, dessen Inhalt nur ihm bekannt ist. Im Englischen nennt man dieses Gebaren »puffery«: Marktschreierei. Für das staunende Publikum ist nicht durchschaubar, ob es glatt belogen wird oder ob nicht vielleicht doch etwas hinter den Heilsversprechen stecken könnte. Die heutige Komplementärmedizin, ein riesiges Bündel unterschiedlichster Angebote von Multivitaminpräparaten über Kinesiologie bis zur Homöopathie, weist eine Menge Parallelen zum Schlangenöl auf. Mit einem fundamentalen Unterschied: Unter den Anbietern befinden sich auch Ärztinnen und Ärzte, die von ihren Methoden fest überzeugt sind und mit dem universitär erworbenen weißen Mantel große Autorität ausstrahlen. Sie lügen nicht, aber sie täuschen sich und ihre PatientInnen (vgl. umfassend Heyll, 2015). In jedem Fall ist es eine große Tragik, wenn Menschen aus Angst vor einer übermächtigen Medizin sich von dieser abwenden und in den Armen anmaßender und unwissender HeilerInnen landen, deren blanken Unfug sie in die Illusion von selbstbestimmtem Leben umformen.

Mantras verkürzter Medizinkritik

Neben der bedeutenden Erkenntnis der psychologischen Forschung, dass Aberglaube tief in menschlichen Seelen verankert ist, zeigt sich des Weiteren, dass bestimmte Grundüberzeugungen der Medizinkritik auch von gewissermaßen in Stein gemeißelten Sätzen getragen werden. Die Kritik an der wissenschaftsorientierten Medizin folgt seit dem Aufkommen der neueren CAM-Bewegung ab den 60er und 70er Jahren des 20. Jahrhunderts sehr ähnlichen Grundmustern, ohne dass dabei die Fortschritte der Medizin Berücksichtigung gefunden hätten. Das zeigt sich an dem stereotyp vorgebrachten Argument, dass die Medizin sich ja auch erheblich auf Placeboeffekte stütze. Es gibt aber weitere Grundüberzeugungen, die nicht aus CAM entstanden sind, aber allzugern mantraartig von ihr ins Feld geführt werden, wenn es darum geht, die Bedeutung der Medizin radikal infrage zu stellen.

Die Frage, welchen Empfehlungen der Medizin wir vertrauen können, kann auf der einen Seite mit immer besseren Analysen beantwortet werden. Immer mehr Disziplinen haben akzeptiert, dass wiederholte prospektive, kontrollierte, verblindete Vergleiche neuer Substanzen oder Verfahren gegenüber dem bestehenden akzeptierten Standard bei allen denkbaren methodischen Einwänden die zuverlässigsten Ergebnisse liefern. In wachsenden Teilen der Ärzteschaft ist dies heute – nach langen Abwehrgefechten – im Grundsatz akzeptiert. Jünger sind die Bemühungen, derartiges Wissen so aufzubereiten, dass Ratsuchende und Kranke es als Basis für ihre Entscheidungen nehmen können. Es scheint aber so zu sein, dass es Grundüberzeugungen der Relativierung des medizinischen Fortschritts gibt, die dem Zeitraum von 1970 bis 1990 entstammen und die in der Bevölkerung generell wirksam sind, so wie sie vor allem in Endlosschleifen in der Argumentation von CAM auftauchen. Solche dogmatischen Sentenzen blockieren die Auseinandersetzung mit konkreten wissenschaftlichen Erkenntnissen.

Ivan Illich und die Nemesis der Medizin

1976 veröffentlichte Ivan Illich (1926–2002) sein Buch *Medical Nemesis: The Expropriation of Health*. Illich verstand sich weit über die Beschäftigung mit der Medizin hinaus als Kulturkritiker. Seine fundamentalen Polemiken richteten sich vor allem gegen Kirche, Schule und Medizin. Sein mit endlosen Fußnoten unterlegtes und außerordentlich schwer zu lesendes Buch (deutscher Titel: *Die Nemesis der Medizin – Von den Grenzen des Gesundheitswesens;* fortlaufend nach der Taschenausgabe von Rowohlt zitiert) beginnt mit dem Satz: »Die etablierte Medizin hat sich zu einer ersten Gefahr für die Gesundheit entwickelt.« Im Original: »The medical establishment has become a major threat to health.« Erste Gefahr – major threat. Damit ist die Antithese zum Fortschrittsglauben beschrieben, zum Vertrauen in einen sich permanent erweiternden Kanon wichtiger medizinischer Leistungen. Illich wird in der Regel als einer der ersten Kritiker der modernen Medizin verstanden, der die Medikalisierung des Lebens und die durch die Medizin selbst erzeugten oder verstärkten Krankheiten (Iatrogenese) thematisiert habe.

Illich war weit radikaler, als die ihm nachfolgende Kritik an den Grenzüberschreitungen der Medizin und den durch ÄrztInnen verursachten Gesundheitsschäden es bis heute artikuliert. Er verstand den Arzt beziehungsweise die Ärztin als »Sachwalter der Moral, ausgestattet mit der inquisitorischen Machtfülle, gewisse Übel festzustellen, die behoben werden müssen« (Illich, 1977, S. 54). Medizin als gesellschaftliche Macht wird als Kreuzzug verstanden: »Wie alle Kreuzzugbewegungen schafft auch die Medizin, jedesmal wenn sie eine neue Diagnose für verbindlich erklärt, eine neue Gruppe von Außenseitern« (ebd., S. 55). Krankenhäuser werden zu »Monumenten eines narzißtischen Wissenschaftsglaubens, zu konkreten Demonstrationen der medizinischen Vorurteile, die am Tag der Grundsteinlegung gerade in Mode und oft schon überholt sind, wenn das Haus in Betrieb genommen wird« (ebd., S. 57f.). Illich spricht von einer anhaltenden Kosten-Expansion im Gesundheitswesen, die in den USA dazu geführt habe, dass die Lebenserwartung von erwachsenen Männern zu sinken begonnen habe. Die Vielzahl an Fußnoten kann nicht darüber hinwegtäuschen, dass seine fundamentalen Thesen selten belegt werden. Unerklärlich bleibt etwa folgende Aussage: »Die Zeit der großen pharmakologischen Entdeckungen liegt hinter uns« (ebd., S. 91). Fundamental fällt Illichs Kritik der Geriatrie aus: »Traurigerweise vermehren die meisten geriatrischen Therapien […] meist nicht nur die Schmerzen der Alten, sondern verlängern sie noch« (ebd., S. 99). Geht man der hier angebrachten Fußnote nach, so findet sich Folgendes: Der bedeutende englische Geriater Arthur Norman Exton-Smith (1920–1990) beschrieb 1961 den Krankheitsverlauf von 80 Männern und 140 Frauen einer geriatrischen Station mit der Frage, wie diese in der Endphase ihrer Krankheit Schmerzen und Missempfindungen erlebt hatten. Dabei geht es um Lehren aus diesen Erfahrungen, die sich wesentlich auf Äußerungen der Kranken und ihrer KrankenpflegerInnen stützten. Von einer pessimistischen therapeutischen Grundhaltung ist dabei nichts zu spüren, vielmehr findet sich die Forderung nach konstanter Aufmerksamkeit für die Beschwerden der Kranken und nach einem hohen Pflegestandard (Exton-Smith, 1961).

Illich verwendet durchgängig radikale Formulierungen, hinter denen jede Differenzierung der angeklagten Missstände unmöglich wird. Seine Kritik der »medikalisierten Prävention« fasst er in den Begriff »Schnüffelei nach Gesundheitsrisiken«, die zu »polizeimäßigen Kontrollnetzen« führe. Als Beispiele werden aufgeführt: pränatale Untersuchungen, Mütterschulungen in Säuglingspflege, Reihenuntersuchungen in Schulen und Ferienlagern, genetische Kontrollen und Blutdruckberatungen. Es gehe um eine »Treibjagd auf die Krankheiten« (Illich, 1977, S. 110). Da werden – mit anderen Worten – gleichermaßen diskussionsbedürftige Reihenuntesuchungen und wichtige Bluthochdruckberatung und -behandlung im Orkus der Kritik versenkt.

Vollends verstörend wird Illichs Kulturkritik des Sterbens in der Neuzeit und der dabei zugewiesenen Rolle von Krankenhäusern. »Die Krankenhausbetten sind angefüllt mit Körpern, die weder tot noch lebendig sind« (ebd., S. 119). Es wird die »Eskalation der technischen Lebensverlängerung auf der Intensivstation« kritisiert (ebd, S. 121), ein prinzipiell hoch bedeutsames Thema der Medizinethik. Je konkreter die Betrachtung dann wird, umso atemberaubender die Diktion. Illich greift die Tatsache auf, dass zu den Anfangszeiten der Dialysebehandlung hart ausgewählt wurde, wer einen der seltenen Behandlungsplätze bekam und wer an der Urämie sterben musste. Bei Illich heißt es dazu: »Der auserwählte Patient wird darauf abgerichtet, das seltene Privileg eines exquisiten Sterbens unter Folter zu begehren« (ebd., S. 128). Weiter: »Die Intensivstation […] schmückt sich mit dem feierlichen Zeremoniell, das einst die Hinrichtung und legale Tötung umgab. Die aufwendige Behandlung des im Koma liegenden Patienten tritt an die Stelle der Henkersmahlzeit« (ebd.). Es geht mit anderen Worten überhaupt nicht um eine kritische Betrachtung neuer medizinischer Verfahren; es geht um eine prinzipielle Ablehnung der Medizin auf dem Altar einer reaktionären Kulturkritik. Hier hat es den Anschein, dass Illich entschlossen ist, entgegen seiner Fundamentalkritik der Kirche als ehemaliger Priester dann doch wieder die alte Leidensmythologie zu reanimieren. Früher seien Menschen in der Lage gewesen, »Schmerzen mit Würde zu ertragen« (ebd., S. 158). Heute sei Schmerz demgegenüber »ein sozialer Fluch«, das Industriesystem liefere den »medizinischen Schmerztöter« (ebd., S. 159f.). Zugleich wird unterstellt, in früheren Kulturen habe es wirksame Psychotherapie, Glaubenssysteme und Drogen gegeben, welche die häufigsten Schmerzformen erträglich gemacht hätten (ebd., S. 160), während heute der Schmerz als »störender Zwischenfall« aufgefasst werde, »dem durch außerordentliche Interventionen zu begegnen ist« (ebd., S. 160). Das alles hat mit der Realität der Schmerztherapie mit ihren Höhen und Tiefen nichts zu tun, es ist pure Ideologie und weit entfernt davon, das Leiden von Kranken ernst zu nehmen. Nebulös bleibt am Ende die Forderung nach »Deprofessionalisierung der Medizin«. Die modern anmutende Forderung nach stärkerem Einspruchsrecht von Kranken führt vermeintlich zum Ende der »Abhängigkeit der Menschen von unpersönlichen Institutionen«, an deren Stelle »gegenseitiges Vertrauen und Selbstvertrauen« treten müsse (ebd., S. 291f.). Von der »persönlichen Verantwortung für die Gesundheit« ist die Rede und von der Besteuerung der spezialisierten Medizin, »bis solche Geräte und Hilfsmittel, die vom Laiinnen und Laien bedient werden könnten, wirklich jedermann, der sie braucht, zugänglich wären« (ebd., S. 308).

> »Eine Welt der optimalen, allgemeinen Gesundheit ist offenbar eine Welt der minimalen und nur gelegentlichen medizinischen Intervention. Gesunde Menschen sind Menschen, die in gesunden Wohnungen leben und eine gesunde Nahrung essen; in einem Milieu, das Geburt, Wachstum, Heilen und Sterben gleichermaßen begünstigt« (ebd., S. 311).

Es soll betont werden, dass Illich nie explizit die aufkommende CAM befürwortet hat, da er Heilungsversprechen grundsätzlich ablehnte. Vermutlich hat er CAM aber Brücken gebaut, das Misstrauen gegenüber der Medizin zum Mittelpunkt zu machen: »In Wahrheit ist das Wunder der modernen Medizin Teufelstrug« (ebd.). Hier schließt sich der Kreis zum Ausgangspunkt: »Die etablierte Medizin hat sich zu einer ersten Gefahr für die Gesundheit entwickelt.« Es steht zu befürchten, dass es diese apodiktischen Sätze sind, die erheblichen Einfluss auf gesellschaftliche Debatten genommen haben, während sich wohl nur wenige durch den sperrigen bis wirren Inhalt des Buches gekämpft haben. O'Mahoney, der selbst zu den fundierten Kritikern der modernen Medizin zählt und Illich sehr schätzt, schreibt: »Ich vermute, dass viele das Buch gekauft haben, nachdem sie ihn gehört haben, und dann nach den ersten paar Seiten aufgegeben haben«[44] (O'Mahoney, 2016, Übersetzung d. A.).

Vollends irritiert lässt Illich mich persönlich zurück, wenn er in einem *Zeit*-Interview 1975 äußert:

> »Läßt sich Gesundheit überhaupt noch denken, wenn der Entscheidungsspielraum auf Null zusammengedrückt wird? Haben wir es dann nicht mit einer Gesellschaft von Patienten zu tun? Ist dann die Welt nicht in einen großen Spitalsaal verwandelt worden, der sich von einem Schulraum oder von einem KZ nicht mehr unterscheiden läßt?« (*Die Zeit*, 1975)

40 Jahre nach Erstpublikation kommt Illich auf sein Buch (er spricht von einem Essay) bei einer Tagung der US-amerikanischen Qualitative Health Research Association im Jahr 1994 zurück – in erheblichem Umfang von PflegerInnen mit akademischer Qualifikation besucht. Wer erwartet hatte, er nähme Bezug auf Kernaussagen seiner Medizinkritik, wurde enttäuscht. In den meisten der von ihm in seinem Buch fundamental infrage gestellten medizinischen Felder wie Hämodialyse, Herzkatheterdiagnostik oder Geriatrie hatte sich die Medizin erheblich weiterentwickelt. Stattdessen beginnt er seinen Rückblick mit der Aussage: »Ich bin kein Krankenpfleger. Und es geht mir ausdrücklich nicht um Gesundheit. Ich lehre über die Geschichte der Freundschaft und über die Geschichte des Leidens« (llich, 2007, S. 205). Der oben zitierte Anfangssatz in der Erstausgabe wird hier mit einem kleinen, aber wesentlichen Druckfehler zitiert: »Die etablierte Medizin hat sich zu einer ernsten Gefahr für die Gesundheit entwickelt«: »major« war mit »ersten« sicher treffender als mit »ernster« übersetzt, meint das Englische doch »hauptsächlich« und »größte«. Gleichgültig: Illich reklamiert, seine initial schockierenden Aussagen seien heute »banal«. Wohlbemerkt nicht mit gewisser Bescheidenheit: »Meine Kernaussagen sind weiter bedeutsam,

44 »I suspect that many bought the book after hearing him speak, and gave up after the first few pages.«

auch wenn die Medizin seither spürbare Vorteile des Überlebens und der Lebensqualität bei zahlreichen Erkrankungen entwickelt hat. Es geht schlicht darum, der »iatrogenen Epidemie ein Ende zu setzen« (ebd., S. 208). Im Rückblick bilanziert Illich vielmehr, seine damalige Kritik am schier endlosen Streben nach Gesundheit sei eher zu zurückhaltend gewesen.

1991 zog Illich folgende Bilanz des Gesundheitswesens: Medizinische Leistungen trügen nur zu einem geringen Teil zum Gesundheitszustand einer Bevölkerung bei, Präventivmedizin sei von sekundärer Bedeutung, und »ein Großteil sogenannter medizinischer Erfolge [sei] Etikettenschwindel und [dehne] den Leidensweg von Irren, Krüppeln, alten Trotteln und Missgeburten [aus]« (Illich, 1991). Danach bestehen nun doch begründete Zweifel an der Deutung der Medizinkritik von Illich, es handele sich um eine um 20 Jahre vorgezogene Forderung nach Beachtung der Kriterien der evidenzbasierten Medizin (vgl. Wright, 2003; Smith, 2003; Moncrieff, 2016). Der englische Gesundheitswissenschaftler Scott-Samuel vermerkt in seinem Nachruf und Rückblick auf seine Kontakte zu Illich: »Als Diabetiker mit Netzhautschaden wäre ich sicher tot oder blind ohne Insulin oder Laser. Aber als Prediger der Revolution in der Gesundheitspolitik kommen Illich wenige gleich«[45] (Scott-Samuel, 2003, Übersetzung d. A.). Medizin als Hauptgefährdung der Gesundheit – diese Schlagzeile von Ivan Illich könnte bis heute mehr Einfluss haben als gedacht. Eine unbegründete und gefährliche Polemik, die Illich in ähnlicher Weise auch gegen das etablierte Bildungssystem gerichtet hat (Illich, 1971). Es ist diese rein polemische und unbegründete bis verstörende Medizinkritik, an die hier erinnert werden soll, weil sie immer wieder neue AnhängerInnen findet.

Fehlende Evidenzbasierung der Medizin

Nur 10 % bis 20 % der Medizin sind evidenzbasiert – in dieser oder leicht abgewandelten Form findet sich eine weitere Sentenz, welche sowohl von orthodoxen, der EbM abgeneigten Medizinern als auch von CAM-Vertretern gern benutzt wird. Dabei wird – wenn überhaupt – als Quelle der Bericht des Office of Technology Assessment (OTA) aus dem Jahr 1978 angegeben, ein früher Bericht über die Wirksamkeit und die Sicherheit von medizini-

45 »As a diabetic with retinopathy, I'd certainly be dead or blind without insulin or the laser. But as a preacher of revolution in the politics of health, Illich had few equals.«

schen Technologien beziehungsweise Interventionen. Genauer heißt es: »Nur 10 % bis 20 % der Verfahren, die in der Medizin verwendet werden, haben ihren Nutzen in kontrollierten Studien unter Beweis gestellt«[46] (US Congress, 1978, S. 94, Übersetzung d. A.). Diese Aussage stützte sich nun keineswegs auf einen empirischen Befund durch diesen HTA-Bericht, sondern auf eine kolportierte Aussage des am Bericht beteiligten Arztes und Methodikers Kerr L. White (1917–2014), die freilich im Bericht nicht zu finden ist. White erläuterte später auf Nachfrage, dass sich diese Aussage ausschließlich auf eine kleine Studie aus dem Jahr 1963 bezog, die das Verschreibungsverhalten von 19 HausärztInnen in einer kleinen Stadt in Nordengland über einen Zeitraum von 14 Tagen untersucht hatte (Imrie, 1999). Dabei ging es gar nicht um die Evidenzbasierung der Verordnungen, sondern um die Frage, ob die Verordnung für die jeweilige Krankheit als einschlägig anzusehen gewesen war. White führte 1995 in einem Leserbrief in der Zeitschrift Lancet aus: »Die Zahl wurde in OTA-Zirkeln und Publikationen für fast ein Jahrzehnt unsterblich. In zahllosen Reden und Konferenzen habe ich andere herausgefordert, bessere Evidenz zu beschaffen, aber es gab keine. So überdauerte diese ›Lehnstuhl‹-Schätzung aus einer nördlichen Industriestadt«[47] (White in einem Brief an *The Lancet* 1995, 346, S 838, Übersetzung d. A.). Eine Bestätigung dieser Schätzzahl scheint sich in einem Bericht des Instituts of Medicine (IOM) der USA aus dem Jahr 1992 zu finden, welcher zu einem Programm zur Entwicklung methodisch belastbarer Leitlinien aufrief: der Start der heutigen evidenzbasierten Leitlinien. In diesem Bericht heißt es wörtlich: »Zum letzten Punkt: Ein jüngerer Artikel schätzte, dass bestehende Leitlinien belastbare Evidenz nur für 20 % medizinischer Unfallbehandlungen bereit stellen können – gestützt auf eine größere Studie unerwünschter medizinischer Wirkungen und zugehöriger Rechtsstreite[48]« (Field & Lohr, 1992, S. 126, mit konkretem Bezug auf Garnick et al., 1991. Übersetzung d. A.). Bei Garnick et al. steht wörtlich im Zusammenhang mit

46 »Only 10 to 20 percent of precedures used in medical practice habe been shown to be efficacious by controlled trial.«

47 »The figure was immortalized in OTA circles and publications for almost a decade. In countless addresses and conferences I often challenged others to provide better evidence but none was forthcoming. So the northern industrial town ›armchair‹ assessment persistet.«

48 »On this last point, one recent article estimated that existing guidelines could provide relevant evidence for 20 percent of the medical injuries identified in a major study of adverse medical events and related litigation.«

der Frage, ob der Bezug auf Leitlinien positiven Einfluss auf Kunstfehlerprozesse haben könnte: »Es sieht so aus, dass nur wenige der verfügbaren Leitlinien wertvolle beschuldigende oder entlastende Belege bei 20 % der Gesundheitsschäden liefern können«[49] (Garnick et al., 1919, S. 2858, Übersetzung d. A.). Es geht mit anderen Worten nicht um die heute in der Leitliniendebatte zentrale Frage, wie gut die Qualität der Leitlinien ist, sondern ob es in damals akzeptierten Leitlinien Hinweise gab, die in Kunstfehlerprozessen ent- oder belastend verwendet werden könnten. An anderer Stelle heißt es in diesem Bericht, dass nach Schätzungen weniger als die Hälfte der Wirksamkeit von Gesundheitsdienstleistungen in den USA damals in kontrollierten Studien nachgewiesen worden seien (nach Gerlach et al., 1998). Nun ist unstrittig, dass der Umfang an gut gemachten randomisierten kontrollierten Studien damals aus heutiger Sicht viel zu gering war; es ist aber damit auch für die damalige Zeit kein schlagender Beleg für das Ausmaß der Qualität medizinischen Handelns. Tatsächlich steckte die Entwicklung von evidenzbasierten Leitlinien erst in den Kinderschuhen. Stattdessen entsprangen Empfehlungen an die Fachöffentlichkeit dem GOBSAT-Prinzip: »Good old boys sitting around a table«.

Auch diese zweite Formel von der viel zu geringen Evidenzbasierung der Medizinpraxis hält sich beharrlich bis heute. Wer weiß, dass diese Einschätzung aus dem Jahr 1978 stammt und auch damals schon nicht mehr als eine reine Vermutung war? Und wer immer diese Zahlen heute weiterverwendet, ignoriert die Genese dieser Schätzungen und vor allem den unglaublichen Fortschritt der Qualität klinischer Studien und die Verbesserung der Zulassungsverfahren mit ihren dahinter obligatorisch gewordenen HTA-Reviews. Dass die Erhöhung belastbarer Evidenz durch mehr und bessere Forschung in der Medizin ein Dauerlauf und kein Sprint ist, bleibt davon unberührt. Wissenschaft ist nie mehr als die Verringerung des Ausmaßes an Unwisssen.

Die »Thomas McKeown These«

> »Das Werk von Thomas McKeown stand über mehrere Jahrzehnte oben auf der Literaturliste zahlloser Studierender und in wirklich allen englischsprachigen Berichten über Bevölkerungsentwicklung und die epidemiolo-

49 »It appears that at a minimum available guidelines would provide useful inculpatory or exculpatory evidence 20 % for medical injuries.«

> gische Transition. Es hat außerdem eine Reihe von heftigen Debatten über die Bedeutung der Medizin provoziert oder verstärkt, über die Beziehungen zwischen Ernährung und Gesundheit, die Kosten und den Nutzen des industriellen Kapitalismus, über Zusammenhänge zwischen wirtschaftlicher Entwicklung und Bevölkerungswachstum und über methodische Irrtümer in der Forschung und die Interpretation von Forschungsergebnissen«[50] (Grundy, 2005, S. 529, Übersetzung d. A.),

so schreibt die Bevölkerungswissenschaftlerin Emily Grundy in einer Nachbetrachtung der auch im deutschen Sprachraum viel zitierten Arbeiten (1912–1988) des englischen Arztes und Epidemiologen Thomas McKeown. Er hatte die These begründet, dass der Rückgang der Sterblichkeit im 20. Jahrhundert wenig mit moderner Medizin (Impfungen und Antibiotika) zu tun gehabt haben könne, da alle bedeutenden Infektionskrankheiten (Masern, Poliomyelitis, Diphtherie, Scharlach, Typhus, Tuberkulose, Keuchhusten) schon seit Beginn dieses Jahrhunderts rapide abgenommen hatten, lange bevor dann ja etwa ab den frühen 1950er Jahren Isoniazid gegen die Tuberkulose und Impfungen und Antibiotika gegen Kinderkrankheiten in großem Stil verfügbar waren (McKeown, 1976a; 1976b). McKeown war zudem der Auffassung, dass auch schon im 19. Jahrhundert der Rückgang in der Mortalität immer ganz wesentlich durch die Verbesserung der Ernährung der Bevölkerungen zu erklären sei. Andere Einflüsse sozial- und wirtschaftspolitischer Art aber auch klassische Hygienemaßnahmen wurden von McKeown deutlich unterschätzt (Grundy, 2005, 531ff.; Spree, 1998; Szreter, 1988). Aus heutiger Sicht ist aber vor allem beachtlich, dass Thomas McKeown bis heute immer dann zitiert wird, wenn die Bedeutung der therapeutischen Möglichkeiten der modernen Medizin relativiert oder gar infrage gestellt werden soll. Dabei ist völlig unstrittig, dass die entscheidenden Fortschritte der Medizin historisch fast alle sehr jung sind. Es ist in der Sozialmedizin und in den Gesundheitswissenschaften Konsens, dass die Gesundheit von Bevölkerungen und jedes einzelnen

50 »The work of Thomas McKeown, in one form or another, has for several decades featured on countless student reading lists and in virtually all Anglophone accounts of population change and the epidemiological transition. It has additionally provoked or exacerbated a range of fierce debates on the role of medicine, links between nutrition and health, the costs and benefits of industrial capitalism, associations between economic development and population growth, and the influence of bias on research and interpretation of research findings.«

von uns stark von außermedizinischen Faktoren geprägt ist: Krieg und Frieden, gesellschaftlicher Reichtum, soziale Lage, individuell verfügbares Einkommen, Ernährung, Bewegung, Suchtstoffge- und missbrauch (vgl. WHO, 2019a; Siegrist, 2021). Mit Blick auf die gewaltigen Unterschiede in der durchschnittlichen Lebenswartung zwischen den besonders reichen und den extrem armen Ländern des Globus wird heute aber auch deutlich, dass den armen Ländern relevante Fortschritte der Medizin nicht angemessen zur Verfügung stehen und dadurch ihre ohnehin geringere Lebenserwartung noch einmal zusätzlich bedroht wird. Tuberkulose tötet jährlich fast zwei Millionen Menschen. 500.000 Menschen leiden grob geschätzt unter einer Tuberkulose, die auf die klassischen Medikamente wie Isoniazid und Rifampicin nicht mehr anschlägt; aber geschätzt nur etwa 0,5 % dieser Kranken erhalten eine den heutigen Standards angemessene Behandlung mit wirksamen Tuberkulostatika (Keshavjee & Farmer, 2012). McKeown hat zudem unterschätzt, wie relevant etwa Impfungen für Kinder geworden sind. Eine Forschergruppe aus den Niederlanden hat historische Daten zu diesen Impfungen für den Zeitraum 1903 bis 2012 ausgewertet. Betrug der Anteil von Todesfällen in der Zeit vor den Impfungen an der Gesamtmortalität dieser Altersgruppen für Diphtherie 1 % bis 4 % und für Keuchhusten 3 % bis 8 %, so konnten die Impfungen Todesfälle fast vollständig verhindern; ähnlich positiv verlief diese Entwicklung für Poliomyelitis, Mumps und Röteln (Van Wijhe, 2016). Weniger spektakulär, aber bereits beachtlich war im medikamentösen Bereich die Entwicklung der Sulfonamide in den 1930er Jahren. Für die USA haben Jayachandran et al. (2010) errechnet, dass Sulfonamide die Sterblichkeit an Pneumonien zwischen 17 % und 36 % senken konnten, für Scharlach geben sie Zahlen von 52 % bis 65 % für den Zeitraum 1937 bis 1943 an. Anders gerechnet: Danach haben Sulfonamide die altersspezifische Mortalität wenigstens um 2 % bis 3 % gesenkt und damit die Lebenserwartung bei Geburt zwischen 0,4 und 0,7 Jahren erhöht. Die danach entwickelten Antibiotika zeigten dann eine noch weitaus stärkere Wirkung. Selbst wenn man derartige Berechnungen nicht für überzeugend halten würde, so gilt: Für alle, die heute etwa an einer Lungentuberkulose erkranken, bestehen bei Verfügbarkeit der leitliniengerechten Therapie exzellente Chancen auf Ausheilung. »Schwindsucht« nannte das Volk die Tuberkulose treffend, und wie beschrieben hat dies für arme Länder eine bleibende, tragische Bedeutung. Lichtjahre weiter sind Länder, in denen die Bevölkerung Zugang zu moderner Medizin hat: Wie könnte das unterschätzt werden?

Welche Schlussfolgerungen erlauben die Schilderungen des zweiten Kapitels?

Die Komplementär- und Alternativmedizin (CAM) als schillernde und im Kern wissenschaftsfeindliche Bewegung hat in der Gesellschaft unbeschadet der enormen Fortschritte der Medizin in der zweiten Hälfte des 20. Jahrhunderts beachtlichen Einfluss gewonnen. Ihre Ideologie hat Eindruck auf Politik und Teile des Wissenschaftsbetriebs gemacht, die sich bis heute schützend gegen die Forderung nach Entfernung von CAM aus der durch Beiträge und Steuern finanzierten Versorgung stellen. Ihre Faszination verdankt CAM der Passung zu einer generellen Ablehnung von ExpertInnen, die seit den Protestbewegungen der späten 1960er Jahre an Einfluss gewann: ein überdehnter Antiautoritarismus. CAM erscheint Teilen dieser Protestbewegung als Chance zur Selbstverwirklichung in Fragen von Gesundheit und Krankheit. »Alternative« Verfahren sind im Gefolge dieser Entwicklungen zu einem beachtlichen Wirtschaftsfaktor geworden. Es erweist sich als nahezu aussichtslos, die fehlende Evidenz der CAM-Rezepte argumentativ entlarven zu wollen. CAM entzieht sich den international in der Wissenschaft anerkannten Methoden der Qualitätsbewertung oder behauptet kühn, diesen Standards doch zu entsprechen. Das hermetisch abgeschlossene System von CAM wird auch nicht dadurch legitimiert, dass die CAM-BehandlerInnen möglicherweise auf die Beschwerden der Kranken stärker eingehen als die Medizin. In ihrer jeweiligen Subspezialität bietet sie die immer selben Schlichtverfahren an, die bei nahezu allen Erkrankungen einsetzbar sind, egal ob Homöopathie oder Ayurveda oder Kinesiologie. Die Kranken werden unmündig gehalten, sie müssen glauben, während sie doch zuvor vom Glauben an die Medizin abgefallen waren. Das Weltbild von CAM profitiert von einer verkürzten Medizinkritik, die vor allem mit dem Namen Ivan Illichs verbunden ist, welcher der Medizin nicht nur den Nutzen abspricht, sondern sie für ein großes Übel schlechthin hält.

3 Der Alltag der Medizin

Worum geht es in diesem dritten Kapitel?

Im Folgenden wird gezeigt, dass die Voraussetzungen, vertrauenswürdige Untersuchungs- und Behandlungsverfahren von problematischen Angeboten unterscheiden zu können, heute ungleich besser sind als in den Zeiten des reinen Expertentums. Wie kompliziert das im Konkreten sein kann, wird an einigen Beispielen wie den Früherkennungsuntersuchungen erläutert. Bedeutsam ist aber auch, dass das Vertrauen in die Ärzteschaft in den wohlhabenden Ländern stark zurückgegangen ist. Zu den höchst unterschiedlichen Gründen für diese Entwicklung gehören starke Interessenkonflikte führender Köpfe in Forschung und Praxis der Medizin. Die Kommerzialisierung des Gesundheitswesens ist neben ihren hoch problematischen Auswirkungen auf die Versorgung auch Nährboden für wissenschaftsfremde Orientierungen. Historisch ganz neu sind rechtliche und soziale Bemühungen um die Stärkung der Patientenrechte und damit auch um die Verbesserung der Chancen, den Dschungel an Informationen über Gesundheitsleistungen zu durchschauen. Eine Schlüsselrolle spielt die Frage der informierten Entscheidung für Patientinnen und Patienten: Es wird gezeigt, dass es eine enorme Diskrepanz zwischen den großen Erwartungen an eine solche neue Ära der Medizin und der Alltagsrealität gibt. Und es werden zentrale Felder angesprochen, in denen es im Alltag schwer sein kann, das notwendige Vertrauen in das Gesundheitswesen zu schaffen: Dies betrifft Schieflagen in der Finanzierung der Krankenhäuser mit ihren Auswirkungen auf die Angebote, die unzureichende Wertschätzung der Pflege, das weitgehende Ausblenden von Systemmängeln etwa in der Krankenhaushygiene und nicht zuletzt die untergeordnete Rolle der Palliation in einem System endloser Versprechungen.

Evidenzbasierte Medizin als Chance

Dass die Komplementär- und Alternativmedizin (CAM) keine Antworten auf die vielen kritischen Fragen an die heutige Medizin geben kann, ist das eine. Dass es allein mit dem Verweis auf die großen Fortschritte in der Medizin vor allem in den letzten Jahrzehnten nicht getan ist, ist das andere. Auch wenn angenommen werden darf, dass viele Menschen nach wie vor ihren Ärztinnen und Ärzten einen großen Vertrauensvorschuss geben, wird es gerade mit der immer größeren Vielfalt an denkbaren Behandlungsmöglichkeiten hoch kompliziert, sich eine eigene Meinung zu bilden – immer vorausgesetzt, dass Menschen nicht bewusst vorziehen, sich prinzipiell auf den Expertenrat zu verlassen. Worauf käme es aber an, gerade wenn unterschiedliche Meinungen und Empfehlungen abzuwägen sind? Wie kann dann das notwendige Vertrauen in die Medizin geschaffen werden? Im Englischen heißt es zum Thema »gute Medizin«: »Doing the right thing« und »Doing things right«. Das ist aber alles andere als einfach. Das »Richtige« tun zielt darauf ab, für die jeweilige Krankheitssituation die erkennbar beste Lösung mit dem größten Nutzen und den geringsten Nebenwirkungen zu finden. Diese dann gekonnt umzusetzen, ist das andere. Das kann noch relativ einfach sein. Man denke an einen kompletten Schenkelhalsbruch: Es muss operiert werden, das Ergebnis hängt aber sehr wohl davon ab, wie viel Erfahrung die Operierenden haben. Über die Qualifikation der handelnden Ärztinnen und Ärzte sind die Betroffenen aber in aller Regel nicht informiert. Es gibt zwar inzwischen die Möglichkeit, für eine Reihe medizinischer Maßnahmen im Internet nachzusehen, vor allem wie häufig sie in der jeweiligen Abteilung durchgeführt werden. Aber natürlich wird keine Klinik auf ihre Homepage schreiben: Bei dieser Erkrankung gehen Sie besser in eine andere, größere Klinik, die können das besser als wir. Ohne Vertrauen funktioniert medizinische Versorgung nicht, aber wie kann erreicht werden, dass es kein blindes Vertrauen ist?

Die Forschung hat in den letzten gut 30 Jahren die (prinzipiell unvermeidbare) Fehlerhaftigkeit medizinischer Behandlungsmethoden operativer und konservativer Verfahren systematischer als früher zum Thema gemacht. Dabei steht im Vordergrund zunächst die Frage, ob es wirklich gute Belege für ein empfohlenes Verfahren gibt. Es geht anders gesagt um die Frage der Evidenzbasierung medizinischer Behandlungsmethoden und ganzer Diagnose- und Behandlungssysteme. Von den Profis im System wird diese Entwicklung hin zur evidenzbasierten Medizin immer noch mit gewisser Skepsis betrachtet. Viele ÄrztInnen verweisen darauf, dass es in den professionellen Berufen – und so auch in der Medizin – ja die geheiligte Tradition der Kollegialkritik gebe und diese für die Sicherstellung der Qualitätsstandards hinreiche. Auch bei der wachsenden Schar von ÄrztInnen, welche das Prinzip der evidenzbasierten Medizin im Wesentlichen als Verbesserung akzeptieren, wird gern der Einwand formuliert, im Einzelfall könnten Studien und Leitlinien doch oft nicht weiterhelfen. Vermutlich wird aber etwas ganz Grundsätzliches von vielen Professionellen in der Praxis nicht gesehen: Sie können als Einzelne in aller Regel den jeweiligen Forschungsstand auch ihres eigenen Fachs nicht kennen und müssen also auf die Bewertung wissenschaftlicher Studien für den Alltagsgebrauch durch vertrauenswürdige Institutionen setzen. Sie müssen selbst vertrauen. Es kommt noch etwas anderes hinzu. In allen Gesellschaften mit ihren unterschiedlichen Systemen stellt sich die Frage, welche medizinischen Leistungen ganz oder wenigstens in erheblichem Umfang vom Staat oder Versicherungen bezahlt werden sollen. Auch wohlhabende Menschen könnten die Kosten für die heutige Medizin in vielen Situationen nicht selbst aufbringen. Für die gesetzliche Krankenversicherung hat der Bundesgesetzgeber in Deutschland im Sozialgesetzbuch V (am klarsten für ambulante Leistungen) festgelegt, welche Bewertungsverfahren neue medizinische Leistungen durchlaufen müssen, damit sie von den gesetzlichen Krankenkassen bezahlt werden. Dies bedeutet die Beauftragung von wissenschaftlichen Begutachtungen nach den methodischen Regeln des Health-Technology-Assessment (HTA), in Deutschland umgesetzt durch die Beauftragung des Gemeinsamen Bundesausschusses, der seinerseits fast immer Gutachten des Instituts für Qualität und Wirtschaftlichkeit im Gesundheitswesen (IQWiG) zugrunde legt (Schmacke, 2020). »Technology« klingt für Laiinnen und Laien sicher merkwürdig; gemeint sind damit in englischer Sprache aber alle medizinischen Handlungen und Angebote.

Man muss kein/e SpezialistIn sein um sofort zu ahnen, dass HTA ein Kampffeld zwischen Industrie, Ärzteschaft, Krankenkassen und Patientenvertretungen ist, zu unterschiedlich sind die Interessen. Sofort taucht die Frage nach dem Vertrauen in neuer Form auf: Sind die Maßstäbe derartiger Prüfungen wirklich wissenschaftlich solide, und sind die Entscheidungsprozesse schnell genug, damit alle wichtigen Neuerungen der Medizin wünschenswert rasch in die Praxis gelangen? International besteht Konsens, dass fortlaufend durch eine systematische Bewertung vorliegender wissenschaftlicher Belege entschieden werden muss, ob der Nutzen einer neuen

Methode so groß ist, dass alles im Verhältnis zum bestehenden Standard (selten auch noch zu Placebo) und zu den Nebenwirkungen für eine breite Verwendung spricht. Zweitens ist festzustellen, dass die vorhandenen Ressourcen in den Ländern nicht auf gleichem Niveau für medizinische Leistungen verfügbar sind. Deutschland gehört aller auch berechtigten Kritik zum Trotz unbestreitbar zu den Ländern, die neue, qualitätsgesicherte Leistungen in der Regel relativ rasch breit verfügbar machen. Krankheit kann zwar auch in Deutschland den sozialen Status gefährden, aber anders als in den USA muss niemand unter horrenden Behandlungskosten leiden. Und drittens spielen immer auch Wertevorstellungen eine Rolle: Das lässt sich zum Beispiel am Thema Zahnersatz oder Sehhilfen leicht zeigen. Hier wird einfach politisch festgelegt, was in welchem Umfang erstattet wird. In diesem magischen Dreieck von Evidenz, Werten und Ressourcen (Schmacke, 2005) werden de facto die konkreten Entscheidungen getroffen. Es ist leicht zu verstehen, dass in Sachen Gesundheit der Vorwurf, Innovationen (das heißt zunächst ja nicht mehr als neue Produkte) würden nicht von den Kassen bezahlt, eine enorme Kraft besitzt. Gegen das hier zu verortende grundsätzliche Misstrauen hat es die evidenzbasierte Medizin gelegentlich sehr schwer, gerade weil sie hohe Ansprüche an die Qualität der Nutzenbelege stellt. Und es ist besonders schwierig, glaubhaft zu machen, dass die EbM gerade darin ihre Stärke hat, Schaden von Kranken durch Ausschluss gefährlicher Verfahren abzuwenden – dies wird nicht immer mit der notwendigen Schärfe gesehen. Und trotzdem: Die Spreu vom Weizen zu trennen, das heißt einerseits vermeidbaren Schaden von der Bevölkerung abzuwenden und andererseits jedem bedeutsamen zusätzlichen Nutzen so rasch wie möglich zum breiten Einsatz in der Versorgung zu verhelfen, lässt sich auch bei Verdopplung der Anstrengungen niemals zu aller Zufriedenheit verwirklichen. Die Geschichte der Medizin ist voller Beispiele für die Enttäuschung illusionärer Erwartungen. Es ist beachtlich, wie häufig scheinbar plausible Therapieverfahren entzaubert worden sind: Hierfür stehen der in grauer Vorzeit Jahrhunderte währende unkritische Einsatz des Aderlasses als Allheilmittel für alle erdenklichen Erkrankungen oder auch die endlosen Abführprozeduren zur vermeintlichen Reinigung von schädigenden Substanzen. Stets haben die angesehensten Vertreter der medizinischen Fachdisziplinen wissenschaftlich nicht hinterlegte Strömungen mitgetragen. Besonders schrecklich sind ausgesprochen brutale Kapitel der Medizin, etwa in der Hirnchirurgie: Man muss hier noch einmal an die massenhafte Cingulotomie – die chirurgische Abtrennung des Frontalhirns – zur angeblichen Behandlung schizophrener Menschen erinnern. Weniger dramatisch, aber trotzdem ein Lehrbeispiel: lange Zeit wurden in der Kardiologie viel zu viele Antiarrhythmika verschrieben, damit die Herzstromkurve (EKG) gut aussah: eine plausible aber gefährliche Idee. Umgekehrt birgt die Geschichte der Medizin auch Beispiele für die unnötige Verschleppung der Einführung echter Innovationen. Prominentes Beispiel ist die Beachtung hygienischer Maßnahmen wie der Asepsis. Wie geschildert, wurde der Gynäkologe Semmelweis zu seinen Lebzeiten von den medizinischen Autoritäten für sein Plädoyer der Händedesinfektion geächtet.

In der neueren Medizin wird die Debatte um die Einführung von Innovationen vor allem im Bereich der Arzneimittelversorgung geführt – andere, nichtmedikamentöse Verfahren fallen in der Dringlichkeit der Beratungen leider gelegentlich zurück. Angetrieben wird die Arzneimittelbewertung durch das unterschiedliche Vorgehen zwischen den USA und Europa. Vereinfacht gesagt: In Europa ist zwischen Marktzulassung und Freigabe für das jeweilige Gesundheitswesen eine Bewertung durch die dort gesetzlich vorgeschriebenen Health-Technology-Assessments (HTA) vorgeschrieben – in Deutschland hat seit einigen Jahren der GBA genau diese Aufgabe. Je größer die Märkte und je höher die Gewinnerwartungen der pharmazeutischen Industrie, umso energischer wird argumentiert, dadurch könnten beachtliche gesundheitliche Benachteiligungen entstehen. In den USA gibt es diese Hürde nicht, die Marktzulassung ist leichter erreichbar. Die USA haben zudem als erstes bedeutendes Industrieland zusätzlich beschleunigte Zulassungsverfahren für bestimmte Medikamentenklassen eingeführt – mit dem auf den ersten Blick einleuchtenden Argument, es sei Kranken nicht zumutbar, Studienergebnisse mit dem Endpunkt Überleben abzuwarten, man müsse sich mit Ersatzparametern zufriedengeben, zum Beispiel »Rückgang der Tumorgröße« statt »längeres Leben unter der Therapie«. Durch nachzureichende Bestätigungsstudien soll dann endgültige Klarheit geschaffen werden. Ein zentrales Feld der Debatte betrifft heute, wie angedeutet, die Krebsmedikamente. Es gibt gewichtige Gründe, mit dem Argument, Krebsmedikamente müssten schneller zugelassen werden, vorsichtig umzugehen. Jüngst haben Gyawali et al. (2021) gezeigt, dass in den USA die recht häufig negativen Ergebnisse der genannten Bestätigungsstudien in der Regel nicht dazu geführt haben, dass die zuständige Behörde diese Medikamente vom Markt genommen hat oder dass die einschlägigen Leitlinien diese Resultate berücksichtigt haben. Die Macht der pharmazeutischen Industrie übertrumpft hier erkennbar die gebotenen und gesetzlich festgeschriebenen Regularien. Gerade Schwerkranke sollten aber vor unzureichend geprüften Medikamenten geschützt werden.

Die EbM stellt ein neues Paradigma in der Bewertung medizinischer Leistungen dar, dessen breite Akzeptanz vor allem damit zu kämpfen hat, dass EbM zutiefst respektlos ist, da sie keine Autorität qua Amt oder Position anerkennt. Die Bewertungsprinzipien der EbM eignen sich auch für die vergleichende Evaluation ganzer Behandlungsstrategien. Muir Gray prägte den Begriff »Evidence based Health Care« (Muir Gray, 1996). Es gibt eine Reihe guter aber auch vieler unterstellter Gründe, warum neue Versorgungsformen deutlich schwieriger und nicht immer mit der wünschenswerten Methode eines kontrollierten Vergleichs untersucht werden. Der sogenannte Innovationsfonds des Gemeinsamen Bundesausschusses versucht in Deutschland mit beträchtlichen Mitteln methodisch hochwertige Versorgungsforschung mit Blick auf überfällige Reformen zu finanzieren (Schmacke, 2020). Qualitative – den Sozialwissenschaften entstammende – Forschungsansätze haben sich dabei ihren Platz in der Bewertung mühsam erkämpfen müssen. Mit ihrer Hilfe konnte etwa plausibel gemacht werden, dass die Qualität der stationären Versorgung dadurch verbessert werden kann, dass sich das Krankenhaus als lernendes System begreift und sich den Ansatz der Fehlerfreundlichkeit, der vor allem in der Luftfahrt mit großem Erfolg zur Routine wurde, zu eigen macht. Es ist ernüchternd zu sehen, dass es diese Form von Innovationen sehr viel schwerer haben als jede neue pharmakologische oder chirurgische Erfindung. Das gilt allemal für Konzepte der Prävention und Gesundheitsförderung.

Es müssen fortlaufend und gewissermaßen immer und immer wieder große Kraftanstrengungen aufgebracht werden, um plausibel wirkende Überzeugungen zum Nutzen von Vorsorge- und Früherkennungsuntersuchungen kritisch zu hinterfragen. Es ist für die meisten Menschen gar nichts anderes vorstellbar, als dass »früh« in diesem Zusammenhang nur »gut« sein kann.

Ein weiteres auf den ersten Blick plausibles Argument betrifft die Gesundheitsuntersuchungen. Generell hat sich umgangssprachlich der Begriff des »Durchcheckens« beim Arzt durchgesetzt: Man will wissen, ob man »richtig gesund« ist und erhofft durch das Durchlaufen eines Untersuchungsritus endgültige Antworten – der Arzt wird zum Propheten oder, weniger polemisch formuliert, zum Garanten für Gesundheit. Es ist eine besonders diabolische Seite dieser Entwicklung, dass gerade im Bereich der Krebserkrankungen mehr Sicherheit jenseits wissenschaftlich fundierter Aussagen von vielen ÄrztInnen inzwischen über das Angebot privat zu bezahlender IGEL-Leistungen (sogenannte individuelle Gesundheitsleistungen) versprochen wird (Deutsches Krebsforschungszentrum, 2019). Hier wird das Vertrauen in die gesetzliche Krankenversicherung und diejenigen ÄrztInnen, die auf private Gewinne bewusst verzichten, gezielt untergraben.

Es bedurfte großer Anstrengungen, den Nutzen von Krebs-Früherkennungsuntersuchungen in verständlicher Weise zum Thema zu machen, bis der Gemeinsame Bundesausschuss 2017 (!) am Beispiel des Mammografie-Screenings die erste evidenzbasierte Entscheidungshilfe für die Frauen entwickelt hat: Ein spürbarer Kulturwechsel, da damit nicht mehr schlicht die Erwartung, »früh muss gut sein« befriedigt wurde, sondern Nutzen und Schaden eines derartigen Screenings beziffert wurden bis hin zum screeningbedingten Ausmaß unnötiger bis gefährlicher Übertherapie. Dieses Gegenüberstellen von individuellem Nutzen und der Gefahr der unnötigen Schädigung durch fragwürdige Screeningbefunde ist nicht allein für die Laiinnen und Laien extrem ungewohnt; auch große Teile der Ärzteschaft tun sich sehr schwer, ein schlichtes Bild des Verhinderns von Krebs zu verlassen.

Grau, teurer Freund, ist alle Theorie: Diesen Satz muss jede Abhandlung, die sich mit den Fragen einer möglichst rational wie human begründeten Versorgung beschäftigt, im Zweifelsfall gegen sich gelten lassen. Doch grün wäre des Lebens goldner Baum im Falle der medizinischen Versorgung ja nur, wenn es tatsächlich möglich wäre, gewissermaßen in einem Selbstlauf der Forschung voraussagen zu können, von welchen Neuerungen der einzelne Kranke und die Bevölkerung in ihrer Gesamtheit tatsächlich profitieren wird. Hat – ganz einfach gefragt – der Versuch einer systemischen Betrachtung von medizinischem Fortschritt durch EbM und HTA praktischen Nutzen? Diese Frage soll abschließend für die drei genannten Eckpunkte des magischen Dreiecks noch einmal im Überblick betrachtet werden:

1. Die Beschäftigung mit der evidenzbasierten Medizin zeigt auf, dass vor allem durch Studien mit hohem methodischem Niveau (häufiger als zumeist angenommen sind prospektive, randomisierte, kontrollierte Studien möglich und dann auch zu fordern) die Frage des Nutzens neuer medizinischer Verfahren gegenüber dem bisherigen Standard gut zu untersuchen ist. Dies gilt keineswegs nur für Fragen der Arzneimittelversorgung oder technischer Innovationen; auch der Stellenwert von psychosozialen Interventionen ist gut zu ermitteln.

Wenn auch längst nicht alle relevante Fragestellungen im Blickfeld hochwertiger klinischer und sozialwissenschaftlicher Studien sind, und wenn mit dem Goldstandard der randomisierten, kontrollierten Studien tatsächlich oft noch nicht der Versorgungsalltag abgebildet wird, dann spricht das alles nicht gegen hohe methodische Anforderungen, sondern es spricht für den systematischen Ausbau von Forschungsansätzen mit längerer Reichweite, wodurch die »Alltagsbewährung« zunehmen würde. Es steht auch außer Frage, dass der gesamte Schatz an wissenschaftlichen Methoden genutzt werden muss, um relevante Hypothesen zu entwickeln und Qualität in der Versorgung zu sichern, einschließlich kasuistischer Darstellungen und qualitativer Studiendesigns. Evidenzbasierte Medizin in diesem umfassenderen Verständnis ist kein seelenloser Algorithmus, der mit randomisierten kontrollierten Studien gefüttert wird und »richtige« Antworten auswirft wie ein gut programmierter Roboter. Man muss aber auch eines sehen: Die Tatsache, dass die traditionelle klinische Forschung in Deutschland in angesehenen internationalen Zeitschriften noch immer eine ziemlich kleine Rolle spielt, resultiert nicht zuletzt aus den kritikwürdigen methodischen Designs vieler Studien.

2. Es ist erforderlich, zunächst einmal gelassen ins Blickfeld zu nehmen, dass es erheblicher und systematischer Anstrengungen bedarf, die immer vorhandenen Probleme des Nebeneinanders von angemessener und unzureichender Versorgung im Verbund mit der Frage nach den Schadenspotenzialen durch die Medizin zu analysieren und daraus Konsequenzen für das Um- und Nachsteuern zu ziehen. Solange in den Köpfen demgegenüber oft noch die Vorstellung greift, die LeistungserbringerInnen seien für die Optimierung der Qualität in einem sich selbst regulierenden Kreislauf zuständig und die KostenträgerInnen für die bedingungslose Zur-Verfügung-Stellung von Ressourcen, solange bleibt der Kern der Steuerungsproblematik unbearbeitet. Denn so unbestreitbar gute Versorgungsqualität im Alltag von der Bereitstellung adäquater Mittel abhängig ist, so unbestreitbar ist die Verantwortung der Gesundheitsberufe, vor allem die der Ärzteschaft, für die Streubreite an Qualität innerhalb eines gesetzten ökonomischen Rahmens wie vor allem für das Mengenproblem. Und es spricht leider sehr viel dafür, dass alle Versuche der sogenannten externen Qualitätssicherung – vor allem basierend auf Vergleichen des Leistungsgeschehens zwischen verschiedenen Anbietern anhand von

Routinedaten – bislang wenig Effekt zeigen. Wenn es nicht gelingt, die Professionellen auf Qualitätsstandards und ein offenes Umgehen mit Fehlern einzuschwören, werden viele Reformversuche weiter gegen die Wand laufen. Das ist nun aber nicht zu verwechseln mit einer kritiklosen Rückkehr zur Selbstregulierung des Ärztestandes.

3. Der extrem bedeutsame Eckpunkt »Werte« wird möglicherweise im Laufe der kommenden Jahre in neuer Weise Einfluss auf die Innovationsfrage nehmen: Wenn nämlich die Patientenorientierung in der medizinischen Versorgung aus dem Stadium der rhetorischen Bekundungen in das Stadium der Beeinflussung von Qualität und Wirtschaftlichkeit getreten ist. Es spricht viel dafür, dass Kranke wie Patientenvertretungen künftig couragierter danach fragen, wodurch die Leistungen, die ihnen empfohlen werden, fachlich legitimiert sind. Innerhalb der evidenzbasierten Medizin wäre dies die Vollendung einer wirklichen kulturellen Revolution. Dass ein derartiger Wandel insbesondere im Feld der chronischen Erkrankungen angezeigt ist, da es hier häufig um die komplexe Wahl zwischen mehreren, in der Regel unterschiedlich gut begründeten Optionen und nicht um das Akzeptieren von einfachen Wahrheiten geht, liegt auf der Hand. Dass dies ein sehr steiniger Weg ist, vielleicht sogar utopisch, ohne Erfolgsgarantien, wird unter den Themen Shared Decision Making und Selbstmanagement später ausführlicher aufgegriffen.

Der Verlust des Vertrauens in die Arztprofession

Ob es möglich ist, den für die GKV festgelegten Untersuchungs- und Behandlungsverfahren zu vertrauen, ist selbstredend eine Kernfrage. Genauso bedeutsam ist aber die Frage, ob die Bevölkerung ihren Ärztinnen und Ärzten vertraut. Am Anfang dieser Überlegungen möchte ich die klare Aussage treffen: Die Interessenvertretungen der Ärzteschaft und der Krankenhäuser sind extrem einflussreich und sie sperren sich hartnäckig gegen grundlegende Strukturreformen, dazu gehört auch das Thema Qualitätssicherung. Die andere Frage ist, was die Politik über diese Mächte denkt – und ob nicht inzwischen auch in Deutschland ein deutlicher Vertrauensverlust eingetreten ist, der heute noch nicht massiv durchschlägt. Ein Blick in die USA kann den Blick dafür öffnen, warum dies ein wichtiges Thema ist. 2002 stellte Mark Schlesinger, Professur für Gesundheitspolitik an der

Yale University eine in den 1990er Jahren begonnene Studie vor: »A Loss of faith: the sources of reduced political legitimacy for the American Medical Profession«. Es handelt sich um eine Studie, die er auf eine stattliche Reihe von themenzentrierten Intensivinterviews aus der allgemeinen Bevölkerung sowie von Entscheidungsträgern in der Gesundheitspolitik gestützt hat. Ausgangspunkt von Schlesinger war seine Hypothese, dass seit den 1970er Jahren die amerikanische Ärzteschaft ihr zuvor hohes Vertrauen in Politik und Öffentlichkeit auf zwei Ebenen in erheblichem Umfang verloren hatte: zum einen bezüglich der Qualität in der individuellen Versorgung, zum anderen bezüglich ihrer Funktion in der Politikberatung und Gestaltung der Versorgung. Ein fixes Datum gibt es natürlich nicht, aber der eher schleichende Wandel bezieht sich vor allem auf den Zeitraum von 1970 bis 1990. Man kann sogleich fragen: Ist das eine Paradoxie oder eine Scheinparadoxie? Gerade in den 70er und 80er Jahren des 20. Jahrhunderts beginnt doch der wirklich fulminante Aufstieg der Medizin, der die etwas älteren und bahnbrechenden Erfolge der Penizillin- und Tuberkulostatika-Epoche in einigen wichtigen Behandlungsfeldern noch einmal übertrumpft, von der Revolution der diagnostischen Verfahren nicht zu sprechen. Offenkundig haben diese Fortschritte die Ärzteschaft aber nicht in ihrer gesellschaftlichen Rolle stärken können. Der entscheidende Befund dieser Analyse lautet vielmehr: Der Ärzteschaft droht der Verlust ihrer Rolle als Profession. Lange war man auch in der Soziologie davon ausgegangen, dass die Ärzteschaft als Paradebeispiel einer »dominierenden Profession« betrachtet werden kann – so der Soziologe Eliot Freidson noch 1974 in seinem derart betitelten Buch. Professionen unterscheiden sich der soziologischen Theorie zufolge wesentlich von Berufen. Ich zitiere den Göttinger Sozialwissenschaftler Peter Kalkowski (o. J.):

»Den Begriff Profession reserviert die wissenschaftliche Literatur traditionell für akademische Berufe. Professionen zeichnen sich demnach vor allem durch folgende Merkmale aus:

- selbst generiertes wissenschaftlich fundiertes Sonderwissen, spezielle Fachterminologie [...]
- lang andauernde theoretisch fundierte Ausbildungsgänge auf akademischem Niveau [...]
- berufständische Normen [...] und gesetzliche Beschränkung des Eigeninteresses
- exklusives Monopol für die Handlungskompetenz, Monopolisierung von Zuständigkeiten

- Tätigkeiten mit gemeinnützigen Funktionen von grundlegender Bedeutung [...]
- hohe Autonomie in der Berufsausübung, Selbstkontrolle der Arbeitsbedingungen [...]
- Ablehnung einer Laienkontrolle, Interessenvertretung durch Berufsverbände«

Im Gegenzug zur staatlich zugestandenen Autonomie werden von Professionals hervorragende Leistung und eine berufsethische Selbstverpflichtung erwartet, die die Gesellschaft mit hohem Prestige und Einkommen belohnt. Schlesinger ermittelt nun in seiner Analyse vier Befunde zum Thema Vertrauensverlust:

1. In Politik und Öffentlichkeit wachsen Zweifel an der Effizienz ärztlichen Handelns. Hierfür steht zum einen die anwachsende Debatte um Fehler in der medizinischen Behandlung, kulminierend in der Publikation des Institute of Medicine *To Err is Human* (2007) Der Bericht schätzte auf der Basis verschiedener Untersuchungen, dass in den 1980er Jahren in den USA jährlich 44.000 bis 90.000 Menschen an vermeidbaren medizinischen Fehlern starben, im Vergleich etwa zu 17.000 Drogentoten. Die Öffentlichkeit interessierte sich des Weiteren zunehmend für das Thema »unerklärte Varianzen« der Häufigkeit von Operationen wie der Gebärmutterentfernung, was erstmals vermutlich in der angesehenen Zeitschrift Science 1973 von Wennberg und Gittelsohn thematisiert wurde. Hier findet sich einer der Ursprünge der Debatte um Über-, Unter- und Fehlversorgung. Denn worauf deuten gravierende Unterschiede in Operationshäufigkeiten nun hin, soweit sie nicht durch ungleiche Verteilung von Krankheiten in verschiedenen Regionen erklärbar sind?
2. Es wächst der Vorwurf, die Ärzteschaft habe das Gemeinwohl nicht mehr ausreichend im Auge. Dies bezieht sich zum einen auf die Sorge um unangemessene und unkontrollierte Verschwendung von Ressourcen im Gesundheitssystem und zum anderen auf den direkten Vorwurf des Verfolgens wirtschaftlicher Eigeninteressen – vor allem durch die erstarkenden Facharztgruppen in der spezialistischen Medizin. Politik und Öffentlichkeit thematisieren dies angesichts wachsender Arztzahlen und der Expansionen im Krankenhaussektor mit zunehmender Besorgnis.

3. Die Ärzteschaft sieht sich dieser stärker werdenden Gegenmacht ausgesetzt. Ganz generell entsteht in den Industrienationen in diesem Zeitraum eine hochgradige Skepsis gegenüber allen Expertenaussagen. Erstmals wird breit das Bedürfnis nach Information über die persönlichen und globalen Gesundheitsdaten geäußert. Weitergehend entsteht in Ansätzen eine Bürgerbeteiligung im Gesundheitswesen, und quer dazu gewinnt auch die hoch ambivalente Idee der Kundenorientierung Einfluss auf die Debatten im Gesundheitswesen. Nicht zuletzt wird man anmerken müssen, dass genau mit dem erfreulichen medizinischen Fortschritt das Gesundheitswesen zu einem der lukrativsten Bereiche der Wirtschaft wurde und damit »Big Business« neben der Ärzteschaft nicht nur massiven Einfluss auf die Politik ausübte sondern der Politik vor allem als Garant für das ewig ersehnte Wirtschaftswachstum erschien. Relman, einer der damaligen Herausgeber des New England Journal of Medicine prägte den Begriff des »Medical Industrial Complex«. Die »Ökonomisierung« des Gesundheitswesens wurde etwas später zu einem festen Begriff vieler Debatten, wobei die Ärzteschaft es offenkundig nicht verstand deutlich zu machen, wo sie sich glaubhaft gegen die Kommerzialisierung der Medizin wandte und wie sie sich vor allem überzeugend zum Wirtschaftlichkeitsgebot des Sozialgesetzbuchs V positionierte. Bei dem teils lebhaften Klagen über die Ökonomisierung des Gesundheitswesens seitens der Ärzteschaft bliebt weitgehend intransparent, wer – wie im Falle der Bonusregelung für Chefärzte – zu den Gewinnern des Systems zu rechnen war und noch ist.
4. Der von Schlesinger herausgehobene Kernvorwurf von Politik und Öffentlichkeit lautet mithin: vieles in der medizinischen Versorgung ist ineffizient und die Arztprofession kümmert sich nicht genügend um wichtige gesundheitliche Bedürfnisse in der Bevölkerung. Dabei spielt, es sei ausdrücklich angemerkt, keine Rolle, ob alle erhobenen Vorwürfe tatsächlich berechtigt sind und ob die Ärzteschaft für Missstände, die gut belegt sind, die alleinige Verantwortung trägt. Es geht um den Wandel des Bildes der Arztprofession in Politik und Öffentlichkeit. Und die Frage ist, was die Ärzteschaft der Kritik in wesentlichen Feldern der Versorgung entgegenzusetzen hat. Die in allen Industrienationen zu verzeichnende Krise der Allgemeinmedizin (Primary Care) stellt ein solches zentrales Feld dar, denn in der Tat war die skizzierte Erfolgsstory vordergründig vor allem mit der High-Tech-Medizin und einem lange Zeit nicht kritisch gesehenen Rückgang der Be-

deutung der Allgemeinmedizin verbunden. Leider hat die Ärzteschaft es gerade in Deutschland versäumt, frühzeitiger mit großer Entschiedenheit auf die Bredouille hinzuweisen, in die die Allgemeinmedizin hineinmanövriert worden ist. Die fortschreitende und auch im Kern sinnhafte Spezialisierung hatte blind gemacht für die zentrale Rolle der Allgemeinmedizin. Die Wahl des Fachgebiets Allgemeinmedizin erschien am Ende sowohl in großen Teilen der Bevölkerung wie bei den Medizinstudierenden als B-Lösung. Die inzwischen nun doch getroffenen Abhilfemaßnahmen greifen deshalb heute viel langsamer als es wünschenswert wäre: das reicht von den Praktika Medizinstudierender in hausärztlichen Praxen über die Einrichtung von Weiterbildungsverbünden bis zu wirtschaftlichen Anreizen zur Niederlassung in weniger attraktiv wirkenden Regionen (Schmacke, 2013). Und ein Zweites: Im Windschatten des hier thematisierten Vertrauensverlustes wuchsen Denkwelt und Repertoire der stark formalisierten externen Qualitätssicherung (interessanterweise parallel auch in der Pädagogik) und führten zu dem heute tatsächlich mit Recht zu beklagenden Übermaß an alles in allem zudem ineffizienten Kontrollfunktionen in der Medizin (Schmacke, 2015a). Wie immer man diesen Trend erklären und interpretieren mag: Fakt ist, dass die Politik gerade in Sachen Qualitätssicherung offenkundig das Vertrauen in die Eigenregulierung der Ärzteschaft verloren hat. Und sie gab sich mit den nie kritisch diskutierten Vorgaben zum Messen der Leistungen des Gesundheitswesens anhand von Routinedaten (aus dem Abrechnungswesen) zufrieden und ist bis heute nicht bereit, von dem toten Pferd, genannt externe Qualitätssicherung, abzusteigen. Selbst da, wo solche Daten sinnvoll genutzt werden könnten, vor allem bei den Vorgaben für Mindestmengen kritischer Operationen, passiert nichts, wenn die Messlatten endlos gerissen werden (ebd.). Damit kann kein Vertrauen in diese Form der Qualitätssicherung wachsen.

Einige weitere Daten aus der genannten Studie von Schlesinger sind insofern auch heute noch bedeutsam:

- Zweifel an ausreichenden medizinischen Standards äußerte die befragte Öffentlichkeit zu 20 %, die Politik zu 45 %.
- Nur 28,8 % Bevölkerung und nur 17,7 % der Gesundheitspolitiker stimmten der Aussage zu, in Systemfragen solle man am besten denen vertrauen, die die medizinische Versorgung erbringen.

- Der Aussage, das Gesundheitssystem würde besser laufen, wenn Ärzte die vollständige Kontrolle hätten, stimmten 18 % der Öffentlichkeit, und sage und schreibe 2 % aus der Politik zu.

Bezogen auf die aktuelle Situation im deutschen Gesundheitswesen würde das für die Ärzteschaft bedeuten, zu verstehen, was in der Öffentlichkeit mit Blick auf die Arbeitsorganisation und die Patientenversorgung für dringend verbesserungsbedürftig gehalten wird. Vielleicht würde es helfen, wenn mehr Ärztinnen und Ärzte als heute sich fragen, was sie selbst erleben, wenn sie Familienangehörige oder Freunde im Krankenhaus und in der Praxis begleiten. Solche Diskussionen finden bisher nur im vertrauten Kreis statt. Es geht aber – noch einmal auf den Punkt gebracht – um das Gemeinwohl, wenn die Ärzteschaft ihre Rolle als Ratgeberin und Planerin wieder stärker wahrnehmen möchte. Dazu müsste sie sich freilich auch ganz anders als bisher zu der Frage der Verteilung der Mittel für das Gesundheitswesen positionieren und nicht – so hat es ja immer wieder den Anschein – nur um ihre eigene wirtschaftliche Situation besorgt sein. Dieses harte Urteil verkennt nicht, dass die deutsche Medizin immer noch weit von den unsäglichen Zuständen in den USA entfernt ist, wo eine schwere Krankheit infolge nicht abgedeckter exzessiver Kosten bei oft schwindelerregenden Arztrechnungen leicht den Ruin bedeutet.

Wenn in einer Gesellschaft die Grundhaltung dominiert, für Gesundheit dürfe nichts zu teuer sein, und wenn es möglich ist, im Windschatten dieser wohlfeilen Einstellung die Diskussionen um einen sinnvollen Einsatz der Ressourcen mit der notwendigen Kritik an der Ökonomisierung des Gesundheitswesens zu verwechseln, dann wird es auch fast unmöglich, nach der Verhältnismäßigkeit des Einsatzes extrem kostenintensiver Verfahren mit kleinem zusätzlichen individuellen Nutzen oder nach der systematischen Substitution von aufwendigen Leistungen in Richtung von Leistungen mit besserer Kosten-Nutzen-Bilanz zu fragen. Je mehr die Möglichkeiten der Medizin überschätzt werden, umso schwerer wird es, Verständnis dafür zu gewinnen, dass Grenznutzenüberlegungen nicht nur legitim, sondern versorgungspolitisch und ethisch erforderlich sind. Je kleiner Steigerungen der Qualität sind, umso bedeutender ist die Frage nach der Verhältnismäßigkeit der immer steigenden Kosten. Es ist nun aber aus Sicht der Volkswirtschaft bei kurzfristiger wie kurzsichtiger Betrachtung erst einmal völlig unerheblich, ob Ressourcen in medizinische Verfahren mit hohem oder mit geringem oder gar fehlendem Nutzen investiert werden. Und deshalb ist neben klaren rechtlichen Regelungen für die Zulassung neuer Verfahren von herausragender Bedeutung, wie ausgeprägt das skeptische Potenzial in einer Bevölkerung gegenüber geltend gemachten Innovationen ist. Dies hängt auch damit zusammen, wie aggressiv Pharmakonzerne und andere Großunternehmen mithilfe einer großen Helferschar ihre Produkte für den Gesundheitsmarkt bewerben. Der vermutlich problematischste und polarisierendste Begriff in der Gesundheitsdebatte lautet »Rationierung«. Der Begriff ist in den Ländern mit entwickeltem Gesundheitssystem unterschiedlich stark emotional aufgeladen. Während Rationierung – technisch gesprochen – nicht mehr bedeutet als gezielte Mittelzuweisung auf dem Boden medizinischer, epidemiologischer und gesundheitsökonomischer Studien und nachfolgender politischer Bewertungen, schwingt in Deutschland offenbar sofort die Deutung »Vorenthaltung lebenswichtiger Leistungen« mit.

Manchmal gewinnt man gar den Eindruck, dass durch die Erfahrung der Rationierung von Lebensmittelmarken in Zeiten absoluter Güterverknappung in und nach den Weltkriegen immer noch das Bild der nackten Mängelverwaltung bei der Verwendung des Begriffs Rationierung aufscheint. Selbst abwägende gesundheitswissenschaftliche Positionen sind darum bemüht, den Begriff Rationierung nach Möglichkeit gar nicht zu verwenden und schließen sich deshalb der Forderung »Rationalisierung vor Rationierung« an, ganz so, als wäre dies eine Patentlösung. Deutschland tut sich besonders schwer, sich mit den Fragen einer wirtschaftlichen Versorgung konsequent auseinanderzusetzen (Schmacke, 2022).

Interessenkonflikte

Dass in jedem gesellschaftlichen Bereich Interessen aufeinanderprallen, ist keine sehr originelle Erkenntnis. Was das für Forschung und Praxis im Gesundheitswesen bedeutet, ist aber einer speziellen Betrachtung wert.

»Wes Brot ich ess, des Lied ich sing« bedeutet: mit den eigenen Äußerungen und Handlungen die Person(en) zu unterstützen, von der oder denen man/frau wirtschaftlich abhängig ist, beziehungsweise gut entlohnt wird. An diesen Satz darf getrost gedacht werden, wenn es um Interessenkonflikte in der Medizin geht, wobei die Bedingung »wirtschaftlich abhängig« sehr auslegungsfähig ist. Oft geht es wohl einfach um den nicht nur in der Ärzteschaft vorhandenen Wunsch nach »mehr«, welcher einer der zeitlosen Todsünden entspricht, der Gier. Zugleich dürfte im Falle der Medizin parallel zur Vermehrung des Einkommens auch die Hoffnung auf steilere Karrieren und Anerkennung in der Fachwelt eine wichtige Rolle spielen. Wer Innovationen erfolgreich vermarkten will, stützt sich heute fast immer auf wissenschaftliche Publikationen, die von der Überlegenheit der neuen Methode angeblich Zeugnis ablegen. Die Qualität solcher Publikationen wurde früher ausschließlich vom Herausgeberteam einer Zeitschrift bestimmt, ohne jede Transparenz. Seit geraumer Zeit werden eingehende Manuskripte in allen ernst zu nehmenden Zeitschriften einem Begutachtungsverfahren unterzogen, am häufigsten durch zwei anonyme GutachterInnen, die für oder gegen Veröffentlichung oder für Verbesserungen des Textes plädieren. Dabei werden international anerkannte Standards der Methodenbewertung zugrunde gelegt. Das Herausgeberteam verantwortet dann letztendlich, was gedruckt wird, wobei das Votum der GutachterInnen stark ist. Alle an einem Publikationsprozess Beteiligten müssen mögliche Interessenkonflikte offenlegen: Alle Zuwendungen von beteiligten UnternehmerInnen sowie alle persönlichen Beziehungen, beispielsweise im Laufe der Berufskarriere, um die vielleicht wichtigsten zu nennen. Interessenkonflikte werden am Ende einer angenommenen Publikation mit abgedruckt – das Herausgeberteam kann ja befunden haben, dass derartige Konflikte zwar bestehen, aber auf die wissenschaftliche Qualität der Arbeit keinen Einfluss gehabt haben. Dieses Verfahren wird sinngemäß auch auf die Mitwirkung an der Entwicklung von Leitlinien oder die Beteiligung von Kongressen angewendet. Alles in allem ist dies ein beachtlicher Fortschritt gegenüber früheren Zeiten des total intransparenten Expertentums. Die nähere Betrachtung zeigt nun aber, dass es leider komplizierter und gängige Praxis ist, diese wichtigen Regeln mehr oder weniger elegant zu umschiffen. Für die älteste und international hoch geachtete medizinische Fachzeitschrift, das *New England Journal of Medicine (NEJM)* war es das Herausgeberteam von Marcia Angell und Jerome Kassierer, welche das Problem der Interessenkonflikte konsequent handhabten. So legten sie 1996 fest, dass Gutachten und Leitartikel niemals von Personen mit Interessenkonflikten geschrieben werden durften. Damit verschärften sie die Regelungen, die der frühere Herausgeber Arnold S. Relman schon 1984 eingeführt hatte. Diese weitere Maßnahme führte zu heftigen Auseinandersetzungen mit der Eigentümerin der Zeitschrift, der *Massachusetts Medical Society (MMS)*, die begonnen hatte, eine immer breiter werdende Produktpalette inclusive Angeboten für das Internet an Gewinnerwartungen auszurichten. 1999 verließ Kassirer die Zeitschrift, 2000 dann Angell (Angell, 2000). Der neue Herausgeber Jeffrey Drazen sah das Thema Interessenkonflikte anders und trat für eine weniger restriktive Interpretation ein (Drazen, 2015; Rosenbaum, 2015). Drazen sprach sich nur noch für eine Problematisierung aus, wenn ein beträchtlicher Interessenkonflikt durch Zuwendungen im Zusammenhang mit einem im Artikel genannten Produkt nachzuweisen seien (Drazen & Curfmann, 2002). Im *British Medical Journal* wird im Jahr 2015 auf den Punkt gebracht, in welche Probleme Zeitschriften durch eine derart lockere Auslegung des Themas Interessenkonflikte hineinlaufen. Das Autorenteam weist auf die enormen Summen hin, die jährlich von der Pharmaindustrie an die Ärzteschaft flossen, und formuliert: »Diese Firmen sind keine Wohlfahrtsunternehmen, also erwarten sie, dass sie etwas für ihre Großzügigkeit zurückbekommen; es ist klar, dass das so ist, und es ist naiv, diese Situation in anderer Weise zu interpretieren[51]« (Steinbrook et al., 2015, S. 350; Übersetzung d. A.). Und ergänzt wird dies mit dem Hinweis, dass das BMJ bei seiner strikten Regelung bleibe. Die Debatte ist vor allem deshalb von äußerster Bedeutung, weil – so Fontanarosa (2017) für die USA – die Industrie heutzutage weitaus mehr in klinische Forschung investiert als das National Institute of Health: Und der Staat hat nicht etwa nur in den USA diese Forschung weitgehend der Industrie überlassen (Fontanarosa, 2017). Wie stark der Industrieeinfluss auf Fachzeitschriften sein dürfte, zeigt vermutlich auch der Gewinn, die diese durch den Verkauf von Nachdrucken ihrer Publikationen erzielen. Das NEJM erhielt beispielsweise für den Verkauf von etwa 930.000 Exemplaren der anrüchigen Publikation zu dem von der Firma Merck später selbst zurückgezogenen Schmerzmittel VIOXX geschätzt fast 700.000 Dollar (Marcovitch, 2012). Und ein weiterer Befund macht hellhörig: Eine beträchtliche Anzahl von HerausgeberInnen medizinischer Fachzeitschriften hat finanzielle Interessenkonflikte und veröffentlicht sie selbst nicht. Vereinbarte Vorschriften werden systematisch umgangen.

Haque et al. haben dies durch eine Beobachtungsstudie an 60 einflussreichen US-Zeitschriften nahegelegt. Zwischen 23 % und 84 % der HerausgeberInnen erhielten Industriezuwendungen (Beratungs- oder Vortragshonorare, Bewirtung, Stipendien, Fortbildung inklusive Reise- und Übernachtungskosten). Interessant ist auch zu wissen, dass die ÄrztInnen,

51 »These companies are not charities, so they expect to get something in return for all the largesse; the evidence is that they do, and it is naive to explain the situation otherwise.«

die von dieser Quelle natürlich wissen, sehr selten den Angaben widersprechen (Haque et al. 2018). Seit 2000 existiert eine internationale Initiative – in Deutschland unter mezis.de –, die Ärztinnen und Ärzte aufruft, keinerlei Gratifikationen von Pharmafirmen anzunehmen, vom lächerlichen Kugelschreiber über Einladungen zu Essen und Fortbildungen bis zu Honoraren für Studien. Es steht aber außer Frage, dass ohne schärfere Regulierungen durch die Gesetzgebung der Länder das Dickicht der Interessenkonflikte nicht zu beseitigen ist. Es ist bedrückend, wenn renommierte Autoren im Jahr 2018 ein Buch wie folgt betiteln: *Interessenkonflikte, Korruption und Compliance im Gesundheitswesen* (Lieb et al., 2018).

Die Suche nach einer besseren Position der PatientInnen

Man könnte heute den Eindruck gewinnen, dass Politik und Ärzteschaft einen radikalen Sinneswandel vollzogen haben: Hatten Kranke früher zufrieden zu sein, einigermaßen zeitnah behandelt zu werden, so werden sie heute in Gesetzen und Verordnungen fast auf gleiche Augenhöhe mit den Professionellen gesetzt. Im »modernen« Sprech sind PatientInnen jetzt manchmal schon Kunden geworden. Unbeschadet dieser grauenvollen Etikettierung: Es ist tatsächlich vieles in Bewegung gekommen, aber wie tiefgreifend sind diese Veränderungen?

Chronischen Krankheiten können Menschen nicht selten das ganze Leben, immer eine Reihe von Jahren begleiten. Sie können hoch dramatisch beginnen und von Todesängsten begleitet werden. Es ist nicht auszuschließen, dass zum Beispiel stark einschränkende Folgeerkrankungen wie eine Herzmuskelschwäche trotz guter Behandlung des vorausgegangenen Herzinfarktes auftreten können. Schubweise auftretende Beschwerden können von Beginn an charakteristisch für die zugrunde liegende Erkrankung sein, wie dies für neurologische Systemerkrankungen, etwa die Multiple Sklerose, gilt. Chronische Krankheiten können mit völlig unterschiedlichen Behandlungsmöglichkeiten verbunden sein, wobei die Spanne von der Vermeidung oder dem Hinauszögern gravierender Folgeerkrankungen, wie etwas beim Diabetes mellitus, bis hin zum Akzeptieren eines kaum beeinflussbaren Verlaufs, etwa bei der Huntington'schen Chorea, reichen kann. Der Einfluss von genetischen, sozialen und verhaltensbezogenen Faktoren kann unterschiedlich stark ausgeprägt sein. Die nicht auflösbare Ungewissheit, welcher der vielen Faktoren im persönlichen Falle besonders bedeutsam ist, prägt oft das Nachdenken chronisch Kranker, ohne dass sie dem Charakter ihrer Krankheit geschuldet auf viele ihrer Fragen befriedigende Antworten erhalten können. Chronische Krankheiten schränken mithin Lebenserwartung und Lebensqualität in unterschiedlichem Grad ein. Sie können Anlass zu ausgeprägter sozialer Diskriminierung geben, wenn etwa die Arbeitswelt sich nicht auf krankheitsbedingte Leistungseinschränkungen einstellen will oder die soziale Umwelt aus Angst und Unwissenheit Kontakte erschwert. Immer aber beeinflussen sie für unterschiedlich lange Lebensphasen den bisherigen Lebensentwurf und fordern den Betroffenen anstrengende Krankheitsarbeit ab. Chronisch Kranke müssen immer wieder ihr Leben neu erfinden. Und selbst im glücklichsten aller Fälle, dass ein Stillstand der Erkrankung bei gut verkraftbaren Beeinträchtigungen eingetreten ist, bleibt ein Rest Ungewissheit, ob nicht eines Tages doch die eine oder andere krankheitstypische Spätfolge auftreten könnte. Diese überhaupt nicht neuen Erkenntnisse finden im System der medizinischen Betreuung aber nach wie vor viel zu geringe Beachtung. Die ärztliche Therapie folgt ihrer eigenen Logik und versteht – zugespitzt gesagt – überhaupt nicht, warum die Kenntnis der Perspektive der chronisch Kranken für die Unterstützung eines Lebens mit der Krankheit unverzichtbar ist. Lange war die alleinige Erwartung an chronisch Kranke, sie müssten sich nur folgsam verhalten, um einen günstigen Krankheitsverlauf zu erreichen: Sie sollten »compliant« sein. Noch sehr neu ist die Forderung, die einzelnen Entscheidungsschritte im Krankheitsverlauf gemeinsam mit den PatientInnen zu erarbeiten: Die Rede ist von »Shared Decision Making«, unbeholfen übersetzt mit »partizipative Entscheidungsfindung«. Der Weg zur Partizipation ist jedoch freilich sehr weit (Schmacke et al., 2016).

Bis heute feiert die Aufforderung an chronisch Kranke zur klaren Befolgung ärztlicher Ratschläge und Rezepte in verschiedenem Gewand fröhliche Urständ. Wenn die Kranken sich doch nur an die ärztlichen Anordnungen hielten, wäre alles gut. Das Reden über »Compliance oder Noncompliance« scheint dem Plausibilitätsprinzip zu folgen: Sind es doch die Ärztinnen und Ärzte, die von der Gesellschaft nach Absolvieren eines Universitätsstudiums und einer Facharztausbildung zur Durchführung von Diagnostik und Therapie ermächtigt werden. Also können Laiinnen und Laien doch nur gut damit fahren, auf den ärztlichen Rat zu hören. Lerner (1997) hat gezeigt, dass eine der Wurzeln dieser Überzeugung im Aufkommen der Tuberkulosemedikamente zu finden ist: Hier war der Appell an die unbedingte Folgsamkeit nicht nur individuell, sondern vor allem auch zum Schutz der Umgebung besonders stark und hoch plausibel. Trostle hat dann 1998 in einer ersten umfassenden Deutung des Einflusses des Compliance-Diskurses herausgestellt, dass die Forderung nach Compliance aber vor allem der schlichten Überzeugung entspricht, Kranke wegen ihrer Neigung zur fehlenden Folgsamkeit kontrollieren zu müssen. Maßgeblich wurde das Konzept aber auch von den Vermarktungsinteressen der Industrie getrieben. Bis heute sind zahllose Versuche der »Verbesserung« der Compliance von chronisch Kranken zu verzeichnen, sämtlich mit mäßigem und wenig nachhaltigem Erfolg, auch nach Modifikation in Form des weniger disziplinierend wirkenden »Adhärenz«-Konzeptes, in dem nicht mehr von Folgsamkeit, sondern der Behandlungstreue gesprochen wird. Stamer et al. (2013) haben in der Auswertung einer qualitativen Studie das Compliance-Konzept erneut kritisiert, nachdem – noch einmal – gezeigt werden konnte, wie sehr Kranke – hier mit ausgeprägter rheumatoider Arthritis – um die Neufindung ihres Lebensweges kämpfen müssen, und dass sie entgegen weit verbreiteten Vermutungen dabei keineswegs grundsätzlich medikamentenfeindlich sind, dass sie mit ihrem »Eigensinn« bei der Verarbeitung der Erkrankung aber auf wenig Verständnis bei den Ärztinnen und Ärzten stoßen. Ein Klassiker der weit verbreiteten Missverständnisse um Folgsamkeit führt unweigerlich zum Thema Nebenwirkungen. Die Befürchtungen und Erfahrungen von Kranken finden in der Begegnung mit Ärztinnen und Ärzten häufig nicht den Raum, den sie benötigen. Dabei ist es alles andere als trivial, ein gewissermaßen versöhnliches Verhältnis zu einer oft jahrelangen bis lebensbegleitenden Einnahme verschiedener bezüglich des persönlichen Risikos schwer einschätzbarer Medikamente entwickeln zu können. Das Konstrukt der »Noncompliance« hat sich am Ende wohl bis heute in der Ärzteschaft als »Never-Ending-Story« festgesetzt. In der Auseinandersetzung mit unterschiedlicher Compliance verkennen Ärztinnen und Ärzte in der Regel, dass chronisch Kranke vor allem Unterstützung bei der Bewältigung ihrer Krankheitsarbeit erwarten, nicht aber mühsam versteckte oder gar offene Kritik an fehlender Folgsamkeit. Einer der großen Hersteller von Medikamenten zur Behandlung der rheumatoiden Arthritis hat mittels quantitativer Fragebögen in den letzten Jahren intensiv und international Forschung zu PatientInnenaussagen betrieben, vermutlich mit keiner anderen Intention als neue Wege zur Verbesserung der Absatzmöglichkeiten von Antirheumatika zu finden. Aus dieser Forschung sei der Befund hervorgehoben, dass fast 70 % der Befragten angaben, sie hätten keine gemeinsamen Behandlungsziele mit ihren Behandlern vereinbart und sie fühlten sich unwohl, diesen ihre Sorgen und Ängste mitzuteilen (Pfizer, 2015). Man wartet bislang vergeblich auf eine systematische Reaktion des Medizinsystems auf derartige Ergebnisse, die doch auch in völligem Widerspruch zur Selbstwahrnehmung der Ärzteschaft stehen dürften: Welche Ärztin oder welcher Arzt wird davon ausgehen, dass die eigenen Patientinnen und Patienten sich ihnen gegenüber nicht ausreichend öffnen?

Es ist augenfällig, dass die nun schon Jahrzehnte währende Debatte über und die Forschung zu Compliance in der Medizin nur ein Ziel erreicht, nämlich immer wieder patientenseitig das ungute Gefühl zu schüren, mit aufkommendem »Ungehorsam« auf Unverständnis und Kritik zu stoßen. Dass sich PatientInnen »eigensinnig« verhalten und ärztliche Anordnungen oder Empfehlungen gelegentlich gar nicht oder nicht kontinuierlich befolgen, ist eine Tatsache, die es nicht vordergründig zu skandalisieren, sondern zu verstehen gilt. Gerade wo es aus medizinischer Sicht dann tatsächlich um wichtige, teils ja sogar überlebenswichtige Ratschläge geht, die das Wesen des ärztlichen Heilungsauftrags berühren, käme es in besonderem Maße darauf an, die PatientInnen in ihrer Befindlichkeit und mit ihren Fragen ernst zu nehmen und eine belastbare Beziehung zu ihnen herzustellen. Es müsste, anders formuliert, zum gefestigten Wissen der Ärzteschaft gehören, dass ihre Ratschläge an chronisch Kranke immer nur ein (fraglos wichtiger) Baustein für eine möglichst gelingende Auseinandersetzung mit der Erkrankung sind, oft ja sogar mit mehreren Erkrankungen gleichzeitig. Mehr über die Vorstellungen von PatientInnen über ein »normales« Leben mit Krankheit zu wissen, bleibt wohl immer auch noch eine prioritäre Forschungsaufgabe (Ahlmén et al., 2005; McPherson et al., 2001; Sinclair & Blackburn, 2008). Es käme idealerweise gerade in Gesellschaften mit einem stark ausgebauten Gesundheitswesen darauf an, die Abhängigkeit von den professionellen HelferInnen zu verringern und Raum für die Entwicklung neuer Lebensentwürfe in Kenntnis der jeweils wichtigen Forschungsergebnisse zu schaffen (Stamm et al., 2008; Shariff et al., 2009). Es scheint für viele ÄrztInnen, allen modernen Konzepten partnerschaftlicher und partizipativer Kommunikation zum Trotz, besonders schwierig zu sein, PatientInnen nicht als »Objekte der Medizin« zu sehen, sondern als ExpertInnen ihrer Krankheit. Insofern kann auch festgehalten werden, dass einer der Pioniere der evidenzbasierten Medizin, David Sackett, weitergedacht hat als viele heutige PraktikerInnen, indem er das Reden über Non-Compliance an drei Voraussetzungen geknüpft hatte: Die Korrektheit der Diagnose, ein akzeptables Nutzen-Schaden Verhältnis und eine gute Aufklärung der PatientInnen (Sackett in Haynes et al., 1979, S. 3). Sackett könnte dabei massiv unterschätzt haben, wie sehr damit eine Änderung der ärztlichen Haltung angesprochen wird. Dazu gehört die Reflexion der Informations- und Kommunikationsbedürfnisse der PatientInnen in der Arzt/Ärztin-PatientIn-Beziehung; dies ist zum Beispiel für die Behandlung von Menschen mit rheumatoider Arthritis immer wieder eindringlich eingefordert worden, so von Daltroy (1993) bis zu Kjeken et al. (2006) und Lempp (2006). Dabei steht diese Erkrankung lediglich beispielhaft für all die chronischen Erkrankungen, deren Verläufe im Einzelfall nicht vorhersehbar sind, die häufige Behandlungswechsel erfordern, auch die Therapeuten nicht selten ratlos machen und alles in allem extrem hohe Frustrationstoleranz von den Kranken verlangen. Es drängt sich am Ende die auf den ersten Blick provozierende und möglicherweise unsinnig wirkende Frage auf, ob die ärztliche Sprechstunde jemals der Ort sein wird, die Patientenperspektive in ihrer besonderen Bedeutung zu verstehen, oder ob in modernen Gesellschaften nicht noch weit kreativer als bisher nach Wegen der Bemächtigung für PatientInnen gesucht werden muss, um ein Gegengewicht gegenüber einer gelegentlich entmutigenden ärztlichen Dominanz zu entwickeln.

Eine weitere wichtige Debatte wird seit gut zehn Jahren intensiv um das sogenannte Shared Decision Making (SDM, unbeholfen eingedeutscht als »Partizipative Entscheidungsfindung«, PEF) geführt. SDM verspricht den Wechsel von der Bevormundung zum Verstehen und zur Achtung des Patientenwillens. Längst ist in Gesetzen und Richtlinien Partizipation im Gefolge der Debatten um Bürgerrechte verankert (Francke & Hart, 2001). Auf der Makroebene ist in weiten Teilen auch im Gesundheitswesen der eines Rechtstaates und einer Demokratie würdige Wandel zum Respekt vor dem Willen der PatientInnen vollzogen. Das betrifft nicht zuletzt den Anspruch auf umfassende Information über die Erkrankung ebenso wie das Gebot der wirksamen Zustimmung zu Behandlungsvorschlägen. Dieser wirklich radikale Wandel findet im Alltag der Versorgung aber nur zögerlich und größtenteils rein formal seine Entsprechung. Die Gründe sind nicht leicht erklärt, was nicht zuletzt daraus resultiert, dass es extrem schwer und aufwendig ist, den Alltag in Praxis und Klinik über längere Zeiträume unter diesen Gesichtspunkten zu beforschen: Niemand lässt sich gern »in die Küche gucken«. Wichtig erscheint nun noch einmal neu, dass der Ärzteschaft heute mächtige Instrumente zur Verfügung stehen, Krankheiten zu verhüten, zu erkennen und zu behandeln. Das ist fundamental anders als noch vor 50 oder gar 100 Jahren, und stärkt die Rolle der Ärzteschaft im unmittelbaren Kontakt zu Patientinnen und Patienten. Die Sorge um die eigene Gesundheit, allemal im Falle schwerer Erkrankungen, steht dieser – weiterwachsenden – ärztlichen Macht gegenüber. Wohl vor allem hierdurch entsteht eine prinzipiell unauflösbare Asymmetrie in der Beziehung zwischen ÄrztInnen und PatientInnen, die jedenfalls nicht mit Bekundungen des guten Willens überwunden werden kann. Die ärztliche Dominanz bleibt allen Gegenbekundungen und nachvollziehbaren Hinweisen auf die wachsende Macht der Ökonomie zum Trotz eben in der einzelnen Arzt/Ärztin-PatientIn-Beziehung doch weiter so wirkmächtig, wie sie von dem Soziologen Freidson bereits 1970 beschrieben worden ist. Sie gründet sich neben dem genannten Verfügen über ein immer eindrucksvolleres Arsenal diagnostischer und therapeutischer Instrumente auch auf die Macht zum Ausstellen von Attesten, vor allem zur Befreiung von der Arbeitsverpflichtung oder zur Erlangung vorzeitiger Rentenansprüche.

Ein neues Problem ist mit der wissenschaftlich und politisch weithin akzeptierten Rolle von Leitlinien in der Versorgung hinzugetreten. ÄrztInnen missverstehen diesen Ansatz nicht selten als eine neue Art von rechtlicher Verpflichtung zu verbindlichem Handeln und sind in Sorge vor wirtschaftlicher und juristischer Benachteiligung im Falle der Nichtbefolgung der gültigen Leitlinien. Das Thema ist an dieser Stelle facettenreich: Ärztinnen und Ärzten erscheint es vermutlich widersinnig, wenn gerade aufwendig erarbeitete medizinisch gut begründete Empfehlungen nicht auf Gegenliebe stoßen, und sind dann geneigt, ihre PatientInnen zu überlisten. Sie setzen einige Elemente von Shared Decision Making dann nur deshalb ein, um zum Ziel zu kommen. SDM kann, und das macht die Situation nicht einfacher, auch nicht bedeuten, dass ÄrztInnen gegen ihre professionelle Überzeugung handeln sollten. Das Konstrukt SDM bleibt undeutlich. Es handelt sich auch – das muss so deutlich gesagt werden – nicht um ein unstrittiges und in der Praxis verankertes Konzept, wie auch aus berufenem Mund von der Pioniergeneration zu hören ist (Kasper et al., 2010). Man könnte zugespitzt auch sagen: Es geht nicht um das Teilen von Verantwortung, sondern das Teilen von Wissen und um den Respekt vor der Entscheidung von PatientInnen. Ärztliche Aufgabe ist angemessene Beratung, damit Kranke sich überhaupt ein Bild über Vor- und Nachteile unterschiedlicher Behandlungsverfahren machen können. Und das ist keine leichte Aufgabe und ist bei gravierenden und chronischen Erkrankungen selten mit einem einzigen Gespräch erledigt.

Die bisherige Forschung spricht nicht dafür, dass SDM den Alltag der medizinischen Behandlung bereits verändert hat. SDM ist eine gleichwohl wichtige Anregung zur Ablösung des paternalistischen Konzeptes. Abstrakt betrachtet ist die Möglichkeit des Schaffens »gleicher Augenhöhe« über den Stand der medizinischen Forschung noch das kleinere Problem, wenn man denn voraussetzen dürfte, dass Kranke sich in ihrer jeweiligen Not tatsächlich in der jeweils erforderlichen Zeit dieses Wissen verfügbar machen und es auch emotional bewältigen können – eine sehr mutige bis kühne Annahme. Es geht eben nur im Ausnahmefall um einen einmaligen Akt des Sich-Informierens über die vorhandene Evidenz geht. Bei chronischen Erkrankungen geht es vielmehr um eine permanente Auseinandersetzung mit den zum Teil schwer verständlichen und für die PatientInnen selten gut aufbereiteten Studien. Ungleich schwieriger ist es offensichtlich, eine neue Kultur des Zuhörens, Begreifens und Erklärens in der Medizin zu entwickeln: Dies ist sozusagen die ärztliche Eintrittskarte der erwünschten SDM-Kultur. Selbst Grundelemente von Gesprächsführung werden trotz all der engagierten Bemühungen um die Reform des Medizinstudiums im Alltag und des guten Willens vieler Akteure schmerzhaft vermisst (Schmacke et al., 2016). Es geht – das ist meine These – gar nicht um »Shared Decision Making«, sondern um die Unterstützung von chronisch Kranken bei ihrer persönlichen Suche nach einem Weg mit und ohne Krankheit, um die Ermöglichung einer informierten Entscheidung. Das darf nicht mit dem heute häufig fallenden Satz »Das müssen Sie selbst entscheiden« verwechselt werden. Die Zauberlösung liegt vielmehr in der Frage: »Welche Unterstützung erwarten Sie, um sich besser entscheiden zu können?« Die Entscheidungsautonomie der Kranken für oder gegen jeweilige Untersuchungs- und Behandlungsverfahren dürfte – jenseits von Notfallsituationen – grundsätzlich heute nicht mehr infrage gestellt werden, ihre Realisierung muss aber massiv gefördert werden. Dies kann auch die Gestalt der ausdrücklichen Übertragung der Entscheidungen auf die Therapeutin oder den Therapeuten annehmen. Ob diese fundamentalen Kommunikations- und Entscheidungsprozesse mit der Theorie eines Shared Decision Making wirklich gut umrissen sind, bezweifle ich. Aber vielleicht gibt es ja doch auch neue, die SDM-Philosophie unterstützende Ergebnisse, wie sie ein aufwendiges universitäres Forschungsprojekt an der Universitätsklinik Schleswig Holstein in Aussicht stellt (Nationales Kompetenzzentrum Shared Decision Making, o.J.).

Der Verweis auf die Schwächen des SDM-Konstrukts sagen – das sei zur Vermeidung von Missverständnissen ausdrücklich betont – nicht automatisch etwas über die Verdienste aus, die der SDM-Debatte dann doch fraglos zukommen. Es ist nur so, dass die begonnenen Suchprozesse offenbar noch immer um einen Kompass ringen. Und es ist immer noch Arbeit am Konzept des SDM zu leisten, wie eine der Pionierinnen von SDM, die kanadische Hochschullehrerin für Allgemeinmedizin France Légaré in einem Expertenworkshop (Légaré et al., 2013) gezeigt hat, in dem es um die Frage ging, welche Kernkompetenzen denn SDM vor allem ausmachen. Einigkeit konnte in diesem Workshop dazu erzielt werden, dass »Beziehungsfähigkeit« und »Risikokommunikation« vorhanden sein müssen. Es sei dahingestellt, ob dies angesichts der Empirie zu ärztlichen Haltungen und ärztlichem Verhalten als Weckruf oder als unauflösbares Dilemma bezeichnet werden soll. Größenvorstellungen bezüglich einer neuen Kultur in der Medizin helfen jedenfalls nicht weiter, und Erfolge stellen sich vielleicht gerade dort ein, wo sie kaum vermutet werden. Das könnte im günstigsten Fall für die Weiterentwicklung des Ansatzes der weithin wirkungslosen Patientenverfügung zu gelten. Von »Advance Care Planning« ist hier die Rede, in Deutschland mit dem Modellprojekt »Beizeiten begleiten« vertreten. Voraussetzung ist freilich, dass es genügend geschulte und fair entschädigte Gesundheitsfachpersonen (»facilitators«) gibt, welche ermöglichen, dass der »mutmaßliche Wille« nicht nur punktuell, sondern fortlaufend ermittelt wie vor allem auch stellvertretend geltend gemacht werden kann, wenn Betroffene dazu selbst nicht mehr in der Lage sind (vgl. in der Schmitten & Marckmann, 2015). Es gibt weitere wichtige Ansätze zur Förderung ernsthaft patientenzentrierter Versorgung, so den Forschungsansatz der Implementierung evidenzbasierter Entscheidungshilfen mittels »Decision Coaches« (Berger-Höger et al., 2015) – ein Konzept, das über die Ära der gar nicht genügend zu würdigenden Entwicklung von evidenzbasierten Schulungsprogrammen noch einmal deutlich hinausgeht. Nach diesem Ansatz werden PatientInnen für den Prozess der Begegnung mit ÄrztInnen geschult, um ihre Interessen wirksamer durchsetzen zu können. Das klingt heute noch sehr nach Utopie, ähnlich wie die jüngsten Bemühungen um die Verankerung von Patientenlotsen in der Krankenversicherung: ein attraktives Konzept zur Stärkung der Behandlungsansprüche chronisch Kranker (Iges, 2018).

Bezeichnend ist, dass die Forschung der US-amerikanischen Pflege- und Gesundheitswissenschaftlerin Kate Lorig zum »Selbstmanagement chronischer Krankheiten« in Deutschland lange Zeit kaum Aufmerksamkeit fand. Die ersten kontrollierten Studien zum Selbstmanagement liegen mehr als 30 Jahre zurück. Von »self-help education for patients with arthritis« ist 1985 die Rede (Lorig et al., 1985). Das hier entwickelte Konzept wurde zu einem generischen Konzept weiterentwickelt, das für eine Vielzahl von Erkrankungen eingesetzt worden ist. Die Gesamtevaluation des dominierenden Stanford Chronic Disease Self-Management Program fiel gleichwohl zurückhaltend aus: Zu wenige Studien halten strengen methodischen Anforderungen stand (Franek, 2013). Das beurteilte die Cochrane Collaboration bezüglich der rheumatischen Erkrankungen ähnlich (Kroon et al., 2014). Dass es sich gleichwohl lohnt, diese Art der Forschung fortzuführen, untersuchten jüngst Pinnock et al (2017) für das Asthma bronchiale: Hier zeigten Studien positive Effekte des Selbstmanagement im Sinne der Reduzierung von Krankenhausaufenthalten und des Aufsuchens von Notfallambulanzen. Es könnte sich unbedingt lohnen, noch einmal genauer zu untersuchen, wo Gemeinsamkeiten und wo Unterschiede in den Konzepten von Selbstmanagement, Coaching, Schulungen, Entscheidungshilfen und Förderung der Gesundheitskompetenz (vgl. hierzu den Review von Berkman et al., 2011) zu finden sind. Es ist offenkundig, dass alle diese Ansätze in einer Gegenkultur zu verorten sind, die den von Krankheit betroffenen Menschen aus der Rolle des Objekts der Medizin befreien will. Es geht um die Entwicklung emanzipatorischer Bildungsprozesse, an denen – ich würde mich wirklich gern vom Gegenteil überzeugen lassen – die Medizin von sich aus kein Interesse hat. Der Weg hin zu einem neuen Verständnis von chronischer Krankheit muss über eine Stärkung der »Health Literacy« (Gesundheitskompetenz – man könnte das auch polemisch mit »Abschaffung des Analphabetentums« übersetzen) auf allen Seiten führen, nicht nur bei den chronisch Kranken, die gedanklich leicht auf die Schulbank gesetzt werden, sondern genauso bei PolitikerInnen und – ganz wichtig – bei den Professionellen im Gesundheitswesen, die in unterschiedlicher Ausprägung vermutlich alle davon ausgehen, dass sie immer den »richtigen« Weg für die chronisch Kranken kennen.

Schließlich soll noch die Rede von einem Konzept sein, bei dem ÄrztInnen selbst ihr Handlungs»arsenal« durchmustern und überflüssige bis schädliche Interventionen ausschließen. Im Jahr 2012 beschloss das American Board of Internal Medicine Konsequenzen aus den immer wieder geführten Nachweisen zu ziehen, dass viel zu oft mehr Diagnostik und Therapie als nachweislich nützlich eingesetzt werden und gründete die Chosing Wisely-Initiative, von der deutschen Arbeitsgemeinschaft der wissenschaftlich medizinischen Fachgesellschaften (AWMF) übersetzt als »Gemeinsam Klug Entscheiden« übernommen. Das ist insofern beachtlich, als hier die bislang fast immer von Gesundheits- und Pflegewissenschaftlerlnnen oder Epidemiologlnnen herangetragene Kritik am »zu viel und/oder schädliche Medizin« erstmals von medizinischen Fachgesellschaften nicht nur als berechtigt betrachtet sondern mit der Idee verbunden wurde, regelmäßig mit entsprechenden wissenschaftlichen Begründungen von ihren Mitgliedern das kritische Betrachten beziehungsweise Unterlassen problematischer Untersuchungs- und Behandlungsverfahren zu verlangen. In England formulierte die zuständige Academy of Medical Royal Colleges dies wie folgt: »Die Akademie forderte alle ihrer 24 Fachgruppen auf, fünf Tests und Behandlungsverfahren vorzuschlagen, die nur fraglich von Nutzen sind, und zugleich mit den PatientInnen darüber sorgfältig zu sprechen statt diese Vorschläge still umzusetzen«[52] (Wise, 2017, S. 1, Übersetzung d. A.). Das englische HTA-Institut (NICE) hatte schon länger eine Liste von »Do not do«-Empfehlungen veröffentlicht, die sich aber ausschließlich an die Ärzteschaft richtete. Chosing Wisely schließt demgegenüber aber wie zitiert ausdrücklich das Gespräch mit den PatientInnen ein. Inzwischen haben sich 23 Länder dieser Initiative angeschlossen, die mit therapeutischen Illusionen aufräumt, vor allem mit der naiven Vorstellung, dass mehr Tests und mehr Medikamente und Operationen automatisch zu besserer Gesundheit führen. Dies ist ein Kulturbruch, und entsprechend schleppend verläuft diese internationale Kampagne (Kerr et al., 2017; Wallace & Rocque, 2020). Bedenklich stimmt auch die Tatsache, dass manche Fachgesellschaften Beispiele auswählen, die im Alltag wenig Bedeutung haben, andererseits aber Prozeduren unerwähnt lassen, »die ihren Mitgliedern finanzielle Nachteile bereiten könnten« (Schaefer & Klemperer, 2020, S. 28). Das Unterlassen problematischer Interventionen ist vor allem für die größer werdende Gruppe alter Menschen wichtig, die häufig an mehreren Erkrankungen leiden und bei denen deshalb vor allem die Gefahr besteht, von verschiedenen ÄrztInnen unabgestimmt eine zum Teil schwindelerregende Zahl von Medikamenten verordnet zu bekommen. Zwei Fachgesellschaften für Altersmedizin begannen 2016, sowohl Positiv- als auch Negativempfehlungen zu veröffentlichen. Im ersten Fall in der Annahme, dass wichtige Maßnahmen unterbleiben (so die Suche

52 »The Academy asked all of the 24 medical royal colleges and faculties to propose five tests, treatments, or procedures which have questionable benefits and should prompt a careful discussion with patients rather than being carried out without question.«

nach Risikofaktoren nach aufgetretenen Stürzen), im zweiten Fall mit der Intention, dass gefährliches Handeln unterbleibt. Dazu gehört ganz prominent das Thema Mehrfachverschreibungen: »Die Neuverordnung eines Medikaments soll nicht ohne Überprüfung der bestehenden Medikation erfolgen« oder »Benzodiazepine oder anderer Sedativa beziehungsweise Hypnotika bei älteren Menschen sollen nicht als Mittel der ersten Wahl im Falle von Schlafstörungen, Agitation oder Delir eingesetzt werden« (Gogol, 2016). Mehrfachverschreibung wird meist als Verordnung von fünf oder mehr Medikamenten definiert. Bei Erwachsenen über 65 Jahren sollen aber laut Verordnungen 40 % zwischen fünf und neun, 18 % sogar zehn und mehr Medikamente einnehmen (Fixen, 2019). Vielleicht der erste Bericht zu Polypharmazie im Pflegeheimbereich stammt von dem US-amerikanischen Geriater Beers und seinem Team: Danach wurden in den 80er Jahren des 20. Jahrhunderts PflegeheimbewohnerInnen im Durchschnitt mehr als acht Medikamente verschrieben. Dass bei Multimorbidität mehrere Medikamente verschrieben werden, ist per se nicht skandalös, aber die Analyse lautete: Dies ist eindeutig zu viel (Beers et al., 1991). Schon zwei Jahre vorher publizierten sie zu dem Problem des unabgestimmten Verschreibungsverhalten von Kliniken und niedergelassenen ÄrztInnen: Die behandelnden Niedergelassenen setzten rund die Hälfte der Krankenhausmedikation ab, und die KrankenhausmedizinerInnen ihrerseits die Hälfte der ambulanten Medikation, wenn PatientInnen wieder aufgenommen werden mussten. Dabei erhielten die Betroffenen aus dem Krankenhaus in der Regel mehr besonders problematische Medikamente wie Tranquillizer, starke Schlafmittel und Antibiotika (Beers et al., 1989). Nach Beers ist die anfänglich in Experten-Panels entstandene und später immer wieder der Studienlage angepasste Liste problematischer Arzneimittel für alte Menschen heute benannt. Die Wuppertaler Pharmakologin Petra A. Thürmann hat diese Liste für Deutschland adaptiert: die Priscus-Liste (Holt et al., 2010). Wichtige Erkenntnisse zu problematischem Verschreibungsverhalten im Krankenhaus stammen auch aus einem italienischen Register, das Daten aus internistischen und geriatrischen Kliniken fortwährend aufbereitet: das REPOSI-Register (Mannucci et al., 2018). Es mangelt somit nicht an klugen Empfehlungen für eine risikoärmere Medizin. Die Ärzteschaft hat erfreulicherweise auch begonnen, diese Entwicklungen zu fördern, aber die Barrieren sind gewaltig, wie an dem leider häufig nicht gut abgestimmten Verschreibungsverhalten von stationärer und ambulanter Medizin vielleicht am besten erkennbar ist.

Irrige Grundannahmen

Medizinische Forschung verfolgt das Ziel, die Lebenserwartung und die Lebensqualität zu erhöhen. Darüber lässt sich nicht ernsthaft streiten, so kritisch auch immer vorgelegte Forschungsergebnisse betrachtet werden müssen. Forschung und daraus abgeleitete Studien bemühen sich also, diese beiden Hauptziele von medizinischen Maßnahmen immer besser zu erreichen. Relativ leicht messbare Parameter (zum Beispiel Verbesserung wichtiger Stoffwechselprodukte) spielen immer eine Rolle, wobei das Ziel sein muss, einen engen Zusammenhang zwischen den gewählten »Surrogatparamentern« und der Lebenserwartung und Lebensqualität herzustellen. An vier Beispielen soll dies verdeutlicht werden.

Für den Typ-1 Diabetes ist ein erklärtes Therapieziel die normnahe Einstellung des Blutzuckerwertes – das völlig fehlende Insulin wird so dosiert, dass die körpereigene Produktion so gut wie möglich imitiert wird. Beim Typ-2 Diabetes mit seinem relativen Insulinmangel ist dieses Behandlungsziel nun aber mindestens diskussionsbedürftig. Viele der PatientInnen wurden bis vor Kurzem mit einer zunehmenden Zahl von Medikamenten und oft auch durch Hinzunahme von Insulin behandelt, um scheinbar die Erfolge beim Typ-1 Diabetes nachzuholen. Im Jahr 2011 bilanzierte das IQWiG die zahlreichen methodisch akzeptablen Studien zum Typ-2 Diabetes und kam zu folgenden Schlussfolgerungen:

> »Bei Patienten mit Diabetes mellitus Typ-2 ist für keinen der hier untersuchten patientenrelevanten Endpunkte ein Nutzen beziehungsweise Schaden einer ›normnahen‹ Blutzuckersenkung belegt, das heißt weder für die Gesamtmortalität noch für Folgekomplikationen des Diabetes mellitus (tödliche oder nicht-tödliche Myokardinfarkte, tödliche oder nicht-tödliche Schlaganfälle, terminale Niereninsuffizienz, Amputationen oder Erblindung) und auch nicht für die gesundheitsbezogene Lebensqualität. Allerdings bestehen Hinweise auf einen Schaden durch vermehrte schwere Hypoglykämien und andere schwerwiegende unerwünschte Ereignisse« (Institut für Qualität und Wirtschaftlichkeit im Gesundheitswesen, 2011).

Es gab heftige Kommentare: Die Deutsche Diabetesgesellschaft widersprach dem IQWiG-Bericht wie folgt: »Insgesamt schadet dieser mangelhafte ›Rapid Report‹ der Diskussion um eine wissenschaftlich fundierte Diabetestherapie und damit der guten Patientenversorgung« (diabetes.de, 2011).

Es wurde gesagt, das IQWiG habe völlig veraltete Studien verwendet und aktuelle falsch interpretiert. Der Bericht erwecke auch den Eindruck, dass eine Diabetestherapie gar nicht nötig sei. Dies könne fatale Folgen haben und gefährde die Gesundheit von PatientInnen. Diese Schlussfolgerung hatte das IQWiG zwar gut begründet abgelehnt, die Kritik verweist aber auf die Schärfe der damaligen Debatte. Im Jahr 2021 heißt es nun in einem Kommentar zur Nationalen Versorgungsleitlinie (NVL) zum Typ-2 Diabetes:

> »Zusammenfassend lassen sich aus den analysierten Studien des Rapid Reports keine klaren Grenzwerte ableiten. Es ergeben sich Hinweise, dass eine ›normnahe‹ Blutzuckereinstellung (in den Studien zu Studienende erreicht: HbA1c zwischen 6,4 und 7,2 %) im Vergleich zu einer weniger strengen Einstellung nur geringe Vorteile bezüglich einer möglicherweise etwas reduzierten Rate an nicht-tödlichen Herzinfarkten hat bei gleichzeitig aber deutlich erhöhter Rate an Hypoglykämien sowie schwerwiegenden unerwünschten Ereignissen (AWMF, 2021).

Diese NVL wurde als Gegenentwurf zu dem ebenfalls anfänglich heftig kritisierten Disease Management Programm (DMP) entwickelt: Die an der NVL beteiligten Fachgesellschaften haben ihre fundamentale Kritik an den DMP inzwischen zurückgenommen. Über lange Jahre aber wurde die Ärzteschaft von ihnen angehalten, die normnahe Blutzuckereinstellung gegebenenfalls mit zusätzlicher Insuligabe zu forcieren. Es ist müßig, über Interessenkonflikte der führenden Diabetologen zu spekulieren. Ihre Argumentation wurde stark von der plausibel wirkenden Überzeugung getragen – und fand deshalb breite Akzeptanz in der Ärzteschaft, dass wie beim Typ-1 Diabetes die Behandlung umso besser sei, je niedriger die Blutzuckertagesprofile ausfielen. Dieser Irrtum konnte nur dadurch aufgeklärt werden, dass die vorliegenden kontrollierte Studien kritisch bewertet wurden: Die Aufgabe der evidenzbasierten Medizin. Plausibilität hat sich vielfach in der Geschichte der Medizin als ganz schlechter Ratgeber erwiesen.

Ein weiteres Beispiel: Ein erhöhter arterieller Blutdruck kann zu erheblichen gesundheitlichen Folgeschäden wie einem vermehrten Auftreten von Herzinfarkten oder Schlaganfällen führen. Die Prävention und fachgerechte Behandlung des Bluthochdrucks ist Herzensanliegen guter Medizin. In lang erarbeiteter Forschungstradition gilt ein Zielwert von 140/90 mmHg als Zielmarke für die Behandlung, wobei diese unbeschadet nichtmedikamentöser Maßnahmen wie Gewichtsreduktion und Bewegung de facto zumeist in der Gabe von einem oder mehreren blutdrucksenkenden Medikamenten besteht. Auf der einen Seite lässt sich zeigen, dass diese Zielmarke nicht in wünschenswertem Umfang bei allen Menschen mit Bluthochdruck erreicht wird, auf der anderen Seite bestehen seit Jahren wieder seitens der zuständigen Fachgesellschaften intensive Bemühungen, diese Zielwerte weiter abzusenken. Der Streit um die Interpretation vorliegender kontrollierter Studien wird auch hier leidenschaftlich geführt. Die Cochrane Collaboration kommt 2020 in ihrer Analyse zu folgender Schlussfolgerung: »Für die allgemeine Zielgruppe von Menschen mit erhöhtem Blutdruck wiegt der Nutzen eines niedrigeren Blutdruckziels als die Standardziele (≤ 140/90 mmHg) nicht die Schäden auf, die mit dieser Intervention verbunden sind. Die Ergebnisse dieses Reviews gelten vor allem für ältere Menschen mit mäßig bis deutlich erhöhtem cardiovaskulärem Risiko. Sie können für andere Zielgruppen nicht angemessen sein«[53] (Arguedas et al., 2020).

Anders gesagt: Für die meisten Menschen mit erhöhtem Blutdruck sind die Risiken einer Senkung unter die Werte 140/90 wegen vermehrt auftretender Nebenwirkungen nicht akzeptabel. Dabei geht es unter anderem um Herzrhythmusstörungen und Einschränkungen der Nierenfunktion, die bei der durch niedrige Zielwerte erhöhten Anzahl und Dosierung von Medikamenten auftreten können. Bei dem hohen Anteil älterer Menschen unter den HochdruckpatientInnen macht sich dies besonders negativ bemerkbar. Dass es Untergruppen gibt, die doch von einer schärferen Senkung profitieren, ist denkbar, muss aber besser untersucht werden. Das IQWiG hat in seiner Öffentlichkeitsarbeit einen ganz anderen, besonders wichtigen Punkt hingewiesen, dass in Deutschland nämlich mehr Menschen von einem bei ihnen vorliegenden erhöhten Blutdruck keine Kenntnis haben als in anderen Ländern. Hierin liegt eine vernachlässigte und lohnende Aufgabe für das Gesundheitssystem, nicht aber in dem Drängen auf niedrigere Normwerte für die Gesamtbevölkerung (vgl. Institut für Qualität und Wirtschaftlichkeit im Gesundheitswesen, Antworten auf einige

53 »For the general population of persons with elevated blood pressure, the benefits of trying to achieve a lower blood pressure target rather than a standard target (≤ 140/90 mm Hg) do not outweigh the harms associated with that intervention. Further research is needed to see if some groups of patients would benefit or be harmed by lower targets. The results of this review are primarily applicable to older people with moderate to high cardiovascular risk. They may not be applicable to other populations.«

Fragen zum Bluthochdruck). In einer von führenden Fachgesellschaften verabschiedeten europäischen Leitlinie wird in den letzten Jahren ebenfalls abgeraten, den Zielwert von 140/90 mmHg generell zu senken: Dies könne (gemäßigt auf 135/85 mmHg) für Menschen mit besonders stark erhöhtem Risiko für einen Herzinfarkt wichtig sein. Gleichzeitig wird der Rat erteilt, bei Menschen oberhalb des 80. Lebensjahrs die medikamentöse Behandlung erst ab einem systolischen Wert von mehr als 160 zu beginnen (Düsing & Middelke, 2018). Auch hier steht zu vermuten, dass bei einer laienhaften Betrachtung sehr einleuchtet, eine möglichst starke Absenkung erhöhter Blutdruckwerte beziehungsweise ein möglichst frühzeitiger Einstieg in die Behandlung könne nur von Vorteil sein, weil das Gefäßsystem dann weniger belastet wird. Die Studienlage sagt etwas anderes, und gleichzeitig wird erneut deutlich, wie wichtig es ist, dass Leitlinien Studien auf ihre methodische Qualität hin abklopfen.

Der historische Klassiker für das Infragestellen von plausiblen Annahmen ist die Behandlung von Herzrhythmusstörungen. Mit dem Aufkommen des Langzeit-EKGs wurden immer häufiger Abweichungen vom gleichmäßigen Sinus-Rhythmus des Herzschlags festgestellt. Das *arznei-telegramm* berichtete 1992 über den damaligen Erkenntnisstand zur Behandlung einer häufigen Form von Unregelmäßigkeiten, den ventrikulären Extrasystolen mit den damals eingesetzten Medikamenten nach einem aufgetretenen Herzinfarkt. In allen qualitativ akzeptablen Studien, nicht nur der meist zitierten CAST-Studie, verschlechterte sich gegen alle Annahmen die Prognose der mit Antiarrhythmika behandelten PatientInnen. Es wurde von einem routinemäßigen Einsatz dieser Medikamente zur Beseitigung von Extrasystolen abgeraten (*arznei-telegramm*, 1992). Anders formuliert, wurde damals häufiger EKG-Kosmetik als Risikominderung betrieben. 2019 ist die Rede von einem »engen therapeutischen Fenster« für den Einsatz von Antiarrhythmika in dieser Situation (Mankad & Kalahasty, 2019). Nach einem Herzinfarkt spielen diese Substanzen heute eine untergeordnete Rolle; eine spürbare Verringerung der Sterblichkeit durch gefährliche Rhythmusstörungen wurde später durch implantierbare Defibrillatoren und Kardiokonverter erreicht (Dan et al., 2018). Der Fortschritt nahm also eine ganz andere Richtung. Es bleibt die Warnung vor »einleuchtenden« Behandlungen ohne genauen Nachweis eines akzeptablen Nutzen-Risiko-Verhältnisses durch prospektive, kontrollierte, randomisierte Studien; das Mantra der evidenzbasierten Medizin, das gelegentlich ermüdend wirken mag, sich aber mehr als bewährt hat.

Dies alles gilt natürlich nicht nur für die medikamentöse Behandlung. Der Eindruck kann manchmal dadurch aufkommen, dass die Mehrzahl klinischer Studien Arzneimittel betrifft. Die Warnung vor problematischen Erwartungen ohne gute Studienbelege betrifft genauso interventionelle Verfahren. Die Möglichkeit, in Gelenke hineinzusehen und damit einen weitaus besseren Eindruck als durch frühere Röntgenverfahren zu gewinnen, ist eine große Bereicherung der Diagnostik. Die Kniegelenkspiegelung entwickelte sich rasch zu einer häufigen Untersuchung, die nicht nur nach schweren Verletzungen zielführende Erkenntnisse versprach, sondern auch bei den sehr viel häufigeren »degenerativen« Kniegelenkveränderungen, der Arthrose. Auf einer aktuellen Homepage einer orthopädischen Privatpraxis erfährt man dazu:

> »Bei degenerativen, arthrotisch veränderten Gelenken werden unter anderem Knorpelpartikel abgerieben. Hierdurch können sich chronisch wiederkehrende Reizzustände durch Reibung (teilweise mit Ergussbildung) entwickeln. Entzündungszellen häufen sich in der Gelenkflüssigkeit des erkrankten Gelenkes. Infolge der Zellvermehrung entzündet sich die Gelenkschleimhaut und verdickt. Es bilden sich Gelenkverklebungen. Das minimalinvasive Verfahren der Gelenkspülung kann in diesem Fall mit wenig Aufwand zu einer deutlichen Schmerzlinderung oder sogar Beschwerdefreiheit führen« (Ortho Eins, o. J.).

Manche sprechen von einer Kniegelenktoilette. Die Idee ist bestechend: Eine Reinigung und Glättung der Innenflächen muss doch zu einer besseren Beweglichkeit sowie geringeren Schmerzen führen. 2015 wurden dann alle damals vorliegenden Studiendaten ausgewertet: Es bestand ein minimaler Vorteil gegenüber konservativer Therapie, der aber nur einige Monate anhielt. Dem ist gegenüberzustellen, dass jedes Eindringen in ein Gelenk mit Infektionen und Verletzungen verbunden sein kann. Der Gemeinsame Bundesausschuss schloss die routinemäßige Kniegelenkspiegelung bei Schmerzen aus der Leistungspflicht der Krankenkassen aus. Schon 2002 hatte eine RCT gezeigt, dass diese Form der Kniegelenkbehandlung nicht besser war als Placebo (es wurde in dieser nahezu unglaublichen Studie in der Kontrollgruppe lediglich ein Hautschnitt angelegt, der die Intervention vortäuschte: Moseley et al., 2002). Es hat anders gesagt 14 Jahre gedauert, bis dieses Verfahren aus dem Repertoir der Orthopäden entfernt werden konnte. Privatpraxen bieten es nach wie vor an.

Falsche Weichen in Krankenhaus und Praxis

Das Gesundheitswesen ist zu einem der wichtigsten Wirtschaftssektoren geworden. Der Anteil am Bruttoinlandsprodukt betrug 2020 in Deutschland circa 12 %. Niemand muss in Ökonomie ausgebildet sein um zu realisieren, dass bei solchen Summen massive Interessen ins Spiel kommen. Seit etwas 20 Jahren wird nun verstärkt darüber diskutiert, wie groß der Einfluss wirtschaftlicher Interessen auf Quantität und Qualität der Versorgung geworden ist. Die Stimmen mehren sich, dass Gewinnerwartungen einen viel zu großen Einfluss auf den Alltag der Medizin genommen haben: Die Rede ist von der Ökonomisierung der Medizin. Am Beispiel der Finanzierung der Krankenhäuser und der Krankenhausbedarfsplanung wird zum einen deutlich, dass ein problematischer Einfluss der Vergütungssysteme, vor allem der Finanzierung nach Fallpauschalen, nicht mehr abgestritten wird, dass aber kaum zu erwarten ist, in überschaubarer Zukunft diese Entwicklung rückgängig machen zu können. Diese Aussage wage ich, auch wenn der momentane Gesundheitsminister im Herbst 2022 mit dem Versprechen aufwartete, diese Ökonomisierung rückgängig zu machen, allem voran die viel kritisierten Fallpauschalen radikal umzubauen (Lauterbach, 2022).

Ab 2004 werden die Leistungen der deutschen Krankenhäuser überwiegend mit Fallpauschalen vergütet (Diagnoses Related Groups – DRG). Sehr vereinfacht gesagt: Für eine Operation oder eine konservative Behandlung wurden Pauschalen festgelegt, die überall in gleicher Höhe von den Kassen vergütet werden müssen, unabhängig von der Struktur oder Lage der Klinik. Zuvor wurden Tagessätze bezahlt, die zwischen dem einzelnen Krankenhausträger und den Kassen ausgehandelt wurden. Heutzutage sind Kliniken mit anderen Worten daran interessiert, PatientInnen so rasch wie möglich zu entlassen, während früher die Streckung der Aufenthaltsdauer lukrativ sein konnte. Zusätzlich zu den Fallpauschalen können Kliniken sogenannte Zusatzentgelte einfordern, wenn zwingend Leistungen erbracht werden mussten, die in der Kalkulation der federführenden Fallpauschale nicht enthalten sein konnten. Das Institut für das Entgeltsystem im Krankenhaus (InEK GmbH) spielt eine Schlüsselrolle bei der fortlaufenden Anpassung der DRGs, unter anderem durch Bearbeitung von Anfragen der Kliniken und Kassen. Diese beschäftigen ökonomisch geschulte Fachleute, die an diesen Schrauben drehen, wobei nicht leicht zu durchschauen ist, wer im Einzelfall am wirkungsvollsten argumentiert. Es ist jedenfalls ein wechselseitiges Aufrüsten im Controlling zu verzeichnen, das für Außenstehende und auch die Professionellen immer stärker den Eindruck aufkommen lässt, das medizinisch Notwendige werde von ökonomischen Überlegungen verdrängt. Führende Gesundheitsökonomen plädieren überwiegend für eine Entschärfung derartiger »perverser Anreize«. So bilanziert Wasem zum einen, dass die Vergütung nach Fallpauschalen einen Anreiz bietet, die Leistungsmengen bei Reduzierung der Verweildauer auszudehnen. Weiter provoziert betriebswirtschaftlich gesehen das DRG-System zu gezielter Aufnahmesteuerung zugunsten besonders profitabler PatientInnen. Schließlich verführt das System dazu, die Fallschwere durch Geltendmachen besonders aufwendiger Prozeduren zu erhöhen, das sogenannte Upcoding (Wasem, 2020, S. 48). Es besteht die Gefahr, dass Kranke zwischen Kliniken hin- und hergeschoben werden oder dass im schlimmsten Fall notwendige Aufnahmen verweigert werden. Parallel mit dem DRG-System fügten viele Kliniken in die Chefarzt- und Oberarztverträge Regelungen zu Bonuszahlungen ein, mit der leicht erkennbaren Vorstellung, so größeren Einfluss auf das Aufnahmegeschehen der Klinik und die Abrechnungen der einzelnen Aufenthalte ausüben zu können. Wenigstens offiziell haben nach starken Protesten in der Öffentlichkeit die Bundesärztekammer und die deutsche Krankenhausgesellschaft diese Politik verurteilt (Rochell & Weiser, 2012).

Schreyögg und Milstein (2020) sehen im deutschen Fallpauschalensystem unter anderem den Webfehler, dass im Gegensatz zu anderen Ländern nahezu die gesamte Vergütung für die Krankenhäuser an das DRG-System geknüpft ist. Bei einer im europäischen Vergleich hohen Krankenhausdichte und vergleichsweise niedrigen Preisen, so weiter, würden Mengenausweitungen begünstigt. Und unterschiedliche Vorhaltekosten der Kliniken werden vom DRG-System ausgeblendet. Als Reformoption plädieren Schreyögg und Milstein vor allem für die stärkere Berücksichtigung der erbrachten Qualität der Krankenhausleistungen; außerdem raten sie zu einer sektorenübergreifenden Vergütung der jeweils einschlägigen ambulanten und stationären Leitungen (Schreyögg & Milstein, 2020). Wasem schließt sich der Forderung nach ergebnisorientierter Vergütung im Wesentlichen an, obwohl er betont, dass dies nur einen relativ geringen Einfluss haben könne und internationale Erfahrungen mit »Pay for Performace« ambivalent seien (Wasem, 2020, S. 48f.). Ich selbst sehe die internationalen Erfahrungen mit diesem System noch weitaus negativer:

»Die vielleicht beste Analyse der P4P-Geschichte hat die Politikwissenschaftlerin Sandra Tanenbaum vorgelegt. Sie deutet die Kernidee von P4P als Geschenk an die Politik, die Themen Kostenausweitung und Versorgungsmängel mit der Losung ›P4P‹ gewissermaßen unangreifbar miteinander zu verbinden: ›»P4P« offers to join cost and quality under the rubric of value‹. Politik kann – anders formuliert – die Kritik an den allzu zögerlichen Bemühungen um höhere Qualität so raffiniert mit der immer hoch umkämpften Vergütungsfrage kombinieren, dass der Eindruck erweckt wird, nunmehr das Einkommen der Ärzte oder Kliniken von der dokumentierten Qualität abhängig zu machen. Widerspruch zu P4P wird in einer tief verwurzelten Kultur des ›most bang for the buck‹ nahezu unmöglich. Hauptprofiteur von P4P ist für Tanenbaum somit die Politik, die eine moralisch gerechtfertigte Alternative zu den immer hoch umstrittenen Versuchen der ordnungspolitischen Preisregulierung gefunden zu haben glaubt« (Schmacke, 2019, S. 28).

Es verwundert insofern vielleicht nur auf den ersten Blick, dass P4P von Fachleuten und Politikern trotz der fehlenden Belege für den Nutzen dieses Vergütungssystems immer wieder ins Gespräch gebracht wird, wenn auch in der Regel verbunden mit dem Hinweis, man müsse in Deutschland dazu weiter forschen. Geforscht wird zu P4P nun schon seit mindestens zwei Jahrzehnten, ohne dass jemals ein stabiler Nutzen ermittelt werden konnte: Diese Ergebnisse haben die Politik aber erkennbar zu keinem Zeitpunkt erreicht.

Es gibt radikale Kritiker des DRG-Systems wie den Ökonomen Michael Simon, der für dessen bedingungslose Abschaffung plädiert. Sein einschlägiges Gutachten beinhaltet eine Reihe von Fakten, die in der allgemeinen DRG-Debatte sehr kurz kommen. Das betrifft zum Beispiel die Tatsache, dass jährlich zwischen jeder Klinik und den Kassen verhandelt werden muss, wie viele Fälle im folgenden Jahr abrechenbar sind. Überschreitet das Krankenhaus die damit vereinbarten Mengen, muss es zwei Drittel der Mehreinnahmen an die Kassen zurückzahlen (»Mehrerlösausgleich«). Entgegen der weit verbreiteten Annahme, so Simon weiter, ist die Gesamtzahl der vollstationären Fälle seit Einführung des DRG-Systems nur wenig angestiegen (Simon, 2020, S. 10f.). Noch weniger bekannt: das DRG-System ist ein System verdeckter landesweiter Gesamtvergütungen, sodass es immer »nur« um Umverteilungen zwischen den Kliniken geht. Simon nennt dies »eine staatliche Gebührenordnung für Krankenhausleistungen« (ebd., S. 11). Der Staat kann im Streitfall sogar den Umfang des Gesamtvolumens festlegen. Das DRG-System ist mit anderen Worten eingebettet in die von allen Regierungen seither verfolgte Politik der Kostendämpfung. Bis zum Jahr 2020 wurde weder der Pflegebedarf noch der Pflegeaufwand bei der Fallgruppenbildung berücksichtigt. Die Versorgung pflegeaufwendiger PatientInnen war insofern betriebswirtschaftlich mit einem Verlustrisiko verbunden: »Dieses Problem trug auch wesentlich zum Stellenabbau im Pflegedienst bei und machte eine Verbesserung der chronischen Unterbesetzung [...] unmöglich« (ebd., S. 13.). Die Zahl der KrankenhausärztInnen stieg von 1995 bis 2014 um 48 %, die Anzahl der Pflegekräfte (jeweils gemessen an Vollzeitäquivalenten) sank demgegenüber: das Pflegepersonal-Arzt-Verhältnis sank entsprechend auf 2,1 im Jahr 2014 verglichen mit 3,4 im Jahr 1995 (Zander et al., 2017). Erst als die damit verbundenen Versorgungsprobleme nicht mehr zu übersehen waren, beschloss die Politik, die Personalkosten in der Pflege aus dem DRG-System herauszunehmen und über ein gesondertes Pflegebudget zu finanzieren (Simon, 2020, S. 13.). Es bleibt der Webfehler, dass der Druck auf die Personalbesetzung in den Krankenhäusern gewaltig ist: Fast zwei Drittel der Gesamtkosten bestehen aus Personalkosten – und das DRG-System »bestraft [...] eine überdurchschnittlich gute Personalbesetzung mit Verlusten und belohnt Unterbesetzung mit Gewinnen« (ebd., S. 15). Es kommt hinzu, dass es unmittelbar vor und während der DRG-Einführung bis etwa 2010 eine Welle von Privatisierungen insbesondere kommunaler Krankenhäuser gegeben hat (ebd. S. 17). Die Veränderungen sind dramatisch: 1991 waren 15 % der Kliniken in privater Trägerschaft, 2018 waren es schon 37 %, die öffentliche Trägerschaft nahm von 46 % auf 28 % ab, der Anteil der frei gemeinnützen Kliniken stieg leicht von 34 % auf 39 % (Hanke, 2021). Simon hält das DRG-System für nicht reformfähig. Er plädiert für die Rückkehr zum sogenannten »Selbstkostendeckungsprinzip«. Dies wird kaum erreichbar sein und es wäre fatal, wenn Wirtschaftlichkeitsaspekte nun gar nicht mehr berücksichtigt würden.

Schreyögg und Milstein beginnen ihr Gutachten mit den Worten: »Die Einführung des Fallpauschalensystems gilt als Meilenstein für das deutsche Gesundheitssystem.« Transparenz, Effizienz und Wirtschaftlichkeit sollten verbessert werden (Schreyögg & Milstein, 2020, o. S.). Auch wenn es nun wirklich keinen Anlass gibt, das frühere System der tagesgleichen Pflegesätze zu idealisieren, so bleibt doch die Bilanz, dass das DRG-System – zumindest in seiner perfektionistischen deutschen Variante – gescheitert ist und dass gleichzeitig zentrale Reformen der Krankenhausstruktur ausgeblieben sind. Es ist zu beklagen, dass seit der Einführung des DRG-Systems die GeschäftsführerInnen der Kliniken immer stärkeren Druck auf die leitenden Ärztinnen und Ärzte ausüben, durch gezielte Aufnahmepolitik und Konstruieren einträglicher Vergütungsmerkmale wie durch Erhöhung der Fallzahlen das eigene Haus gut dastehen zu lassen. Es lässt sich kaum ermessen, wie stark die dadurch erzwungene Änderung in der Grundhaltung der leitenden KrankenhausärztInnen geworden ist. Da die Stellenbesetzung jeder Fachabteilung von »guten« Zahlen abhängt, dürfte der Druck gewaltig sein, gar nicht zu reden von den inzwischen freilich scharf kritisierten Bonusregelungen.

Hinter dieser Welt der betriebswirtschaftlichen Rechenakrobatik droht vor allem die Frage unwichtig zu werden, welche Voraussetzungen in einer Klinik beziehungsweise Abteilung gegeben sein müssen, um eine wünschenswert gute Betreuung zu erreichen. Auch bereits ohne diese Debatte datenbasiert zu führen, was unbedingt notwendig ist, lässt sich leicht verstehen, dass nicht jede Klinik die gesamte Palette der Medizin realisieren kann. Nun ist es nicht so, dass die heutige Gliederung der Kliniken an diesem Thema vorbei ginge, aber die Differenzierung nach Leistungsfähigkeit und Spezialisierung ist alles andere als befriedigend. Gewissermaßen ein »Dauerbrenner« ist die Versorgung von Herzinfarkt- und Schlaganfall-Patienten und -Patientinnen. Der Berliner Gesundheitswissenschaftler Reinhard Busse weist seit vielen Jahren darauf hin, dass eine erschreckend große Zahl von Kliniken, die Menschen mit diesen Erkrankungen aufnehmen und zumindest initial behandeln, über basale Voraussetzungen nicht verfügen: Im ersten Fall fehlen Katheterlabore, im zweiten Fall ein Computertomogramm. In beiden Situationen sind damit die notwendige Diagnostik und rasche Einleitung der bestmöglichen Therapie nicht möglich. Es wundert danach kaum, dass die Überlebenschancen dieser Patientinnen und Patienten deutlich schlechter ist als etwa in den skandinavischen Ländern (Busse, 2019). Das Problem ist nun nicht etwa, dass es in Deutschland insgesamt zu wenig Katheterlabore und zu wenige darauf spezialisierte KardiologInnen gäbe. Einer Publikation von 2020 zufolge wurden in Deutschland 626 dieser Untersuchungen pro eine Millionen EinwohnerInnen durchgeführt, in Schweden 509, in Dänemark 412. Die Studie weist für Deutschland 53,3 dieser SpezialistInnen pro einer Millionen EinwohnerInnen aus, in Schweden 13,8, in Dänemark 15,7 (Barbato et al., 2020). Es ist vielmehr so, dass es im ambulanten Sektor zu viel dieser Diagnostik einschließlich einer Überversorgung mit Stents gibt, während für die wirklich bedrohliche Situation eines Herzinfarktes im stationären Sektor nicht tolerable Qualitätsunterschiede zu registrieren sind, weil es nicht genügend rund um die Uhr einsetzbereite Labore gibt. Inzwischen kann nicht mehr abgestritten werden, dass eine an optimalen Behandlungszielen orientierte konsequente Zentralisierung der stationären Medizin unabdingbar ist.

In einer Studie hatte die Bertelsmann-Stiftung empfohlen, die Zahl der Kliniken in Deutschland von 1.400 auf unter 600 zu reduzieren (Bertelsmann-Stiftung, 2019). Ob diese radikale Reform erstrebenswert ist, wird extrem kontrovers diskutiert. Wichtige Elemente der Analyse sind aber bestechend. Es geht dabei nicht etwa ausschließlich um ein Stadt-Land-Gefälle, wie die Studie zeigt: In der Metropolregion Köln-Leverkusen kamen pro Jahr nur sechs Kliniken auf mehr als 309 Behandlungsfälle bei Herzinfarkt, 21 der 36 Kliniken verfügten nicht über die Möglichkeit der Aufweitung von Herzkranzgefäßen, alle hatten dabei unter 100 Patienten pro Jahr. Bei Schlaganfällen hatten nur sieben Kliniken mehr als 250 Patienten pro Jahr entsprechend den konsentierten Vorgaben der Anerkennung als Stroke-Unit. Das gesamte System der Notfallversorgung in Deutschland bedarf einer grundsätzlichen Neuorientierung. Der Sachverständigenrat hatte dies 2018 in seinem Gutachten zur bedarfsgerechten Steuerung der Gesundheitsversorgung unter den Überschriften »Integrierte Notfallzentren« und »Integrierte Leitstellen« gefordert. Dabei spielen Erfahrungen aus Dänemark eine wichtige Rolle. Dort wurden etwa ab 2.000 neue zentrale Notaufnahmen entwickelt, wobei die Zahl der dafür geeigneten Kliniken von 56 auf 27 reduziert wurde. Augurzky et al. schreiben dazu: »Dänemarks Krankenhauswesen war bis Ende der 1990er Jahre durch eine große Zahl kleiner Krankenhäuser geprägt. Gemäß einem früheren königlichen Erlass musste jeder Untergang mittels Pferdekutsche im Laufe einer Tagesreise ein Krankenhaus erreichen können« (Augursky et al., 2015, S. 76). Die drastische Reduktion der Zahl dänischer Kliniken mag in dieser Form auf Deutschland nicht übertragbar sein. Es findet aber nur zögerlich eine Auseinandersetzung mit der datenbasierten Aussage statt, wonach »die dänische Bevölkerung heute schneller, mit höherem Personaleinsatz und besserer Qualität als zur Jahrtausendwende versorgt [...] wird« (Berger et al., 2018).

Diese radikale Reform führte zur Steigerung der Qualität ohne Inkaufnahme problematischer Transportzeiten und laut kontinuierlicher Umfragen zu hoher Akzeptanz in der Bevölkerung (Center for Patientinddragelse, o.J.).

Das Gutachten des Sachverständigenrats zur Notfallversorgung macht aber weiter etwas ganz Zentrales deutlich, dass nämlich das geforderte neue

Modell voraussetzt, in den neuen Zentren nicht nur zu selektierten, wer sofort notfallmäßig zu behandeln ist, sondern dass auch für alle anderen, die – wie auch immer – ein solches Zentrum erreichen, eine angemessene Lösung gefunden wird, z. B. ein verbindlicher Termin in einer ambulanten Praxis (Messerle et al., 2021). Immerhin reagierte die Politik 2020 auf diese Forderungen mit einem Gesetzentwurf »Zur Reform der Notfallversorgung«, der in der Pandemiezeit nicht weiterverfolgt wurde (BMG-Entwurf eines Gesetzes zur Reform der Notfallversorgung, 2020). Regionale Lücken im System der Nottransporte ließen sich in einem reichen Land wie Deutschland mindestens so gut wie in Dänemark durch einen Ausbau der Luftrettung schließen (Eckart, 2015).

Es gibt weitere vielfach übersehene Zahlen: Der Bericht der Bertelsmann-Stiftung hat vorgerechnet, dass es in Deutschland mehr Klinikpersonal pro EinwohnerIn gibt als in anderen Ländern, pro PatientIn aber weniger. Bei Verringerung der Krankenhauszahl käme dies einer angemessenen Betreuung jedes einzelnen Patienten/jeder einzelnen Patientin zugute. Die Argumentation ist dann stimmig, wenn man der Interpretation zustimmt, dass in Deutschland unnötig viele Menschen mit ihren Beschwerden stationär behandelt werden. Ein Indiz: In Deutschland gelangt fast die Hälfte der Patientinnen und Patienten über die Notaufnahme der Kliniken ins Krankenhaus, 2005 waren die Niedergelassenen noch für 60 % der Einweisungen verantwortlich.

Das Hauptargument gegen Krankenhausschließungen ist die Forderung nach wohnortnaher Versorgung. Das ist prinzipiell berechtigt, wobei »wohnortnah« nicht einfach zu definieren ist. Wohnortnähe setzt zudem nicht die bestehende Krankenhausstruktur, sondern vor allem einen Ausbau der ambulanten Medizin und Pflege und eine bessere heimstationäre Pflege voraus. Auch in Deutschland wird über sogenannte Krankenhausstrukturfonds inzwischen die Zusammenlegung und Schließung von Krankenhäusern finanziell unterstützt (Deutscher Bundestag, 2021). Eine »skandinavische« Entwicklung wäre aber wohl nur möglich, wenn das Grundgesetz geändert und den Ländern die Planungsbefugnis entzogen würde, so argumentierte auch der Vorsitzende des Gemeinsamen Bundesausschusses (GBA) Josef Hecken (Aerzteblatt.de, 2021). Dies freilich ist blanke Utopie.

Unterhalb solcher Reformideen ringt der GBA seit vielen Jahren um die Durchsetzung von Mindestmengen für komplizierte stationäre Leistungen und entsprechende Pflegeschlüssel, ohne dass dies viel Einfluss auf die Praxis hat, weil die Länder mit ihrer Aufsicht auf die Krankenhäuser die Umsetzung dieser mühsam getroffenen Entscheidungen nicht kontrollieren. Die Krankenhäuser haben zudem immer wieder jahrelange Verzögerungen bei den vom GBA beschlossenen Mindestmengen durch Klagen vor den Sozialgerichten erreicht, bis dann letztlich 2014 das Bundessozialgericht wie im Fall des Kniegelenkersatzes dem GBA recht gab (BSG Aktenzeichen: B 1 KR 33/13 R). Für den Zeitraum 2004 bis 2010 konnte nachgewiesen werden, dass etwa bei komplexen Eingriffen an der Speiseröhre konstant über 40 % der Kliniken die Mindestzahlen nicht erreichten. Dabei ist noch festzuhalten, dass die vom GBA festgelegten Mindestmengen als außerordentlich maßvoll zu betrachten sind (Cruppé et al., 2014). Die Auswertung deutscher Daten hat 2017 gezeigt, dass für 20 von 25 der untersuchten stationären Behandlungen vom akuten Herzinfarkt über den Schenkelhalsbruch bis zum Aortenaneurysma ein Zusammenhang zwischen Häufigkeit der Behandlungen und dem Sterberisiko bestand (Nimptsch & Mansky, 2015; Nimptsch & Mansky, 2018). Dieselben Länder, die sich gegen Mindestmengen und eine raschere Zentralisierung stemmen, haben seit den frühen 1990er Jahren ihre Verpflichtung zur Investitionsfinanzierung der Kliniken sträflich vernachlässigt (Aerzteblatt.de, 2022) und damit die für die eigentliche Versorgung der Kranken einsetzbaren Budgets verringert. Gelder der Kassen für die eigentliche Krankenbehandlung werden in relevantem Umfang für Instandhaltung der Gebäude entwendet. Das ist kein Geheimnis, aber es wird mit Achselzucken hingenommen.

Es soll hier nicht argumentiert werden, eine wünschenswert gute Abstimmung zwischen ambulanter und stationärer Versorgung sei eine leichte Aufgabe. Deutschland nimmt aber in Europa eine Sonderrolle ein, die alles andere als vertrauensfördernd ist. Zwar werden überall Schritte in die richtige Richtung getan, ob man an die Einführung von Stroke Units oder an andere zertifizierte Zentren denkt. Beim Blick hinter die Kulissen wird aber deutlich, dass längst nicht alle auf die Behandlungsqualität rechnen können, die sie benötigen. Manche Aushängeschilder halten nicht, was sie versprechen. Der Kurs des Tankers Krankenhausmedizin ist sehr schwer zu ändern. Hinter der notwendigen Auseinandersetzung um die Vergütungssysteme bleibt die Frage nach der Qualität der individuellen Beziehung zwischen Profis und PatientInnen fast unberührt. Es taucht immer nur die Behauptung auf, alles könne besser werden, wenn die Bezahlung mehr Zeit und Zuwendung erlaube. Die Thematik der patientenzentrierten Medizin wäre eine eigene große Abhandlung wert. Es sollen hier einige Hinweise genügen, um zu verdeutlichen, dass das Zeitargument eigentlich nur ein

Versuch ist, mögliche Bemühungen um eine bessere Kommunikation im Versorgungsalltag abzuwehren. Die ernsthafte, forschungsbasierte Debatte um die Frage, wie im Praxisalltag trotz der ja tatsächlich häufigen Hektik eine angemessene Kommunikation realisiert werden kann, ist jahrzehntealt. Die Witwe von Michael Balint, Enid Balint, schreibt 1973 im Nachwort zu der damals abgeschlossenen Studie über die Interaktionen in der ärztlichen Allgemeinpraxis: »Unserer Meinung nach erleiden unsere Patienten durch die Verlagerung unseres Interesses von den langen Interviews auf die kurzen Sprechstundenkontakte der normalen Allgemeinpraxis keine Einbußen« (Balint, 1973, S. 233). Das wurde geltend gemacht für diejenigen Ärztinnen und Ärzte, die an einschlägigen Trainingsprogrammen teilgenommen hatten. Eine dänische Arbeitsgruppe publizierte 2021 eine Studie zu einem Programm zur Förderung der Kommunikationsfähigkeit von KrankenhausärztInnen. In der Schlussfolgerung ihrer Arbeit heißt es: »Die Leistungserbringer verbesserten die Qualität ihrer Kommunikation in den Begegnungen mit ihren PatientInnen [...] nach dem Trainingsprogramm. Dies hatte keinen Einfluss auf die Länge der Konsultationen«[54] (Iversen et al., 2021, S. 307, Übersetzung d. A.). Nun kann ich mir natürlich vorstellen, dass es hochgradig sinnvoll wäre, die Alltagsabläufe in Klinik und Praxis so umzugestalten, dass mehr Zeit für die Interaktionen mit den Kranken und auch innerhalb der Teams resultiert. Schritte zu der überfälligen patientenzentrierten Medizin (Richards et al., 2015) werden aber nicht in Gang kommen, wenn sich ausschließlich die Vergütungssysteme ändern, ohne dass ernsthafte Bemühungen unternommen werden, die Grundhaltungen der TherapeutInnen und ihrer Organisationen von Grund auf neu zu gestalten. Die vielen lobenswerten Ansätze in der Medizinerausbildung, vor allem in den Reformuniversitäten, scheinen auch im Lichte umfänglicher internationaler Erfahrungen bislang an der starren Kultur der Medizin zu zerbröseln, zudem die Ergebnisse bislang als lediglich bescheiden einzustufen sind (vgl. Cochrane Review von Gilligan et al., 2021). In diesem Licht verliert auch der Satz »Die »sprechende Medizin einschließlich der interdisziplinären Abstimmung im Krankenhaus und mit weiteren Kollegen sollte besser vergütet werden« in einem engagierten Strategiepapier der Arbeitsgemeinschaft der Wissenschaftlichen Medizinischen Fachgesellschaften (AWMF)

54 »Health care providers improved their communication in patient consultations after the implementation of a [...] training program. This did not affect the length of the consultations.«

an Durchschlagskraft: Es ist eine unbewiesene Behauptung, dass es einen engen Zusammenhang zwischen Vergütung und Qualität der Kommunikation gibt. Das ist der Stand der Forschung, auch wenn das wieder einmal gegen plausible Annahmen spricht (Nothacker et al., 2019).

Krankenpflege und Medizin

Ich möchte es undiplomatisch sagen: Der Druck auf die Pflegekräfte im Krankenhaus nach Einführung des DRG-Systems spiegelt in krasser Form die Geringschätzung dieser Berufsgruppe gegenüber wider. Die eine Seite des Problems ist eine fortwährende Verdichtung und höhere Belastung der Arbeit in der Krankenpflege. Dies hat Auswirkungen auf die Qualität der Versorgung und zudem erhöht sich dadurch die Fluktuation in der Krankenpflege. Erstaunlich ist, dass es keine stabile Datenlage zur Frage des Ausstiegs aus der Pflege gibt. Die Daten für den Krankenhausbereich streuen stark: In Berlin wechselte 2004 bis 2006 etwa jede vierte Pflegekraft den Beruf, in Thüringen etwas mehr als jede Zehnte (Pilny & Rösel, 2014). Für den heimstationären Bereich stehen sich Aussagen, die Fluktuation in der Pflege sei nicht höher als in anderen Arbeitsbereichen, und die regional glaubhaft gemachte Aussage, dass eine Besorgnis erregende Zahl von PflegerInnen ausscheide, gegenüber (Müller & Rothgang, 2014). Die andere Seite ist der direkte Einfluss auf die Qualität der Krankenhausversorgung. Im Zusammenhang mit der Belastung im intensivmedizinischen Bereich während der COVID-19-Pandemie wurde vielleicht erstmals einer breiteren Öffentlichkeit deutlich, dass ohne eine verlässliche Präsenz der Pflege die Intensivmedizin als Ganze gefährdet ist. Das Erstaunliche ist, dass dieser Zusammenhang tatsächlich als überraschend wahrgenommen wurde. Lange bestehende Forschung zum Zusammenhang von Sterblichkeit bei KrankenhauspatientInnen und Qualität der Pflege bleibt bis heute Insiderwissen. Die US-amerikanische Pflegewissenschaftlerin Aiken veröffentlichte 2002 erstmals Daten zur Bedeutung des Anteils besonders qualifizierter KrankenpflegerInnen: Die Steigerung des Anteils von akademisch ausgebildeten KrankenpflegerInnen um 10 % ging mit einer Abnahme der Sterblichkeit um 5 % einher (Aiken et al., 2003). Dieser Zusammenhang wurde später auch im Rahmen einer großen europäischen Studie bestätigt (Aiken et al., 2017). In Deutschland ist in jüngster Zeit der Pflegemangel so groß geworden, dass verabschiedete Zahlen zu Personal-Mindestvorgaben unterschiedlicher Bereiche im Krankenhaus ins Leere zu laufen drohen; in der Corona-Ära wurden sie für mehrere Bereiche befristet ausgesetzt. Dass die Aufmerksamkeit in Politik und Öffentlichkeit immer vor allem auf die Ärzteschaft gerichtet ist, wenn Qualitätsfragen diskutiert werden, gilt genauso für den ambulanten Sektor. Hier wurden, gemessen an internationalen Vergleichen, kleinste Schritte in Richtung eines geänderten Professionenmix vereinbart, wobei es um die Tätigkeiten weiterqualifizierter medizinischer Fachangestellter geht, ein ganz vorsichtiger Trend, der innerhalb der Ärzteschaft trotzdem erst allmählich als Entlastung des eigenen Berufs verstanden wird. Völlig aus dem Blickfeld bleibt dabei die Tatsache, dass es kein ambulantes Versorgungssystem gibt, in dem die Ärztedominanz derart ausgeprägt ist wie in Deutschland. In einem Review der Cochrane Collaboration wird der Forschungsstand wie folgt zusammengefasst: »Studien zeigen, dass die Betreuung durch Pflegekräfte, verglichen mit ärztlicher Behandlung, für ein breites Spektrum von Beschwerden wahrscheinlich ähnliche oder bessere Ergebnisse hervorbringt«[55] (Laurant et al., 2018, Übersetzung d. A.; vgl. auch Shi, 2012; Perrin, 2020). Die Verkennung dieser Situation hat damit zu tun, dass es in Westdeutschland und im vereinten Deutschland keine Tradition von »Primary Care« gibt (ob die Situation in der DDR mit ihrem Polikliniksystem dem eher entsprach, kann hier nicht bewertet werden). Ein Schlüsselinstrument von »Primary Care« ist das »Gatekeeping« durch niedergelassene Allgemeinärzte oder sogenannte Nurse Practitioners beziehungsweise professionenübergreifende ambulante Versorgungszentren. In Deutschland finden sich Ansätze nur in stark abgeschwächter Form in den Hausarztmodellen, die aber die starke Rolle der spezialistischen Medizin nicht zurückdrängen können. Viel zu lange wurde eine Weiterbildung in Allgemeinmedizin auch innerhalb der Ärzteschaft als zweite Wahl betrachtet. Ein klarer Richtungswechsel, wie ihn das Gutachten des Sachverständigenrats 2018 gefordert hat, findet sich bislang nicht einmal in Ansätzen. Die Debatte wird nach wie vor in stark verengter Form um einen beklagten Ärztemangel geführt (Schmacke, 2006). Diese Engführung hat eben damit zu tun, dass die bedeutende Rolle, die Pflege in der Versorgung vor allem chronisch Kranker, in der Prävention und in der Unterstützung der Kranken spielen könnte,

55 »Study findings suggest that care delivered by nurses, compared to care delivered by doctors, probably generates similar or better health outcomes for a broad range of patient conditions.«

in Deutschland nach wie vor weder in der Politik noch der Öffentlichkeit gesehen wird (Schaeffer & Kuhlmey, 2012).

Prinzipiell größere Aufmerksamkeit findet das Thema Pflegekräftemangel in der heimstationären Pflege. Hier liegt inzwischen ein über das Bundesgesundheitsministerium angestoßenes Gutachten der Bremer Universität vor, welches zur geforderten einheitlichen Bemessung des Personalbedarfs in den Pflegeeinrichtungen auf dem Boden aufwendig erhobener empirischer Daten erstmals belastbare Aussagen trifft. Danach benötigen die Einrichtungen 36 % mehr Personal, als sie es heute auf Basis der Stellenschlüssel haben, in Zahlen 100.000 Vollzeitäquivalente. Bei den Pflegefachkräften liegt der Personalmehrbedarf danach bei 3,5 %, bei den Pflegeassistenzkräften bei 69 %. Diese Einschätzung geht davon aus, dass heute die besonders gut ausgebildeten AltenpflegerInnen zu sehr mit Aufgaben beschäftigt sind, die genauso gut von Assistenzkräften bewerkstelligt werden können. Die Erhebung fand in 62 Pflegeeinrichtungen statt, erhob Daten von 1.380 BewohnerInnen und 140.000 Interventionen, wobei diese genaue Erfassung von Alltagsabläufen maßgeblich von geschulten Pflegekräften durchgeführt wurde (Rothgang & Wagner, 2019).

Das Problembewusstsein für die systematischen Mängel der ambulanten und stationären Versorgung ist vermutlich in den letzten Jahren gewachsen. Bezogen auf die dringend erforderliche Stärkung der Allgemeinmedizin und der Pflege leidet das System heute an falschen Weichenstellungen in der frühen Phase der Bundesrepublik: Die Länder hatten ihre speziellen Vorstellungen von »großzügiger« Krankenhausplanung und im ambulanten Bereich förderten die Kassenärztlichen Vereinigungen – ausgestattet mit einem Monopol – die Hyperspezialisierung, welche zentrale Fächer wie die Allgemeinmedizin und Pädiatrie grob vernachlässigten und über die Rolle der Pflege gar nicht nachdachten. Die notwendigen Korrekturen sind jetzt angesichts großer Schwierigkeiten der Nachwuchsgewinnung nur über mehrere Jahrzehnte zu realisieren. Der Fortschritt in den Strukturen des Gesundheitswesens ist eine Schnecke.

Gefährdung des Erreichten

Fortschritte der Medizin können in der weiteren Entwicklung aufs Neue gefährdet werden. Die Entwicklung der Antibiotika hat viele bedrohliche bakterielle Infektionen beherrschbar gemacht und verdrängte gemeinsam mit besserer Hygiene und Impfungen die Infektionskrankheiten vom ersten Platz im Krankheitsgeschehen – mit dem immer wieder auftauchenden Gefälle zwischen reichen und armen Ländern. Von Beginn an aber war bekannt, dass Bakterien die Fähigkeit besitzen, Widerstand gegen die sie bekämpfenden Antibiotika zu entwickeln: Antibiotikaresistenzen sind heute ein gewaltiges Problem, das viele Krankheits- und Todesopfer fordert. Eine Zeit lang können dann neue Antibiotika das Problem lösen, ehe auch sie nicht mehr anschlagen: Multiresistente Bakterien fordern die Medizin extrem und überfordern sie zum Teil auch. Für 2017 wurden in den USA geschätzt zwei Millionen Menschen mit solchen antibiotikaresistenten Keimen infiziert, von denen 23.000 verstarben. Andere Schätzungen sprechen von fast 100.000 Toten. Für Europa wurde mit 25.000 bis 33.000 Todesfällen durch derartige Keime eine ähnlich erschreckende Bilanz gezogen (Martens & Demain, 2017; Ventola, 2015a; Friedrich, 2019). Jüngste Daten sprechen davon, dass es weltweit über eine Millionen Todesfälle jährlich sein können, die durch resistente Bakterien verursacht werden, wobei die subsaharischen afrikanischen Länder am meisten betroffen sind (27,3 Todesfälle pro 100.000 Einwohner), am geringsten Australien mit 6,5 pro 100.000 (Antimicrobial Resistance Collaborators, 2022, S. 629).

Diese Entwicklung ist nicht rein schicksalhaft und den raffinierten Ausweichmechanismen der Bakterien geschuldet, sondern wurde durch eine Reihe von Faktoren begünstigt. Das beginnt mit dem falschen und unnötigen Einsatz von Antibiotika. Fleming hatte schon 1945 davor gewarnt, dass das Penizillin gewissermaßen als Wunderwaffe viel zu häufig eingesetzt werde und damit eine Ära des Missbrauchs eingeleitet werden könne (nach Ventola, 2015a, S. 278). Erleichtert wird dies dadurch, dass längst nicht in allen Ländern Antibiotika verschreibungspflichtig sind. Aber auch das Verschreibungsverhalten weist deutliche Schwächen auf: In entsprechenden Studien wurde ermittelt, dass in 30 % bis 50 % aller Verschreibungen entweder keine Indikation gegeben, das falsche Antibiotikum ausgewählt oder die Behandlungsdauer falsch bestimmt worden war. Unter anderem konstatierten einschlägige Untersuchungen, dass Antibiotika Kindern und Erwachsenen zu 40 % bis 75 % bei Vorliegen von viralen Infekten verschrieben werden (Ventola, 2015b, S. 344). Unterstützung durch geschulte PharmakologInnen erweist sich als hilfreich, ebenso wie die Strategie der »verzögerten Verschreibung«, bei der ein Rezept mit der Instruktion ausgestellt wird, es erst einige Tage später einzulösen, falls die Beschwerden nicht verschwinden, was bei viralen Atemwegserkrankungen häufig der Fall ist (Ventola, 2015b, S. 344).

Eine große Rolle spielt der Einsatz von Antibiotika in der Tiermast, vordergründig erforderlich wegen hoher Infektions- und Todesraten bei Tieren unter den Bedingungen der Massentierhaltung. Resistente Bakterien können so den Menschen über den Fleischverzehr erreichen. Schließlich wird die ohnehin notwendige Entwicklung neuer Antibiotika von den großen Firmen vernachlässigt, staatliche Förderprogramme für kleinere Unternehmen sind nicht ausreichend dimensioniert. Es ist aber vor allem bekannt, dass ein sorgfältiger Umgang mit Antibiotika und die Einhaltung von Hygienerichtlinien den Fortgang dieser neuen bakteriellen Pandemie aufhalten und zurückdrängen kann, ohne dabei die Notwendigkeit und Schwierigkeit neuer Behandlungsmöglichkeiten außer Acht zu lassen. Für den besonders kritischen Krankenhausbereich kommt das Nationale Referenzzentrum (NRZ) in Deutschland zur Schätzung von 400.000 bis 600.000 Krankenhausinfektionen. Die Zahl der durch nosokomiale Infektionen verursachten Todesfälle liegt danach bei circa 10.000 bis 20.000 pro Jahr. Das Krankenhaus ist in gewisser Weise ein »gefährlicher Ort«: »Eine Reduktion vermeidbarer Krankenhausaufenthalte sind daher zusammen mit einer effektiven Infektionskontrolle und -prävention wichtige Schritte, um die Krankheitslast zu verringern«, so der Leiter des RKI Lothar Wieler (Robert Koch Institut, 2019).

2011 wurde ein Programm des europäischen Zentrums für Krankheitsprävention und -kontrolle aufgelegt, nach dem die Länder sich verpflichten, den Umfang der Krankenhausinfektionen systematisch zu erheben und damit die parallel verstärkten Schutzprogramme in den Kliniken auf ihren Nutzen hin zu untersuchen. Dabei geht es um systematische Schulungen des Personals, um Verstärkung der Hygienefachkräfte und vor allem für die Intensivstationen um die Beachtung von Standards, zum Beispiel beim Legen von Kathetern. In einer Verlaufsuntersuchung zeigte sich, dass im Zeitraum von 2011 bis 2016 der Umfang an Krankenhausinfektionen um etwa 10 % gesenkt werden konnte (Behnke et al., 2017). Derartige Forschung ist nur schwach entwickelt, es existiert vor allem keine belastbare Datenlage zu der Frage, durch welches Bündel von Maßnahmen die Einhaltung der konsentierten Hygienemaßnahmen am besten gefördert werden kann (Neuwirth et al., 2021). Dies ist aber wichtig, da es darauf ankäme, den Erfolg aus umschriebenen und zugleich immer aufwendigen Interventionen (vgl. z. B. Benning et al., 2011) für die Breite der Kliniken zu stabilisieren. Es muss fairerweise gesagt werden, dass diese hohen Infektionsraten auch damit zu tun haben, wie hoch der Anteil an Schwerkranken mit beeinträchtigter Immunabwehr ist; es geht, mit anderen Worten, um eine Reduzierung, nicht jedoch um ein vollständiges Zurückdrängen nosokomialer Infektionen. ExpertInnen schätzten 2010, dass bis zu 180.000 dieser Infektionen prinzipiell vermeidbar seien (Gastmeier et al., 2010).

Dennoch schließt sich auch hier wieder der Kreis zur Fallpauschalen-Finanzierung: Hygiene- und Schutzprogramme müssen die Kliniken auf wünschenswert hohem Niveau aus Einsicht in die Notwendigkeit durchführen, auch wenn es sich – im betriebswirtschaftlichen Denken – nicht lohnt. Ob ein einschlägiges Förderprogramm innerhalb der GKV mit einer Gesamtsumme von über 400 Millionen Euro dafür ausreichende Unterstützung bietet, bleibt fraglich: Es wird zudem ausschließlich für die Erfüllung von Strukturvorgaben eingesetzt, vor allem die Verstärkung des Hygienepersonals, nicht aber für das Anstoßen von Lernprozessen in den täglichen Arbeitsabläufen (GKV Spitzenverband, 2021). Krankenhaushygiene steht, so meine persönliche Einschätzung, allen Sonntagsreden zum Trotz nicht auf einem vorderen Platz der Bemühungen um die Weiterentwicklung der Krankenhausmedizin in Deutschland.

Kuration und Palliation

Das Ziel der Medizin ist die Heilung von Krankheiten, das ist umgangssprachlich vermutlich so etwas wie »selbstverständlich«. Und unter »Palliation« können sich die meisten Menschen – wenn überhaupt – nur Folgendes vorstellen: »Wenn Heilung nicht mehr möglich ist.« Und die Erwartung an Palliativmedizin ist dann, dass Menschen – gedacht wird fast immer an Krebskranke im Endstadium – nicht unter Schmerzen leiden sollen. Kranken und ihren Angehörigen und dem erweiterten Freundeskreis diese tiefsitzende Angst zu nehmen, gehört nun ganz fraglos zu den Kernaufgaben der Palliativmedizin. Im Englischen wird oft treffender von »Palliative Care« gesprochen, weil nicht nur ärztliche Kompetenz vorhanden sein muss, sondern genauso pflegerisches und psychologisches Können. Der Begriff Palliation leitet sich vom lateinischen »pallium« ab. Gemeint ist ein schützender Mantel, der um die Kranken gelegt wird. »Cura« bedeutet demgegenüber wörtlich Fürsorge, Behandlung, Verantwortung. Und all dies ist für Schwerstkranke natürlich auch wichtig – der erste Hinweis, dass die Trennung von Kuration und Palliation viel zu schlicht ist und den Kern dessen nicht trifft, was gute Behandlung sein muss. Das zweite Missverständnis heißt: Kuration im Sinne vollständiger Wiederherstellung von Gesundheit (»estitutio ad integrum«) kann die Medizin heute zwar weitaus häufiger versprechen, als dies früher der Fall war, aber eben durchaus nicht immer; sei es, dass trotz erfolgreicher Behandlung die Lebenserwartung verkürzt bleibt oder psychische Folgeschäden Kranke auch dann begleiten, wenn der Schrecken vorzeitigen Sterbens stark gewichen ist. Es gibt mit anderen Worten unabweislich einen fließenden Übergang zwischen dem von uns allen erwünschten Ideal vollständiger Heilung und dem Einsatz aller zum Glück gewachsenen Möglichkeiten der Minderung von Leiden bei schweren Krankheiten. Wo dies im Behandlungsprozess verdrängt wird, hören Kranke, denen lange alle Hoffnungen dieser Welt gemacht worden sind, dann urplötzlich den irrwitzigen Satz: »Wir können nichts mehr für Sie tun.« Dieser Satz muss aus dem Sprachschatz der Ärzteschaft gelöscht werden, weil er ausblendet, was sehr wohl getan werden kann und leider häufig unterbleibt, wenn das Ziel Zurückgewinnung der normalen Lebenserwartung passé ist. Ein falsches Verständnis von Kuration als eigentlichem Auftrag der Medizin und Palliation als Sterbebegleitung steht quer zu der Wirklichkeit des Lebens, das gerade bei einer glücklicherweise steigenden Lebenserwartung häufig von chronischen Krankheitsverläufen gekennzeichnet ist und uns abverlangt, Einschränkungen der Leistungs- und Genussfähigkeit im Kränker- und Älterwerden nicht als etwas vollständig Unerwartetes zu verdrängen. Am anderen Ende der Debatte um Kuration und Palliation steht eine nur auf den ersten Blick unerwartete Erkenntnis. Die Onkologin Jennifer Temel hat 2010 in einer kontrollierten klinischen Studie gezeigt, dass die frühzeitige Einbindung von palliativen Fachkräften bei Kranken mit fortgeschrittenem Lungenkrebs nicht nur die Lebensqualität deutlich verbessert, sondern sogar auch – in bescheidenem Umfang – die Lebenserwartung erhöht (Temel et al., 2010, zur Bestätigung vgl. z.B. Fulton et al., 2019). Die häufig leider »übliche«, kein Ende findende Krebsbehandlung in weit fortgeschrittenen Krankheitsstadien kann demgegenüber die Lebenszeit verkürzen: Eine gnadenlose Medizin, die dadurch gekennzeichnet ist, dass der Mut fehlt, mit den Kranken und den Zugehörigen ehrlich darüber zu reden, welche Behandlungsziele realistisch sind. Diese Gespräche sind sicher durch die Fortschritte der Medizin heute viel komplizierter geworden, weil bei der einen Erkrankung tatsächlich auch in metastasierten Stadien eine eingreifende Behandlung Nutzen stiften kann, diese bei einer anderen aber Lebensqualität und Überleben verschlechtert.

Dass es eine solche Begleitung im Alltag der Medizin so schwer hat, ist wohl auch damit zu erklären, dass die Ärzteschaft den Umgang mit Unsicherheit und Angst sowie mit den Grenzen des eigenen Handelns wenig eingeübt hat. Im Studium und in der Facharztweiterbildung wird kaum gelehrt, wie schlechte Nachrichten überbracht werden können. Und die Hektik des Versorgungsalltags scheint keinen Raum für besonnene Beratung und Zuhören zu bieten. Dabei bleibt hier undiskutiert, wie groß der Einfluss von Einkommenserwartungen durch fragwürdige medizinische Behandlungen sein kann. Es scheint dem ärztlichen Selbstverständnis, das oft noch allein auf naturwissenschaftlich-technischem Handeln beruht, fremd zu sein, Behandlungsversprechen mit der gebotenen Bescheidenheit zu formulieren. Dabei sind zum Beispiel viele neurologische Leiden, aber auch die fortgeschrittene Herzinsuffizienz und viele bösartige Tumore nicht im schlicht gedachten Sinne heilbar. Was spricht dagegen, die Begriffe Palliation und Kuration beiseite zu lassen und durch die folgende Frage zu ersetzen: Welches Behandlungsversprechen kann und darf einem oder einer Kranken gegeben werden? Wie wird dabei das vorhandene Wissen über Nutzen und Nebenwirkungen einer Therapie besprochen? Das ergäbe notwendigerweise häufiger, als das heute der Fall ist, die Notwendigkeit, die Grenzen der Medizin anzusprechen. Dass die Medizin die Chancen für ein zufriedenstellendes Leben auch mit Krankheit in den letzten Jahrzehnten so deutlich verbessert hat, ist wunderbar. Dass sie dabei aber weithin auch ihre Bescheidenheit verloren hat, ist für die PatientInnen keine gute Botschaft. Palliation ist insofern trotz eines beachtlichen Ausbaus der Angebote immer noch das Stiefkind der Medizin. Am schmerzlichsten ist vielleicht, dass die Professionellen, die Palliative Care anbieten können, in einer Parallelwelt leben, da allen wohlklingenden Versprechen zum Trotz Palliation nicht wirklich integriert ist: Es bräuchte dann – radikal gedacht – gar keine speziellen Angebote mehr. Das, was heute an komplexer und enorm bedeutsamer Arbeit in der palliativen Betreuung geleistet wird, gehört in das Zentrum der Medizin – es müsste in jeder Arztpraxis und auf jeder Krankenstation erfahrbar sein. Palliation darf nicht der arme Verwandte der erfolgreichen High-Tech-Medizin sein, der im Wartestand verbleibt, bis die behandelnden ÄrztInnen nicht mehr weiterwissen. Solange das aber so ist, bleibt Palliation ein nachgeordneter Spezialdienst, der sich immer wieder an den tendenziell größenwahnsinnigen Versprechungen der Medizin wund läuft. Die Debatte darüber ist alles andere als voll entfaltet.

Welche Schlussfolgerungen erlauben die Schilderungen des dritten Kapitels?

Im Gefolge der Herausformung der evidenzbasierten Medizin bestehen heute viel bessere Möglichkeiten, die Spreu vom Weizen zu unterscheiden. Noch nie waren auch die Möglichkeiten für Laiinnen und Laien beziehungsweise Kranke so gut, an diesem qualitätsgesicherten Wissen teilzuhaben und damit in dem häufigen Fall unterschiedlicher Optionen eine gut begründete eigene Meinung und Entscheidung zu entwickeln. Mächtige Interessenskonflikte und Gewinnerwartungen seitens bestimmter Arztgruppen und der medizinisch-industriellen Komplexe stemmen sich diesen Entwicklungen machtvoll entgegen. Die weitgreifende Kommerzialisierung der Medizin hat zwar die soziale Krankenversicherung noch nicht erodieren können, aber vor allem im Krankenhausbereich stehen die Chancen für dringend notwendige demokratische Reformen angesichts der galoppierenden Privatisierung schlecht. Die Corona-Pandemie ließ bei manchen die Hoffnung aufkommen, dass endlich die Krankenpflege den ihr angemessenen Status erhält. Es spricht leider bisher alles dagegen. Und in der Welt der Gewinnorientierung steht es ebenfalls schlecht um die Chancen der Palliation, von »Palliative Care«, die weit mehr ist als das deutsche »Palliativmedizin« sagt, nämlich ein in die regulären Strukturen voll integriertes multiprofessionell organisiertes Sich-Kümmern um Menschen mit schweren Leiden und eingeschränkter Lebenserwartung. So bleibt es ein steiniger Weg, der modernen Medizin zu dem verdienten Vertrauen zu verhelfen. Eine echte Sisyphus-Arbeit.

Und jetzt?

Vielleicht fragt sich der/die geneigte LeserIn nun, ob der Autor diese Ausflüge in so verschiedene Bereiche von Wissenschaftsentwicklung, Einstellungen zu Gesundheit und Krankheit sowie Strukturen der Versorgung und den Alltag der Medizin zusammenbinden will. Nein, wenn damit gemeint wäre, Rezepte auszustellen, wie Ungerades gerade gemacht werden kann. Ja, wenn ich sagen sollte, was mir besonders am Herzen liegt.

Wenn von Gesundheit und Krankheit, von Lebenserwartung und Lebensqualität die Rede ist, dann ist die wichtigste Voraussetzung, dass es keinen Krieg gibt, dass es keinen Hunger und keine Seuchenzüge gibt. Armut und fehlende Bildung fördern Krankheit und Hoffnungslosigkeit. Ein extremes soziales Gefälle zwischen Arm und Reich, zwischen verschiedenen Ländern und in ihnen selbst versperrt einen fairen Zugang für alle zu gesundem Aufwachsen und angemessener sozialer wie medizinischer Hilfe. An obszöne Ungleichheit im Global Village haben wir uns in den reichen Ländern viel zu sehr gewöhnt. Die COVID-19-Pandemie hat uns aufs Neue gelehrt, wie wichtig eine Wende hin zu mehr Gerechtigkeit wäre. Hier taucht bei mir das erste große Fragezeichen auf. Wie lange wird es noch dauern, bis es eine hierauf ausgerichtete Politik im globalen Maßstab gibt?

Der medizinische Fortschritt kann nur als großartig bezeichnet werden. All das, was wir heute an Hilfe bei schweren Unfällen, bei Infektionskrankheiten, Herzinfarkten, Schlaganfällen und auch beim Leben mit chronischen Krankheiten erwarten dürfen, ist historisch betrachtet ganz jung. Ohne alle wichtigen Vorläufer guter Medizin arrogant außer Betracht zu lassen: Erst seit etwa den 80er Jahren des 20. Jahrhunderts nimmt die Medizin großen Einfluss auf die Steigerung der Lebenserwartung. Ärmere Länder könnten weitaus mehr als heute von diesen Fortschritten profitieren. Aber auch in den reichsten Ländern bestehen Barrieren, die moderne Medizin auf wünschenswert hohem Niveau flächendeckend wirksam werden zu lassen. Es erscheint mir allerdings besonders wichtig, den Fortschritt von niemandem kleinreden zu lassen. Das ist etwas ganz anderes, als blind gegenüber den Schwächen der medizinischen Versorgung zu sein.

Schon immer haben Menschen an Wunder geglaubt oder wenigstens auf sie gehofft, wenn sie in verzweifelten Lebenssituationen waren. Insofern beginnt das, was heute Komplementär- und Alternativmedizin genannt wird, nicht erst mit den Revolten der 1960er und 1970er Jahre. Diese haben eindrucksvoll gegen die Arroganz der Macht gekämpft, wobei wohl vor allem in den westlichen Ländern der Vietnamkrieg als das Menetekel schlechthin erlebt wurde. Mit dem gewachsenen Selbstbewusstsein entlarvte die 68er Protestgeneration zugleich die Anmaßungen einer selbstgefälligen Medizin, die immer vorgab, zu wissen, was in Diagnostik und Therapie gut ist, und die sich gegenüber der Forderung nach einem ernsthaften Dialog mit den Kranken taub zeigte. Dass aus den Reihen einer so berechtigten wie auch über das Ziel hinausschießenden Medizinkritik dann auch neue Verfechter sinnloser und teils obskurer »Heilmethoden« gestärkt hervorgingen, kann vielleicht erst eine spätere Geschichtsschreibung subtiler bewerten. In jedem Fall stehe ich erschrocken vor den Gläubigen, die mit Hochpotenzen der Homöopathie oder Nadelstichen auf willkürlich gesetzte sogenannte Meridiane auch schwere Krankheiten heilen wollen. Es wird nicht möglich sein, derartiges irrationales Denken zu verbannen. Aber eine moderne Gesellschaft sollte nicht zulassen, dass irreführende Heilslehren von Staat, Universitäten, Teilen der Ärzteschaft, HeilpraktikerInnen und (horribile dictu) den meisten Krankenkassen als akzeptable Elemente einer falsch verstandenen integrierten Medizin hofiert und finanziert werden. Dass die Möglichkeiten der heutigen Medizin noch einmal sehr viel größer sind als zu Beginn der Protestbewegungen, irritiert die Gläubigen ganz offenbar nicht. Die Ablehnung bis Verteufelung der Corona-Impfungen ist das aktuelle Beispiel für derartige unfassbare Ignoranz, die selbst einige Verbände der »Alternativmedizin« zu einer mehr oder weniger klaren Distanzierung veranlasst haben.

Mein beruflicher Weg hat mich in die Klinik der inneren Medizin geführt, in den öffentlichen Gesundheitsdienst, in die soziale Krankenversicherung und immer auch und zuletzt dann ganz in die heiligen Hallen der Universität. Keine dieser Welten habe ich kritiklos wahrgenommen, so sehr ich durch sie geprägt wurde. Was mich am Ende dieses beruflichen Weges am meisten irritiert und durch immer neue Erzählungen aus meinem persönlichen Umfeld auch gelegentlich tief verstört, ist das häufig anzutreffende Ausblenden der Lebenswirklichkeit und der subjektiven Wahrnehmung der Kranken, die ja in allen Sonntagsreden im Mittelpunkt stehen. Ja, es gibt auch die anderen, »die Netten«, wie PatientInnen häufig in von uns geführten Interviews gesagt haben. Das ist ein großes Glück, aber das reicht nicht. Dabei geht es nicht darum, sich die Wirklichkeit zurechtzuträumen: Manche der Schwachpunkte in der Arztprofession sind nicht spezifisch, sondern finden sich auch im Kontakt mit anderen Berufen wie HandwerkerInnen und LehrerInnen. Es ist irreal zu erwarten, dass wir im Kontakt mit professionellen Systemen immer nur Spitzenqualität erleben. Es ist aber wohl doch noch einmal etwas anderes, ob wir uns in einer Autowerkstatt schlecht behandelt fühlen oder im Krankenhaus oder der Arztpraxis. Insofern wünsche ich mir, dass alle eingeschlagenen Wege der Stärkung von Patientenrechten konsequent weiter gegangen werden, dass vorhandene Unterstützungsangebote ausgebaut und selbstverständlicher werden. Das kostet, und darüber muss gestritten werden. Und ich wünsche mir, dass das Wissen um Stärken und Schwächen der Medizin wie selbstverständlich auf verschiedene Weise zur Verfügung gestellt wird. Ich hoffe, es möge gelingen, dass noch kritischer hingeguckt wird, welche Innovationen im heutigen Markt des Gesundheitswesens tatsächlich mehr Nutzen als Schaden stiften, und dass der Öffentlichkeit nicht weiter erzählt wird, kritische Überprüfungen durch Institute wie das Institut für Qualität und Wirtschaftlichkeit und den Gemeinsamen Bundesausschuss behinderten den Fortschritt. Ganz naiv muss leider wohl mein letzter Wunsch genannt werden, dass sich die Strukturen der Versorgung nach den Bedürfnissen der Menschen und nicht nach den Einkommenserwartungen der Professionellen oder von KapitalanlegerInnen richten sollten.

Es gibt viele Schätze in der modernen Medizin, die allen zur Verfügung stehen sollten. Dies ist selbst in reichen Ländern nicht automatisch der Fall, ganz zu schweigen von den Armutsregionen des Globus. Die Wahrheit ist zugleich, dass es für viele Krankheiten noch keine oder gar keine befriedigenden Antworten der Medizin gibt. Auch diese Realität muss sich in der Alltagswelt der Medizin abbilden. Gute Medizin ist nicht allein das, was im glücklichen Fall gut informierte ÄrztInnen Kranken im Sinne vollständiger Heilung oder als Gewinn an wertvollen Lebensjahren anbieten können. Und wo wie im Falle von schweren Erkrankungen Erleichterung und Glück immer auch nah an Leid und Verzweiflung grenzen, bedarf es einer im besten Sinne ganzheitlichen Medizin, die nicht mit unehrlichen Versprechungen daherkommt sondern die in einer selbstverständlichen Zusammenarbeit von ÄrztInnen, PsychologInnen, PflegerInnen, SozialarbeiterInnen und den vielen anderen therapeutischen Berufen mit den Kranken gemeinsam nach einem Weg des Lebens mit der Krankheit suchen. Dies alles wäre dann eine psychosomatische Medizin, die ihren Namen verdient. Sie zeigt den Weg zur Gewinnung von Vertrauen in die Medizin.

Epilog: Hum(or)anität und Evidenz

Dass gute wissenschaftliche Belege für die Weiterentwicklung der Gesundheitssysteme unabdingbar sind, ist unstrittig. Vieles hängt am Wissenszuwachs in den Naturwissenschaften. Das ist nicht zu bezweifeln. Es könnte insofern der Eindruck entstehen, Humanität werde in den modernen Gesellschaften durch Sachlichkeit verdrängt. Wo immer es dafür Anzeichen gibt, gilt es Alarm zu schlagen. Nun können wir erstens getrost davon ausgehen, dass das Handeln vieler Forscherinnen und Forscher wie auch vieler AkteurInnen in der Praxis immer wieder aufs Neue stark von altruistischen Motiven geprägt ist. Auch wenn die Rede vom Patienten beziehungsweise der Patientin, die angeblich immer im Mittelpunkt stehen, gelegentlich leicht durchschaubares Werben um mehr Rendite ist. Soweit gilt als unverzichtbare Sichtweise: Humanität bedarf im Kern keiner Begründung. Es fragt sich stets »nur«, wie dem Menschenwohl zugedachte Grundhaltungen im Alltag gelebt werden – und auch umgesetzt werden können, wo ihnen institutionelle oder ideologische Barrieren gegenüberstehen. Es geht nicht zuletzt um Freundlichkeit, Bereitschaft zum aufmerksamen Zuhören oder zum Teilen von Besorgnis. Damit ist nicht gesagt, dass derlei Fähigkeiten nicht unterrichtet werden können – es geht hier vielmehr um die Frage, ob es wie im Falle der Arzneimittel oder operativer Verfahren wissenschaftliche Belege dafür braucht, dass Humanität unverbrüchlich zur guten Medizin gehört. Meine Meinung ist ganz einfach: NEIN! Und dann möchte ich mit einem vielleicht unerwarteten Blick auf den Humor, konkret mit dem Einsatz von Clowns im Gesundheitswesen schließen, um zu zeigen, dass Humor und Wissenschaft eine wunderbare Beziehung eingehen können.

Dass Humor die beste Medizin ist, scheint schon sehr lange Überzeugung der Menschen zu sein. Das war schon zu Zeiten von Hippokrates

(460–370 vor unserer Zeitrechnung) so. In der Neuzeit besuchten die berühmten Brüder Fratellini als Clowns zu Beginn des 19. Jahrhunderts in Frankreich Krankenhäuser (Dionigi & Canestrari, 2016). In den 1970er Jahren begann der US-amerikanische Arzt Patch Adams als Pionier der heutigen Clowns im Gesundheitsbereich seine Mission zur Schaffung einer Gegenkultur zum traditionellen Krankenhaus. Breite Bekanntheit in der Öffentlichkeit erlangte er durch die wunderbare Verfilmung mit Robin Williams in der Hauptrolle im Jahr 1998.

1986 startete der Berufsclown Michael Christensen die »Big Apple Circus Clown Care« (Koller & Gryski, 2008) mit dem Konzept der Integration von Clowning in die Therapie. Seither hat sich weltweit das Konzept von »Medical Clowns« verbreitet, zumeist für stationär behandelte Kinder und ihre Eltern, in bescheidenem Maße auch für Erwachsene, hier in erster Linie in der Geriatrie und Psychiatrie. Es geht dabei vor allem um die Linderung von Ängsten, Schmerzen und Unruhe durch die Schaffung einer neuen Atmosphäre, einer Musterunterbrechung und eines Perspektivenwechsels. Neben vielen Laiinnen und Laien arbeiten therapeutisch geschulte Clowns, deren Einsatz seit etwa 15 Jahren auch Gegenstand von Forschung geworden ist. Studien kommen zu dem Ergebnis, dass die Anwesenheit von geschulten Clowns Kindern helfen kann, besser mit ihrer Angst vor invasiven Eingriffen (Injektionen, Anästhesie, schmerzhafte Verbandswechsel) umzugehen – und dass auch die Eltern von dem positiven Erleben ihrer Kinder profitieren können. Clowns wirken allein schon durch ihre Verkleidung, die in der häufig sterilen Atmosphäre für Lachen sorgt. Auch das klassische Repertoire der Zirzensik kommt zum Einsatz: Jonglage, Zaubern, Pantomime. Beliebt sind Parodien von ärztlichem Gebaren während der Visiten. Auch clowneske Verkleidung von Pflegekräften und ÄrztInnen findet sich in vielen Projekten. Die hierzu ausgewertete Forschung folgt dem klassischen Prinzip klinischer Studien: Clowns als zusätzliche Intervention zur Routineversorgung. Die bisherige Qualität dieser Studien – so auch der noch seltenen kontrollierten Studien – rechtfertigt die Weiterführung dieses Forschungsstrangs mit längerer Beobachtungszeit und verlässlicherem Ausschluss von Zufallsfaktoren – so die AutorInnen zweier systematischer Übersichtsarbeiten (Sridharan & Sivaramakrishnan, 2016; Lopes-Júnior et al., 2020). Eine wichtige Rolle spielen in dieser Forschung nicht zuletzt zur Konkretisierung der Konzepte immer auch qualitative Ansätze, welche Kinder und ihre Eltern befragen, wie sie den Einsatz der Clowns erlebt haben und wie er auf sie gewirkt hat. Fast alle Kinder und viele ihrer Eltern nehmen das Angebot der medizinischen Clowns an – eine wichtige Voraussetzung seriöser Interventionen.

Braucht es also Forschung zu Clowns im Gesundheitswesen? Wo immer solche oder auch ähnliche Angebote erwünscht sind und bleiben, erübrigt sich die Frage nach einem wissenschaftlich belegten Nutzen. Es erscheint aber überaus sinnvoll, genauer zu verstehen, in welchen Situationen und mit welchen Mitteln Clowns therapeutisch wirksam werden können. Ich ende mit dem Kalauer: Humor ist viel zu ernst, um ihn auf die leichte Schulter zu nehmen.

Literatur

Abenstein, J.P. & Narr, B.J. (2010). An ounce of prevention may equate to a pound of cure: can early detection and intervention prevent adverse events? *Anesthesiology, 112*, 272–273.

Abholz, H.-H. (1981). Ursprünge und Entwicklungen alternativer Medizin. In S. Lundt (Hrsg.), *Rebellion gegen das Valiumzeitalter. Überlegungen zur Gesundheitsbewegung* (S. 46–56). Berlin: Verlagsgesellschaft Gesundheit.

Adashi, E.Y., Geiger, H.J. & Fine, M.D. (2010). »Health Care Reform and Primary Care: The Growing Importance of the Community Health Center. *New England Journal of Medicine, 362*, 2047–2050.

Aerzteblatt.de (2021, 5. Juli). Hecken plädiert für tiefgreifende Krankenhausreform. https://www.aerzteblatt.de/treffer?mode=s&wo=1041&typ=1&nid=125305&s=f%FCr&s=hecken&s=pl%E4diert (22.11.2022).

Aerzteblatt.de (2022, 17. Januar). Krankenhäuser beklagen fehlende Investitionskostenfinanzierung durch die Länder. https://www.aerzteblatt.de/nachrichten/130977/Krankenhaeuser-beklagen-fehlende-Investitionskostenfinanzierung-durch-die-Laender (22.11.2022).

Aguiar Junior, S., Oliveira, M.M., Silva, D.R.M.E., Mello, C.A.L., Calsavara, V.F. & Curado, M.P. (2020). Suvival of patients with colorectal cancer in a cancer center. *Arch Gastroenterol, 57*, 172–177.

Ahlmén, M., Nordenskiöld, U., Archenholtz, B., Thyberg, I., Rönnqvist, R., Lindén, L., Andersson, A.K. & Mannerkorpi, K. (2005). Rheumatology outcomes: the patients' perspective. A multicentre focus group interview study of Swedish rheumatoid arthritis patients. *Rheumatology, 44*, 105–110.

Ahmad, Y., Howard, J.P., Arnold, A.D., Cook, C.M., Prasad, M., Ali, Z.A, Parikh, M.A., Kosmidou, I., Francis, D.P., Moses, J.W., Leon, M.B., Kirtane, A.J., Stone, G.W. & Karmpaliotis, D. (2020). Mortality after drug-eluting stents vs. coronary artery bypass grafting for left main coronary artery disease: a meta-analysis of randomized controlled trials. *Eur Heart J., 41*, 3228–3235.

Ahuija, C.S. & Fehling, M. (2016). Concise Review: Bridging the Gap: Novel Neuroregenerative and Neuroprotective Strategies in Spinal Cord Injury. *Stem Cells Translational Medicine, 5*, 914–924.

Aiken, L.H., Clarke, S.P., Cheung, R.B., Sloane, D.M. & Silber, J.H. (2003). Educational levels of hospital nurses and surgical patient mortality. *JAMA, 290*, 1617–23.

Aiken, L.H., Sloane, D., Griffiths, P., Rafferty, A.M., Bruyneel, L., McHugh, M., Maier, C.B.,

Moreno-Casbas, T., Ball, J.E., Ausserhofer, D. & Sermeus, W. (2017). RN4CAST Consortium. Nursing skill mix in European hospitals: cross-sectional study of the association with mortality, patient ratings, and quality of care. *BMJ Qual Saf, 26*, 559–568.

All-Creators.org (o. J.). https://www.all-creatures.org/anex/bear.html (22.11.2022).

Almström, M., Svensson, J. F., Svenningsson, A., Hagel, E. & Wester, T. (2019). Population-based cohort study of the correlation between provision of care and the risk for complications after appendectomy in children. *J Pediatr Surg., 54*, 2279–2284.

Alonso, B. D., Silva, F. M. B.D., Latorre, M. D. R.D.O., Diniz, C. S. G. & Bick, D. (2017). Caesarean birth rates in public and privately funded hospitals: a cross-sectional study. *Rev Saude Publica., 51*, 101.

Aly, G. (Hrsg.). (1989). *Aktion T4: 1939–1945. Die »Euthanasie«-Zentrale in der Tiergartenstraße 4*. Berlin: Edition Hentrich.

Amatya, B., Khan, F., Galea, M. (2019). Rehabilitation for people with multiple sclerosis: an overview of Cochrane Reviews. *Cochrane Database Syst Rev., 1*(1), CD012732.

American Academy of Ophtmalmology (2020). https://eyewiki.aao.org/History_of_Cataract_Surgery (22.11.2022); http://www.lobue2020eyes.com/the-history-of-cataract-surgery/ (22.11.2022).

Anampa, J., Makower, D. & Sparano, J. A. (2015). Progress in adjuvant chemotherapy for breast cancer: an overview. *BMC Med., 13*, 195.

Angell, M. (2000). A Farewell. *NEJM, 342*, 1989.

Antimicrobial Resistance Collaborators (2022). Global burden of bacterial antimicrobial resistance in 2019: a systematic analysis. *Lancet, 399*, 10325, 629–655.

Appropriate technology for birth (1985). *Lancet, 2*, 436–437.

Arbeitsgemeinschaft der Wissenschaftlichen Medizinischen Fachgesellschaften e.V., der Deutschen Krebsgesellschaft e.V. und der Stiftung Deutsche Krebshilfe (2018). Leitlinienprogramm Onkologie Brustkrebs. https://www.leitlinienprogramm-onkologie.de/patientenleitlinien/brustkrebs/ (22.11.2022).

Arbeitsgemeinschaft der Wissenschaftlich Medizinischen Fachgesellschaften e.V. (2020). Die Sectio caesarea. https://www.awmf.org/leitlinien/detail/ll/015-084.html (22.11.2022).

Arguedas, J.A, Leiva, V. & Wright, J. M. (2020). Blood pressure targets in adults with hypertension. *Cochrane Database Syst Rev., 12*, CD004349.

Armstrong, P.W., Gershlick, A. H., Goldstein, P., Wilcox, R., Danays, T., Lambert, Y., Sulimov, V., Rosell Ortiz, F., Ostojic, M., Welsh, R. C., Carvalho, A. C., Nanas, J., Arntz, H. R., Halvorsen, S., Huber, K., Grajek, S., Fresco, C., Bluhmki, E., Regelin, A., Vandenberghe, K., Bogaerts, K. & Van de Werf, F. (2013). STREAM Investigative Team. Fibrinolysis or primary PCI in ST-segment elevation myocardial infarction. *N Engl J Med, 368*, 1379–1387.

arznei-telegramm (1992). Konsensuswandel. Zum Stellenwert der Antiarrhythmika. 6/1992, 54–56.

Askoxylakis, V., Thieke, C., Pleger, S.T., Most, P., Tanner, J., Lindel, K., Katus, H. A., Debus, J. & Bischof, M. (2010). Long-term survival of cancer patients compared to heart failure and stroke: a systematic review. *BMC Cancer, 10*, 105.

Assal, J. P., Mühlhauser, I., Pernet, A., Gfeller, R., Jörgens, V. & Berger, M. (1985). Patient education as the basis for diabetes care in clinical practice and research. *Diabetologia, 28*, 602–613.

Atrial Fibrillation Investigators. Risk factors for stroke and efficacy of antithrombotic therapy in atrial fibrillation. Analysis of pooled data from five randomized controlled trials (1994). *Arch Intern Med, 154*, 1449–1457.

Augursky, B., Beivers, A., Giebner, M. & Kirstein, A. (2015). Organisation der Notfallversorgung in Dänemark: Lösungsansätze für deutsche Probleme? In J. Klauber, M. Geraedts, J. Friedrich & J. Wasem (Hrsg.), *Krankenhaus-Report 2015* (S. 77–97). Stuttgart: Schattauer.

AWMF (2021). Nationale Versorgungsleitlinie Diabetes Typ 2. https://www.awmf.org/uploads/tx_szleitlinien/nvl-001l_S3_Typ_2_Diabetes_2021-03.pdf (22.11.2022).

Baader, G. & Schultz, U. (1980). *Medizin und Nationalsozialismus. Tabuisierte Vergangenheit, ungebrochene Tradition?* Berlin-West: Verlagsgesellschaft Gesundheit.

Baicus, A. (2012). History of polio vaccination. *World of Virology, 1*, 108–114.

Baker, J.P. (2000). The incubator and the medical discovery of the premature infant. *J Perinatol, 20*, 321–328.

Balint, E. (1973). Nachwort. In N. Balint & J.S. Norell (Hrsg.), *Fünf Minuten pro Patient. Eine Studie über die Interaktion in der ärztlichen Allgemeinpraxis*. München: Hans Marseille Verlag.

Balke K. (o.J.). Geschichte der Selbsthilfe. https://www.nakos.de/data/Autorenbeitraege/2014/Balke-Geschichte-der-Selbsthilfe.pdf (22.11.2022).

Barbato, E., Noc, M., Baumbach, A., Dudek, D., Bunc, M., Skalidis, E., Banning, A., Legutko, J., Witt, N., Pan, M., Tilsted, H.H., Nef, H., Tarantini, G., Kazakiewicz, D., Huculeci, R., Cook, S., Magdy, A., Desmet, W., Cayla, G., Vinereanu, D., Voskuil, M., Goktekin, O., Vardas, P., Timmis, A. & Haude, M. (2020). Mapping interventional cardiology in Europe: the European Association of Percutaneous Cardiovascular Interventions (EAPCI) Atlas Project. *Eur Heart J, 41*, 2579–2588.

Barnett, C.R., Leiderman, P.H., Grobstein, R. & Klaus, M. (1970). Neonatal separation: the maternal side of interactional deprivation. *Pediatrics, 45*, 197–205.

Baron, R. & Berinsky, A.J. (2019). Mistrust in Science – A Threat to the Patient-Physician Relationship. *NEJM, 381*, 182–185.

Beers, M.H., Dang, J., Hasegawa, J. & Tamai, I.Y. (1989). Influence of hospitalization on drug therapy in the elderly. *J Am Geriatr Soc, 37*, 679–683.

Beers, M.H., Ouslander, J.G., Rollingher, I., Reuben, D.B., Brooks, J. & Beck, J.C. (1991). Explicit criteria for determining inappropriate medication use in nursing home residents. UCLA Division of Geriatric Medicine. *Arch Intern Med, 151*, 1825–1832.

Behnke, M., Aghdassi, S.J., Hansen, S., Diaz, L.A.P., Gastmeier, P. & Piening, B. (2017). The Prevalence of Nosocomial Infection and Antibiotic Use in German Hospitals. *Dtsch Arztebl Int, 114*, 851–857.

Beine, H. (2015). 40 Jahre Psychiatrie-Enquête: von heute aus gesehen. Die Forderungen sind noch nicht erfüllt. *Blätter für Wohlfahrtspflege*, (2), 50–53.

Bennett, J.W. & Chung, K.-T. (2001). Alexander Fleming and the discovery of penicillin. *Adv Appl Microbio, 49*, 163–184.

Benning, A., Dixon-Woods, M., Nwulu, U., Ghaleb, M., Dawson, J., Barber, N., Franklin, B.D., Girling, A., Hemming, K., Carmalt, M., Rudge, G., Naicker, T., Kotecha, A., Derrington, M.C. & Lilford, R. (2011). Multiple component patient safety intervention in English hospitals: controlled evaluation of second phase. *BMJ, 342*, d199.

Berek, M. (2021, 9. Februar). Impfgegner und Antisemitismus. »Verunreinigtes Blut«. *Die*

Zeit online. https://www.zeit.de/2021/06/impfgegner-antisemitismus-corona-impfung-geschichte (22.11.2022).

Berger, E., Busse, R., Finger, B., Focke, K. & Geissler, A. (2018). Krankenhaus: Impulse aus Dänemark für Deutschland. *Gesundheits- und Sozialpolitik, 72*, 19–24.

Berger, R., Rath, W., Abele, H., Garnier, Y., Kuon, R.J. & Maul, H. (2019). Reducing the Risk of Preterm Birth by Ambulatory Risk Factor Management. *Dtsch Arztebl Int, 116*, 858–864.

Berger-Höger, B., Liehtmann, K., Mühlhauser, I., Haastert, B. & Steckelbergh, A. (2015). Informed shared decision-making supported by decision coaches for women with ductal carcinoma in situ: study protocol for a cluster randomized controlled trial. *Trials, 16*, 452.

Berkman, N.D., Sheridan, S.L., Donahue, K.E., Halpern, D.J., Viera, A., Crotty, K., Holland, A., Brasure, M., Lohr, K.N., Harden, E., Tant, E., Wallace, I. & Viswanathan, M. (2011). *Health Literacy Interventions and Outcomes: An Uptdated Systematic Review* (Evidence Report/Technology Assessment No. 199). Rockville, MD: Agency for Healthcare Research and Quality.

Berry, J. & Malt, R.A. (1984). Appendicitis Near Ist Centenary. *Ann Surg, 200*, 567–574.

Bertelsmann-Stiftung (2019). Neuordnung der Krankenhauslandschaft. https://www.bertelsmann-stiftung.de/fileadmin/files/BSt/Publikationen/GrauePublikationen/VV_SG_Krankenhaus-Landschaft_final.pdf (22.11.2022).

Betran, A.P., Torloni, M.R., Zhang, J.J. & Gülmezoglu, A.M.; WHO Working Group on Caesarean Section (2015). WHO Statement on Caesarean Section Rates. *BJOG, 123*, 667–670.

Betran, A.P., Ye, J., Moller, A.B., Souza, J.P. & Zhang, J. (2021). Trends and projections of caesarean section rates: global and regional estimates. *BMJ Glob Health, 6*, e005671.

Bhangu, A., Søreide, K., Di Saverio, S., Assarsson, J.H. & Drake, F.T. (2015). Acute appendicitis: modern understanding of pathogenesis, diagnosis, and management. *Lancet, 386*, 1278–1287.

Bittner, M. (2015, 2. Juli). Die Impfgegner und der Antisemitismus. https://michaelbittner.info/2015/07/02/die-impfgegner-und-der-antisemitismus/ (22.11.2022).

Bix, A.S. (2004). Endengering Alternatives. Women's Health Care Choices and Feminist Medical Rebellions. In R.D. Johnston (Hrsg.), *The Politics of Healing. Histories of Alternative Medicine in Twentieth-Century North America* (S. 153–180). New York: Routledge.

Black, D.M. & Mittendorf, E.A. (2013). Landmark trials affecting the surgical management of invasive breast cancer. *Surg Clin North Am, 93*(2), 501–518.

Blagg, C.R. (2007). The Early History of Dialysis for Chronic Renal Failure in the United States: A View From Seattle. *AJKD, 49*, 482–496.

Bluth, M. (2005). In-vitro Forschung mit homöopathischen Potenzen. Ein systematischer Review und eigene Versuche mit zellfreien Systemen. Dissertation aus dem Institut für Sozialmedizin, Epidemiologie und Gesundheitsökonomie der medizinischen Fakultät der Charité-Universitätsmedizin Berlin.

BMG (2020). Entwurf eines Gesetzes zur Reform der Notfallversorgung. https://www.bundesgesundheitsministerium.de/fileadmin/Dateien/3_Downloads/Gesetze_und_Verordnungen/GuV/N/Referentenentwurf_zur_Reform_der_Notfallversorgung.pdf (22.11.2022).

Boas, I. (1901). Ueber okkulte Magenblutungen. *Dtsch Med Wochenschr, 27*, 315–317.

Boas, I. (1914). *Die Lehre von den okkulten Blutungen*. Leipzig: Thieme.

Bock, G. (1986). *Zwangssterilisation im Nationalsozialismus. Studien zur Rassenpolitik und Frauenpolitik* (= Schriften des Zentralinstituts für Sozialwissenschaftliche Forschung der Freien Universität Berlin. Band 48). Opladen: Westdeutscher Verlag.

Boerma, T., Ronsmans, C., Melesse, D.Y., Barros, A.J.D., Barros, F.C., Juan, L., Moller, A.B., Say, L., Hosseinpoor, A.R., Yi, M., de Lyra Rabello Neto, D. & Temmerman, M. (2018). Global epidemiology of use of and disparities in caesarean sections. *Lancet, 392*, 1341–1348.

Bonadonna, G., Brusamolino, E., Valagussa, P., Rossi, A., Brugnatelli, L., Brambilla, C., De Lena, M., Tancini, G., Bajetta, E., Musumeci, R. & Veronesi, U. (1976). Combination chemotherapy as an adjuvant treatment in operable breast cancer. *N Engl J Med, 294*, 405–410.

Bonadonna, G., Brusamolino, E., Valagussa, P. & Veronesi, U. (1975). Adjuvant study with combination chemotherapy in operable breast cancer. *Proc Am Assoc Cancer Res Am Soc Clin Oncol, 16*, 254.

Bonadonna, G., Moliterni, A., Zambetti, M., Daidone, M.G., Pilotti, S., Gianni, L. & Valagussa, P. (2005). 30 years' follow up of randomised studies of adjuvant CMF in operable breast cancer: cohort study. *BMJ, 330*(7485), 217.

Bonadonna, G. & Santoro, A. (1982). ABVD chemotherapy in the treatment of Hodgkin's disease. *Cancer Treat Rev, 9*, 21–35.

Bonadonna, G., Viviani, S., Bonfante, V., Gianni, A.M., Valagussa, P. (2005). Survival in Hodgkin's disease patients – report of 25 years of experience at the Milan Cancer Institute. *Eur J Cancer, 41*, 998–1006.

Boon, H., Brown, J.B., Gavin, A., Kennard, M.A. (1999). Stewart M. Breast Cancer Survivors' Perceptions of Complementary/Alternative Medicine (CAM): Making the Decision to Use or Not to Use. *Qual Health Res, 9*,. 639–653.

Borgerson, K. (2005). Evidence-Based Alternative medicine? *Perspect Biol Med, 48*, 502–515.

Bos, A.F., Hornman, J., de Winter, A.F. & Reijneveld, S.A. (2021). Predictors of persistent and changing developmental problems of preterm children. *Early Hum Dev, 156*, 105350.

Bowman, W.P. (1981). Childhood acute lymphocytic leukemia: progress and problems in treatment. *Can Med Assoc J, 124*, 129–142.

Bredewold, F., Hermus, M. & Trappenburg, M. (2020). ›Living in the community‹ the pros and cons: A systematic literature review of the impact on people with intellectual and psychiatric disabilities. *J Social Work, 20*, 83–116.

Breggin, P.R. (2011). Psychiatric drug-induced Chronic Brain Impairment (CBI): implications for long-term treatment with psychiatric medication. *Int J Risk Saf Med, 23*, 193–200.

Brenner, H., Gondos, A. & Pulte, D. (2009). Survival expectations of patients diagnosed with Hodgkin's lymphoma in 2006–2010. *Oncologist, 14*, 806–813.

Brenner, H., Stock, C. & Hoffmeister, M. (2014). Effect of screening sigmoidoscopy and screening colonoscopy on colorectal cancer incidence and mortality: systematic review and meta-analysis of randomised controlled trials and observational studies. *BMJ, 348*, g2467.

Bretthauer, M., Løberg, M., Wieszczy, P., Kalager, M., Emilsson, L., Garborg, K., Rupinski,

M., Dekker, E., Spaander, M., Bugajski, M., Holme, Ø., Zauber, A.G., Pilonis, N.D., Mroz, A., Kuipers, E.J., Shi, J., Hernán, M.A., Adami, H.O., Regula, J., Hoff, G. & Kaminski, M.F.; NordICC Study Group (2022). Effect of Colonoscopy Screening on Risks of Colorectal Cancer and Related Death. *N Engl J Med, 387*, 1547–1556.

Brignardello-Petersen, R., Guyatt, G.H., Buchbinder, R., Poolman, R.W., Schandelmaier, S., Chang, Y., Sadeghirad, B., Evaniew, N. & Vandvik, P.O. (2017). Knee arthroscopy versus conservative management in patients with degenerative knee disease: a systematic review. *BMJ Open, 7*, e016114.

Brinkmann, M. & Franz, M. (1982). *Nachtschatten im weißen Land. Betrachtungen zu alten und neuen Heilsystemen*. Berlin: Verlagsgesellschaft Gesundheit.

Brown, J.R., Beebe, G.W., Kurtzke, J.F., Loewenson, R.B., Silberberg, D.H. & Tourtellotte, W.W. (1979). The design of clinical studies to assess therapeutic efficacy in multiple sclerosis. *Neurology, 9*, 3–23.

Browne, M., Thomson, P., Rockloff, M. & Pennycook, G. (2015). Going against the herd: psychological and cultural factors underlying the ›vaccination confidence gap‹. *PLoS ONE, 10*(9), e0132562.

Bruchhausen, W. (2010). ›Biomedizin‹ in sozial- und kulturwissenschaftlichen Beiträgen. Eine Begriffskarriere zwischen Analyse und Polemik. *NTM Zeitschrift für Geschichte der Wissenschaften, Technik und Medizin, 18*, 497–522.

Brückner, B. (2015). *Geschichte der Psychiatrie*. Köln: Psychiatrie Verlag.

Buccafusca, G., Proserpio, I., Tralongo, A.C., Rametta Giuliano, S. & Tralongo, P. (2019). Early colorectal cancer: diagnosis, treatment and survivorship care. *Crit Rev Oncol Hematol, 136*, 20–30.

Bücker, B., Groenewold, M., Schoefer, Y. & Schäfer T. (2008). The Use of Complementary Medicine (CAM) in 1.001 German Adults: Results of a Population-Based Telephone Survey. *Gesundheitswesen, 70*, 36.

BUKO-Pharma-Kampagne (o.J.). Soziale Sicherung und Liegekur. https://www.bukopharma.de/images/Schulmaterialien/Tuberkulose/PBS2016_01_S13-17_Liegekur.pdf (22.11.2022).

Bundesverband ›Das frühgborene Kind‹ (2006). Leitsätze zur entwicklungsfördernden Betreuung in der Neonatologie. https://www.fruehgeborene.de/sites/default/files/field_pblctn_file/leitsaetze.pdf (22.11.2022).

Busse, R. (2019). Die Verlockungen Dänemarks https://www.spreestadtforum.tu-berlin.de/fileadmin/a38331600/Spreestadt-Forum/Vortragsfolien/2019.SS/2019-04-29_Busse-Berlin-Daenemark.pdf (22.11.2022).

Buzello, W. & Diefenbach, C. (1992). Curare und seine Nachfolger – 50 Jahre einer Entwicklung. *Anästhesiol Intensivmed Notfallmed Schmerzmed, 27*, 290–299.

BZgA. (2018). Verhütungsverhalten Erwachsener. https://www.forschung.sexualaufklaerung.de/verhuetung/verhuetungsverhalten-2018 (22.11.2022).

Calaminus, G., Dörffel, W., Baust, K., Teske, C., Riepenhausen, M., Brämswig, J., Flechtner, H.H., Singer, S., Hinz, A. & Schellong, G. (2014). Quality of life in long-term survivors following treatment for Hodgkin's disease during childhood and adolescence in the German multicentre studies between 1978 and 2002. *Support Care Cancer, 22*, 1519–1529.

Campbell, B.C.V., De Silva, D.A., Macleod, M.R., Coutts, S.B., Schwamm, L.H., Davis, S.M. & Donnan, G.A. (2019). Ischaemic stroke. *Nat Rev Dis Primers, 5*, 70.

Campbell, B.C.V. & Khatri, P. (2020). Stroke. *Lancet, 396*, 129–142.

Campesi, I., Fois, M. & Franconi, F. (2012). Sex and gender aspects in anesthetics and pain medication. *Handb Exp Pharmacol, 214*, 265–278.

Cancer Council Australia (o. J.). Position statement – Early detection of skin cancer https://wiki.cancer.org.au/policy/Position_statement_-_Screening_and_early_detection_of_skin_cancer (22.11.2022).

Cannon, R.O. 3rd & Epstein, S.E. (1988). »Microvascular angina« as a cause of chest pain with angiographically normal coronary arteries. *Am J Cardiol, 61*, 1338–1343.

Cant, S. & Sharma, U. (1998). *A new medical pluralism*. London: Routledge.

Caruso, A.M., Pane, A., Garau, R., Atzori, P., Podda, M., Casuccio, A. & Mascia, L. (2017). Acute appendicitis in children: not only surgical treatment. *J Pediatr Surg, 52*, 444–448.

Caswell-Jin, J.L., Plevritis, S.K., Tian, L., Cadham, C.J., Xu, C., Stout, N.K., Sledge, G.W., Mandelblatt, J.S. & Kurian, A.W. (2018). Change in Survival in Metastatic Breast Cancer with Treatment Advances: Meta-Analysis and Systematic Review. *JNCI Cancer Spectr, 2*, pky062.

Caudwell-Hall, J., Kamisan Atan, I., Guzman Rojas, R., Langer, S., Shek, K.L. & Dietz, H.P. (2018). Atraumatic normal vaginal delivery: how many women get what they want? *Am J Obstet Gynecol, 219*, 379.e1–379.e8.

Centers for Disease Control (CDC) (1981). Kaposi's sarcoma and Pneumocystis pneumonia among homosexual men – New York City and California. *MMWR Morb Mortal Wkly Rep, 30*, 305–308.

Center for Patientinddragelse (o.J.) Aktuelle undersøgelser – LUP 2022 og LUP 2023. https://www.regionh.dk/patientinddragelse/LUP/aktuel-undersoegelse/Sider/default.aspx (22.11.2022).

Chain, E., Florey, H.W., Gardner, N.G., Heatley, M.A., Orr-Ewing, J., Sanders, A.G. (1940). Penicillin as a chemotherapeutic agent. *Lancet, ii*, 226–228.

Chamberlain, J.D., Meier, S., Mader, L., von Groote, P.M. & Brinkhof, M.W. (2015). Mortality and longevity after a spinal cord injury: systematic review and meta-analysis. *Neuroepidemiology, 44*, h182–98.

Chang, C.Y., Wu, M.Y., Chien, Y.J., Su, I.M., Wang, S.C. & Kao, M.C. (2021). Anesthesia and Long-term Oncological Outcomes: A Systematic Review and Meta-analysis. *Anesth Analg, 132*, 623–634.

Charpak, N., Angel, M.I., Banker, D., Bergh, A.M., María Bertolotto, A., De Leon-Mendoza, S., Godoy, N., Lincetto, O., Lozano, J.M., Ludington-Hoe, S., Mazia, G., Mokhachane, M., Montealegre, A., Ramirez, E., Sirivansanti, N., Solano, J.M., Day, L.T. & Uy. M.E. (2020). Strategies discussed at the XIIth international conference on Kangaroo mother care for implementation on a countrywide scale. *Acta Paediatr, 109*, 2278–2286.

Chatterjee, H.N. (1953). Control of vomiting in cholera and oral replacement of fluid. *Lancet, 265*, 1063.

Chesney, B.K., Rounds, K. & Chesler, M. (1990). Support for Parents of Children with Cancer. *Social Work with Groups, 12*, 119–139.

China Underground (o.J.). Traditional Chinese Medicine Animals: a list of species threatened by TCM. https://china-underground.com/2018/07/07/traditional-chinese-medicine-animals/ (22.11.2022).

Chuasuwan, A., Pooripussarakul, S., Thakkinstian, A., Ingsathit, A. & Pattanaprateep, O. (2020). Comparisons of quality of life between patients underwent peritoneal dialysis and hemodialysis: a systematic review and meta-analysis. *Health Qual Life Outcomes, 18*, 191.

Clapp, M.A., Daw, J.R., James, K.E., Little, S.E., Robinson, J.N., Bates, S.V. & Kaimal, A.J. (2022). Association between morbidity among term newborns and low-risk caesarean delivery rates. *BJOG, 129*, 627–635.

CODA Collaborative, Flum, D.R., Davidson, G.H., Monsell, S.E., Shapiro, N.I., Odom, S.R., Sanchez, S.E., Drake, F.T., Fischkoff, K., Johnson, J., Patton, J.H., Evans, H.,, Cuschieri, J., Sabbatini, A.K., Faine, B.A., Skeete, D.A., Liang, M.K., Sohn, V., McGrane, K., Kutcher, M.E., Chung, B., Carter, D.W., Ayoung-Chee, P., Chiang, W., Rushing, A., Steinberg, S., Foster, C.S., Schaetzel, S.M., Price, T.P., Mandell, K.A., Ferrigno, L., Salzberg, M., DeUgarte, D.A., Kaji, A.H., Moran, G.J., Saltzman, D., Alam, H.B., Park, P.K., Kao, L.S., Thompson, C.M., Self, W.H., Yu, J.T., Wiebusch, A., Winchell, R.J., Clark, S., Krishnadasan, A., Fannon, E., Lavallee, D.C., Comstock, B.A., Bizzell, B., Heagerty, P.J., Kessler, L.G. & Talan, D.A. (2020). A Randomized Trial Comparing Antibiotics with Appendectomy for Appendicitis. *N Engl J Med, 383*, 1907–1919.

Cohen, M. & Visveswaran, G. (2020). Defining and managing patients with non-ST-elevation myocardial infarction: Sorting through type 1 vs other types. Clin Cardiol, 43, 242–250.

Conde-Agudelo, A. & Díaz-Rossello, J.L. (2016). Kangaroo mother care to reduce morbidity and mortality in low birthweight infants. *Cochrane Database Syst Rev*, 2016(8), CD002771.

Cooper, J., Newbower, R., Long & C., McPeek, B. (1978). Preventable anaesthesia mishaps: a study of human factors. *Anesthesiology, 49*, 399–406.

Cruppé, W., Malik, M. & Geradts, M. (2014). Umsetzung der Mindestmengenvorgaben: Analyse der Krankenhausqualitätsberichte. *Dtsch Arztebl, 111*, 549–555.

Cybulska, B. & Kłosiewicz-Latoszek, L. (2019). Landmark studies in coronary heart disease epidemiology. The Framingham Heart Study after 70 years and the Seven Countries Study after 60 years. *Kardiol Pol, 77*, 173–180.

Daltroy, L.H. (1993). Doctor-patient communication in rheumatological disorders. *Baillière's Clin Rheumatol, 7*, 221–239.

Dambeck, S. (2015). Ein Gigang wankte https://www.lindau-nobel.org/de/robert-koch-ein-gigant-wankte/ (22.11.2022).

Dan, G.A., Martinez-Rubio, A., Agewall, S., Boriani, G., Borggrefe, M., Gaita, F., van Gelder, I., Gorenek, B., Kaski, J.C., Kjeldsen, K., Lip, G.Y.H., Merkely, B., Okumura, K., Piccini, J.P., Potpara, T., Poulsen, B.K., Saba, M., Savelieva, I., Tamargo, J.L. & Wolpert, C.; ESC Scientific Document Group (2018). Antiarrhythmic drugs-clinical use and clinical decision making: a consensus document from the European Heart Rhythm Association (EHRA) and European Society of Cardiology (ESC) Working Group on Cardiovascular Pharmacology, endorsed by the Heart Rhythm Society (HRS), Asia-Pacific Heart Rhythm Society (APHRS) and International Society of Cardiovascular Pharmacotherapy (ISCP). *Europace, 20*, 731–732.

Daniel, T.M. (2005). Selman Abraham Waksman and the discovery of streptomycin. *Int J Tuberc Lung Dis, 9*, 120–122.

de Araujo, C.C., Coelho, S.A., Stahlschmidt, P. & Juliato, C.R.T. (2018). Does vaginal delivery cause more damage to the pelvic floor than cesarean section as determined by 3D ultrasound evaluation? A systematic review. *Int Urogynecol J., 29*, 639–645.

Degwitz, P. (2021). Die Entwicklung der Sozial- und Gemeindepsychiatrie ab '68 in

Hamburg. https://sds-apo68hh.de/wp-content/uploads/2021/10/Sozialpsychiatrie68HH_2110PD-1.pdf (22.11.2022).

Delnord, M., Hindori-Mohangoo, A.D., Smith, L.K., Szamotulska, K., Richards, J.L., Deb-Rinker, P., Rouleau, J., Velebil, P., Zile, I., Sakkeus, L., Gissler, M., Morisaki, N., Dolan, S.M., Kramer, M.R., Kramer, M.S. & Zeitlin, J.; Euro-Peristat Scientific Committee (2017). Variations in very preterm birth rates in 30 high-income countries: are valid international comparisons possible using routine data? *BJOG, 124*, 785–794.

Deppe, H.U (1987). *Krankheit ist ohne Politik nicht heilbar*. Frankfurt a.M.: Suhrkamp.

Desta, L., Jernberg, T., Löfman, I., Hofman-Bang, C., Hagerman, I., Spaak, J. & Persson, H. (2008). Incidence, temporal trends, and prognostic impact of heart failure complicating acute myocardial infarction. The SWEDEHEART Registry (Swedish Web-System for Enhancement and Development of Evidence-Based Care in Heart Disease Evaluated According to Recommended Therapies): a study of 199,851 patients admitted with index acute myocardial infarctions, 1996 to 2008. *JACC Heart Fail, 3*, 234–342.

Deutsche Krebsgesellschaft (2013). Therapie Rektumkarzinom. https://www.krebsgesellschaft.de/onko-internetportal/basis-informationen-krebs/krebsarten/weitere-krebsarten/enddarmkrebs-rektumkarzinom/therapie.html (22.11.2022).

Deutscher Bundestag (1975). Bericht über die Lage der Psychiatrie in der Bundesrepublik Deutschland – Zur psychiatrischen und psychotherapeutisch/psychosomatischen Versorgung der Bevölkerung. https://dserver.bundestag.de/btd/07/042/0704200.pdf (22.11.2022).

Deutscher Bundestag (2021). Bericht über den durch die Förderung nach dem Krankenhausstrukturfonds bewirkten Strukturwandel. Drucksache 20/225. https://dserver.bundestag.de/btd/20/002/2000225.pdf (22.11.2022).

Deutscher Bundestag. Wissenschaftliche Dienste (2022). Zur Geltendmachung eines Impfschadens. https://www.bundestag.de/resource/blob/878100/0d467f253a631b25461f939e801894db/WD-9-099-21-pdf-data.pdf (22.11.2022).

Deutsches Krebsforschungszentrum (2019). Individuelle Gesundheitsleistungen (IGeL) bei Krebserkrankungen. https://www.krebsinformationsdienst.de/untersuchung/igel.php (22.11.2022).

Deutsches Krebsforschungszentrum (2021). Spontanheilung bei Krebs. https://www.krebsinformationsdienst.de/tumorarten/grundlagen/spontanheilung.php (22.11.2022).

Deutsches Medizinhistorisches Museum (2020). Impfen VI. https://www.polio-initiative-europa.de/medien/Newsletter_Schlucki.pdf (22.11.2022).

DeVita, V.T. Jr., Simon, R.M., Hubbard, S.M., Young, R.C., Berard, C.W., Moxley, J.H. 3rd, Frei, E. 3rd, Carbone, P.P. & Canellos, G.P. (1980). Curability of advanced Hodgkin's disease with chemotherapy. Long-term follow-up of MOPP-treated patients at the National Cancer Institute. *Ann Intern Med, 92*, 587–595.

DeVita, V.T. Jr. & Chu, E. (2008). A history of cancer chemotherapy. *Cancer Res, 68*, 8643–8653.

Deyhle, P., Jenny, S. & Fumagalli, I. (1973). Endoskopische Polypektomie im proximalen Kolon. Ein diagnostischer, therapeutischer (und prophylaktischer?) Eingriff [Endoscopic polypectomy in the proximal colon. A diagnostic, therapeutic (and preventive?) intervention]. *Dtsch Med Wochenschr, 98*, 219–220.

DGPPN, BÄK, KBV & AWMF (Hrsg.). (2017). S3-Leitlinie/Nationale VersorgungsLeitlinie Unipolare Depression – Kurzfassung (2. Auflage). Version 1. 2017. https://www.dgppn.

de/_Resources/Persistent/d53e5967ade4134e444e71973752e10bcaebda79/S3-NVL_depression-2aufl-vers1-kurz.pdf (22.11.2022).

d'Hargues, Y., Prinz, J., Gödel, P., Shimabukuro-Vornhagen, A., Kochanek, M. & Böll, B. (2020). Diagnostik und Therapie von immunvermittelten Nebenwirkungen durch Checkpointinhibitoren in der Intensivmedizin [Diagnosis and treatment of immune-related adverse events during checkpoint inhibitor therapy in intensive care medicine]. *Med Klin Intensivmed Notfmed, 115*, 281–285.

Diabetes.de (2011). Stellungnahme der Deutschen Diabetes Gesellschaft und von diabetesDE zum Bericht des Instituts für Qualität und Wirtschaftlichkeit im Gesundheitswesen (IQWiG). Nutzenbewertung einer langfristigen normnahen Blutzuckersenkung bei Patienten mit Diabetes mellitus Typ 2 vom 5.7.2011. https://www.diabetesde.org/system/files/documents/fileadmin/users/Patientenseite/PDFs_und_TEXTE/Stellungnahmen_Positionspapiere/2011/diabetesDE_DDG_Stellungnahme_IQWIG_BZ-senkungTyp2_5.7.2011.pdf (22.11.2022).

Dick-Read, G.D. (1942). *Childbirth without fear: The Principles and Practice of Natural Childbirth*. London: Heinemann Medical Books.

Die Zeit (1975, 18. April). Die Medizin macht uns krank. https://www.zeit.de/1975/17/die-medizin-macht-uns-krank (22.11.2022).

Di Giovanni, P., Di Martino, G., Zecca, I.A.L., Porfilio, I., Romano, F. & Staniscia, T. (2020). The Revolving Door Phenomenon: Psychiatric Hospitalization and Risk of Readmission Among Drug-Addicted Patients. *Clin Ter, 17*,e421–e424.

DiMeglio, L.A., Evans-Molina, C. & Oram, R.A. (2018). Type 1 Diabetes. *Lancet, 391*, 2449–2462.

Dionigi, A. & Canestrari, C. (2016). Clowning in Health Care Settings: The Point of View of Adults. *Eur J Psychol, 12*, 473–488.

Di Saverio, S., Podda, M., De Simone, B., Ceresoli, M., Augustin, G., Gori, A., Boermeester, M., Sartelli, M., Coccolini, F., Tarasconi, A., De' Angelis, N., Weber, D.G., Tolonen, M., Birindelli, A., Biffl, W., Moore, E.E., Kelly, M., Soreide, K., Kashuk, J., Ten Broek, R., Gomes, C.A., Sugrue, M., Davies, R.J., Damaskos, D., Leppäniemi, A., Kirkpatrick, A., Peitzman, A.B., Fraga, G.P., Maier, R.V., Coimbra, R., Chiarugi, M., Sganga, G., Pisanu, A., De' Angelis, G.L., Tan, E., Van Goor, H., Pata, F., Di Carlo, I., Chiara, O., Litvin, A., Campanile, F.C., Sakakushev, B., Tomadze, G., Demetrashvili, Z., Latifi, R., Abu-Zidan, F., Romeo, O., Segovia-Lohse, H., Baiocchi, G., Costa, D., Rizoli, S., Balogh, Z.J., Bendinelli, C., Scalea, T., Ivatury, R., Velmahos, G., Andersson, R., Kluger, Y., Ansaloni, L. & Catena, F. (2020). Diagnosis and treatment of acute appendicitis: 2020 update of the WSES Jerusalem guidelines. *World J Emerg Surg, 15*, 27.

Diwo, S. (2018). Anästhesie macht Geschichte. In R. Rossaint, C. Werner & B. Zwißler (Hrsg.), *Die Anästhesiologie*. Berlin, Heidelberg: Springer. https://doi.org/10.1007/978-3-662-45539-5_2-2

Doege, D., Thong, M.S.Y., Weißer, L., Koch-Gallenkamp, L., Jansen, L., Bertram, H., Eberle, A., Holleczek, B., Nennecke, A., Pritzkuleit, R., Waldmann, A., Zeissig, S.R., Brenner, H. & Arndt, V. (2021). Health-Related Quality of Life in Very Long-Term Cancer Survivors 14–24 Years Post-Diagnosis Compared to Population Controls: A Population-Based Study. *Cancers, 13(11), 2754*. https://doi.org/10.3390/cancers13112754

Dörner, K. (2002). Gesundheitssystem: In der Fortschrittsfalle. https://www.aerzteblatt.de/archiv/33941 (22.11.2022).

Drazen, J.M. (2015). Revisiting the commercial-academia interface. *NEJM, 372*, 1853–1854.

Drazen, J.M. & Curfman, G.D. (2002). Financial associations of authors. *NEJM, 346*, 1901–1902.

Dubinski, D. & Collmann, H. (2017). Sir Ludwig Guttmann. In U. Eisenberg, H. Collmann & D. Dubinski, *Verraten – Vertrieben – Vergessen. Werk und Schicksal nach 1933 verfolgter deutscher Hirnchirurgen* (252–287). Berlin: Hentrich & Hentrich.

Düsing, R., Middeke, M. (2018). Europäische Hypertonie-Leitlinie 2018: Ein Spiegel der schwierigen Datenlage. *Dtsch Arztebl, 115*, A-1267.

Dummer, R., Hauschild, A., Santinami, M., Atkinson, V., Mandalà, M., Kirkwood, J.M., Chiarion Sileni, V., Larkin, J., Nyakas, M., Dutriaux, C., Haydon, A., Robert, C., Mortier, L., Schachter, J., Lesimple, T., Plummer, R., Dasgupta, K., Gasal, E., Tan, M., Long, G.V. & Schadendorf, D. (2020). Five-Year Analysis of Adjuvant Dabrafenib plus Trametinib in Stage III Melanoma. *N Engl J Med, 383*, 1139–1148.

Dutta, S. (o.J.). Endocrinology History. https://www.news-medical.net/health/Endocrinology-History.aspx (22.11.2022).

Eckart, W.U. (2006, 7. Juni). Rezension (Süddeutsche Zeitung). https://www.buecher.de/shop/geschichte—politik/wasser-fasten-luft-und-licht-ebook-epub/heyll-uwe/products_products/detail/prod_id/28082786/#reviews-more (22.11.2022).

Eckart, W.U. (2002). The Colony as Laboratory: German Sleeping Campaigns in German East Africa and in Togo, 1900–1914. *Hist Phil Life Sci, 24*, 69–80.

Eckart, W.U. (2015). Erster Weltkrieg 1914–1918: Hunger und Mangel in der Heimat. *Dtsche Arztebl, 112*, A 230–2.

Effectiveness of intravenous thrombolytic treatment in acute myocardial infarction. Gruppo Italiano per lo Studio della Streptochinasi nell'Infarto Miocardico (GISSI) (1986). *Lancet, 1*, 397–402.

Ehrenreich, B. & Ehrenreich, J. (1971). *The American Health Empire: Power, Profits and Politics*. New York: Vintage.

Ehrenreich, B. & English, D. (1973). *Witches, Midwives and Nurses: A History of Women Healers*. N.Y.: Feminist Press.

Eich, W., Windler, J., Bauer, A.W., Haux, R., Herzog, W. & Rüegg, J.C. (Hrsg.). (1999). *Wissenschaftlichkeit in der Medizin*. Frankfurt a.M.: VAS.

Eichenauer, D.A., Thielen, I., Haverkamp, H., Franklin, J., Behringer, K., Halbsguth, T., Klimm, B., Diehl, V., Sasse, S., Rothe, A., Fuchs, M., Böll, B., von Tresckow, B., Borchmann, P. & Engert, A. (2014). Therapy-related acute myeloid leukemia and myelodysplastic syndromes in patients with Hodgkin lymphoma: A report from the German Hodgkin Study Group (GHSG). *Blood, 123*, 1658–1664.

Einhorn, L.H. & Donohue, J.P. (1977). Chemotherapy for disseminated testicular cancer. *Urol Clin North Am, 4*(3), 407–426.

Einhorn, L.H. (1990). Treatment of testicular cancer: a new and improved model. *J Clin Oncol, 8*(11), 1777–1781.

Eisenberg, D.M., Davis, R.B., Ettner, S.L., Appel, S., Wilkey, S., Van Rompay, M. & Kessler, R.C. (1998). Trends in alternative medicine use in the United States, 1990–1997: results of a follow-up national survey. *JAMA, 280*, bh1569–75.

Ely, S., Shek, K.L. & Dietz, H.P. (2020). ›Normal birth‹: Time to change our tune? *Aust NZJ Obstet Gynaecol, 60*, 810–812.
Ernst, E. (o.J.). The myth of BIG PHARMA and LITTLE ALT MED. http://edzardernst.com/2013/08/the-myth-of-big-pharma-and-little-alt-med/ (22.11.2022).
Ernst, E. (2016). *Homeopathy. The Undiluted Facts*. Heidelberg: Springer.
Ernst, E. (2021). *Alternativmedizin. Was hilft, was schadet. Die 20 besten die 20 bedenklichsten Methoden*. München: Gräfe und Unzer.
Ernst, E. & Resch, K.L. (1995). Concept of true and perceived placebo effects. *BMJ, 311*, 551–553.
Ernst, E. & Schmacke, N. (2015). Anthroposophische Medizin: eine kritische Analyse mit besonderer Berücksichtigung der Misteltherapie. In N. Schmacke (Hrsg.), *Der Glaube an die Globuli. Die Verheißungen der Homöopathie* (S. 148–162). Berlin: Suhrkamp.
Ernst, E. & Singh, S. (2009). *Gesund ohne Pillen. Was kann die Alternativmedizin?* München: Hanser.
Ernst, E. & Smith, K. (2018). *More Harm than Good? The Moral Maze of Complementary and Alternative Medicine*. Heidelberg: Springer.
Ernst, J., Peuker, M., Schwarz, R., Fischbeck, S. & Beutel, M.E. (2009). Langzeitüberleben von Erwachsenen nach Krebs aus psychosomatischer Sicht – Literaturübersicht und Forschungsdesiderate. *Z Psychosom med Psychother, 55*, 365–381.
Estol, C.J. (1996). Dr C. Miller Fisher and the history of carotid artery disease. *Stroke, 27*, 559–566.
»ETHICALLY IMPOSSIBLE« STD Research in Guatemala from 1946 to 1948. Presidential Commission for the Study of Bioethical Issues (https://bioethicsarchive.georgetown.edu/pcsbi/sites/default/files/Ethically%20Impossible%20(with%20linked%20historical%20documents)%202.7.13.pdf (22.11.2022).
EURO-Peristat (2018). https://www.europeristat.com/index.php (22.11.2022).
European Cooperative Study Group for Streptokinase Treatment in Acute Myocardial Infarction (1979). Streptokinase in acute myocardial infarction. *N Engl J Med, 301*, 797–802.
Exton-Smith, A.N. (1961). Terminal Illness in the Aged. *Lancet, 2*(7197), 305–308.
Fabrega, H.Jr. (1991). The culture and history of psychiatric stigma in early modern and modern Western societies: a review of recent literature. *Compr Psychiatry, 32*, 97–119.
Faria, M.A. Jr. (2013). Violence, mental illness, and the brain – A brief history of psychosurgery: Part 1 – From trephination to lobotomy. *Surg Neurol Int, 4*, 49.
Farrés, A., Albarracín, A., Serra, B. & Prats, P. (2021). Cesarean rate in selected hospital network of private sector: A retrospective study. *J Healthc Qual Res, 36*, 317–323.
Fauci, A.S & Eisinger, R.W. (2018). PEPFAR – 15 Years and Counting the Lives Saved. *N Engl J Med, 378*, 314–316.
Fauci, A.S. & Lane, H.C. (2020). Four Decades of HIV/AIDS – Much Accomplished, Much to Do. *N Engl J Med, 383*, 1–4.
Feinberg, J., Nielsen, E.E., Greenhalgh, J., Hounsome, J., Sethi, N.J., Safi, S., Gluud, C. & Jakobsen, J.C. (2017). Drug-eluting stents versus bare-metal stents for acute coronary syndrome. *Cochrane Database Syst Rev* (8), CD012481. https://doi.org/10.1002/14651858.CD012481.pub2
Ferris, M., Quan, S., Kaplan, B.S., Molodecky, N., Ball, C.G., Chernoff, G.W., Bhala, N., Ghosh, S., Dixon, E., Ng, S. & Kaplan, G.G. (2017). The Global Incidence of Appendicitis: A Systematic Review of Population-based Studies. *Ann Surg, 266*, 237–241.

Field, M.J. & Lohr, K.N. (1995). Health services research: an expanding field of inquiry. *J Eval Clin Pract, 1*, 61–65.

Finzen, A. (1981). Die neue Einfachheit oder die Inter-Professionalisierung der Psychiatrie. Gegen den moralischen Pietismus in der DGSP. *Sozialpsychiatrische Informationen, 11*, 5–20.

Fisher, C.M. (1961). Anticoagulant therapy in cerebral thrombosis and cerebral embolism. A national cooperative study, interim report. *Neurology, 11*(2), 119–131.

Fischer, H. (1964). Die wissenschaftliche Leistung Robert Meyers im Spiegel seiner Arbeiten über das Verhalten des Epithels am Collum uteri. *Wissenschaftliche Zeitschrift der Humboldt-Universität zu Berlin, Mathematisch-Naturwissenschaftliche Reihe, XIII*, 547–551.

Fisher, S. (1986). *In the Patient's Best Interest*. New Brunswick: Rutgers University Press.

Fixen, D.R. (2019). 2019 AGS Beers Criteria for older adults. *Pharmacy Today*, November, 42–54.

Flechtner, H., Rüffer, J.U., Henry-Amar, M., Mellink, W.A., Sieber, M., Fermé, C., Eghbali, H., Josting & A., Diehl, V. (1998). Quality of life assessment in Hodgkin's disease: a new comprehensive approach. First experiences from the EORTC/GELA and GHSG trials. EORTC Lymphoma Cooperative Group. Groupe D'Etude des Lymphomes de L'Adulte and German Hodgkin Study Group. *Ann Oncol, 9* (Suppl. 5), 147–154.

Fontanarosa, P. (2017). Conflict of Interest and Medical Journals. *JAMA, 317*, 1768–1771.

Ford, E.S. & Capewell, S. (2011). Proportion of the decline in cardiovascular mortality disease due to prevention versus treatment: public health versus clinical care. *Annu Rev Public Health, 32*, 5–22.

Forßmann, W. (1929). Die Sondierung des Rechten Herzens. *Klin Wochenschr, 45*, 2085–2087.

Forßmann, W. (1972). *Selbstversuch. Erinnerungen eines Chirurgen*. Berlin: Droste.

Fossa, S.D., Fung, C. & Dahl, A.A. (2018). Langzeitfolgen nach Behandlung testikulärer Malignome. *Onkologe, 24*, 802–808.

Fraktion Gesundheit in der Ärztekammer Berlin (1986). 1980–1986 Die Gesundheitsbewegung verändert das Gesundheitssystem. http://www.fraktiongesundheit.de/mitmachen/geschichte/19-menue-mitmachen/geschichte-der-fraktion/64-geschichte-1980-1986-die-gesundheitsbewegung (22.11.2022).

Francke, R. & Hart, D. (2001). *Bürgerbeteiligung im Gesundheitswesen*. Baden-Baden: Nomos.

Franek, J. (2013). Self-management support interventions for persons with chronic disease: an evidence-based analysis. *Ont Health Technol Assess Ser*, 13(9), 1–60 (eCollection).

Frank, J.D. & Frank, J.B. (1991). *Persuasion & Healing. A Comparative Study of Psychotherapy*. Baltimore, London: Johns Hopkins University Press.

Frei, N. & Nachtwey, O. (2021). Quellen des »Querdenkertums«. Eine politische Soziologie der Corona-Proteste in Baden-Württemberg. Universität Basel. https://www.bing.com/search?q=frei+nachtwey+böll&cvid=0da2d5d9352d435f8279188c542e3ee0&aqs=edge..69i57.4801j0j1&pglt=43&FORM=ANNTA1&PC=U531 (22.11.2022).

Freidson, E. (1970). *Professional Dominance. The Social Structure of Medical Care*. New York: Atherton Press.

Freuding, M., Keinki, C., Kutschan, S., Micke, O., Buentzel, J. & Huebner, J. (2019). Mistletoe in oncological treatment: a systematic review: Part 2: quality of life and toxicity of cancer treatment. *J Cancer Res Clin Oncol*, 145, 927–939.

Freuding, M., Keinki, C., Micke, O., Buentzel, J. & Huebner, J. (2019). Mistletoe in oncological treatment: a systematic review: Part 1: survival and safety. *J Cancer Res Clin Oncol, 145*, 695–707.

Friedrich, A.W. (2019). Control of hospital acquired infections and antimicrobial resistance in Europe: the way to go. *Wien Med Wochenschr, 169*(Suppl. 1), 25–30.

Fulton, J.J., LeBlanc, T.W., Cutson, T.M., Porter Starr, K.N., Kamal, A., Ramos, K., Freiermuth, C.E., McDuffie, J.R., Kosinski, A., Adam, S., Nagi, A. & Williams. J.W. (2019). Integrated outpatient palliative care for patients with advanced cancer: A systematic review and meta-analysis. *Palliat Med, 33*, 123–134.

Gaba, D.M. (2000). Anaesthesiology as a model for patient safety in health care. *BMJ, 320*, 785–788.

Gale, E.A.M. (2005). Type 1 diabetes in the young: the harvest of sorrow goes on. *Diabetologia, 48*, 1435–1438.

Gale, N. (2014). The Sociology of Traditional, Complementary and Alternative Medicine. *Sociol Compass, 8*, 805–822.

Gamble, V.N. (1997). Under the Shadow of Tuskegee: African Americans and Health Care. *Am J of Public Health, 87*, 1773–1778.

Garnick, D.W., Hendricks, A.M & Brennan, T.A. (1991). Can practice guidelines reduce the number and costs of malpractice claims? *JAMA, 266*, 2856–2860.

Gasser, M. & Waaga-Gasser, A.M. (2016). Therapeutic Antibodies in Cancer Therapy. *Adv Exp Med Biol, 917*, 95–120.

Gastmeier, P., Brunkhorst, F., Schrappe, M., Kern, W. & Geffers, C. (2010). Wie viele nosokomiale Infektionen sind vermeidbar? *Dtsch Med Wochenschr, 135*, 91–93.

GBA (2002). Anforderungen an die Ausgestaltung von Disease-Management-Programmen für Patientinnen mit Brustkrebs. https://www.g-ba.de/downloads/39-261-47/2002-06-13-dmp-Brustkrebs.pdf (22.11.2022).

GBA (2006a). Beschluss. Richtlinie Methoden vertragsärztliche Versorgung (Akupunktur/ Maßgabe BMG). https://www.g-ba.de/beschluesse/328/ (04.08.2023).

GBA (2006b). Votum der Unparteiischen zur Abstimmung im Gemeinsamen Bundesausschuss gemäß §91 Abs. 5 SGB V zum Beratungsthema Akupunktur vom 18.04.2006. https://www.g-ba.de/downloads/40-268-136/2006-09-19-RMvV-Akupunktur-Votum.pdf (22.11.2022).

GBA (2007). Krebsfrüherkennungs-Richtlinien (Hautkrebs-Screening). https://www.g-ba.de/beschluesse/516/ (22.11.2022).

GBA (2018). Nutzenbewertungsverfahren zum Wirkstoff Ocrelizumab. https://www.g-ba.de/bewertungsverfahren/nutzenbewertung/343/ (22.11.2022).

GBA (2019). Beschluss 1 des Gemeinsamen Bundesausschusses über eine Änderung der Richtlinie Methoden vertragsärztliche Versorgung: Biomarkerbasierte Tests zur Entscheidung für oder gegen eine adjuvante systemische Chemotherapie beim primären Mammakarzinom. https://www.g-ba.de/downloads/40-268-5786/2019-06-20_MVV-RL_Biomarker-Test-prim-Mamma_TrG.pdf (22.11.2022).

GBA (2023). Richtlinie für organisierte Krebsfrüherkennungsprogramme. https://www.g-ba.de/downloads/62-492-3189/oKFE-RL-2023-05-12-iK-2023-07-07.pdf (04.08.2023).

GBD (2017). Disease and Injury Incidence and Prevalence Collaborators. Global, regional, and national incidence, prevalence, and years lived with disability for 354 diseases and injuries for 195 countries and territories, 1990–2017: a systematic analysis for the Global Burden of Disease Study 2017. *Lancet 2018, 392*, 1789–1858.

Gehr, S., Kaiser, T., Kreutz, R., Ludwig, W.D. & Paul, F. (2019). Suggestions for improving the design of clinical trials in multiple sclerosis-results of a systematic analysis of completed phase III trials. *EPMA J*, 10, 425–436.

Gelibter, A.J., Caponnetto, S., Urbano, F., Emiliani, A., Scagnoli, S., Sirgiovanni, G., Napoli, V.M. & Cortesi, E. (2019). Adjuvant chemotherapy in resected colon cancer: When, how and how long? *Surg Oncol, 30*, 100–107.

Gerlach, F.M., Beyer, M. & Szecsenyi, G.C. (1998). Leitlinien in Klinik und Praxis. Welche Anforderungen sollten moderne Leitlinien erfüllen? Welche Strategien zur Entwicklung, Verbreitung und Implementierung haben sich bewährt? Welchen Beitrag können Leitlinien zur Qualitätsförderung in der Medizin leisten? *Dtsch Arztebl, 95*, A-1014–1021.

Gerlich, W.H. (2020). Hepatitis-B-Impfstoffe – Geschichte, Erfolge, Herausforderungen und Perspektiven. *Bundesgesundheitsbl, 65*, 170–182.

Gerst, T. (2010). Dialogforum Pluralismus in der Medizin: Politische Absicherung des Erreichten. *Dtsch Arztebl, 107*, A-2286.

Gerste, R.D. (2008). Die Lobotomie: Wie ein Relikt aus finsterer Zeit. *Dtsch Ärztebl, 105*, A-945.

Gesundheitsberichterstattung des Bundes Robert Koch-Institut in Zusammenarbeit mit dem Statistischen Bundesamt (2004). Heft 23: Selbsthilfe im Gesundheitsbereich. https://edoc.rki.de/handle/176904/3173 (22.11.2022).

Gesundheitsinformation.de (2022). Vorhofflimmern. www.gesundheitsinformation.de/schlaganfaellen-vorbeugen-bei-vorhofflimmern.html (22.11.2022).

Gesundheitsinformation.de (2023). Wechseljahresbeschwerden. https://www.gesundheitsinformation.de/hormontherapie-gegen-wechseljahrsbeschwerden.html (17.07.2023).

Gesundheitsinformation.de (o.J.). Multiple Sklerose. https://www.gesundheitsinformation.de/glossar/multiple-sklerose.html (22.11.2022).

Ghaemi, S., Mohamadymasodi, M. & Kelishadi, R. (2009). Evaluation of the effects of surfactant replacement therapy in neonatal respiratory distress syndrome. *Zhongguo Dang Dai Er Ke Za Zhi, 11*, 188–190.

Gibbon, J.H. (1954). Application of a mechanical heart and lung apparatus to cardiac surgery. *Minn Med, 37*, 171–185.

Gidron, B., Chesler, M.A. & Chesney, B.K. (1991). Cross-cultural perspectives on self-help groups: Comparison between participants and nonparticipants in Israel and the United States. *Am J Commun Psychol, 19*, 667–681

Gil-González, I., Martín-Rodríguez, A., Conrad, R. & Pérez-San-Gregorio, M.Á. (2020). Quality of life in adults with multiple sclerosis: a systematic review. *BMJ Open, 10*, e041249.

Gilligan, C., Powell, M., Lynagh, M.C., Ward, B.M., Lonsdale, C., Harvey, P., James, E.L., Rich, D., Dewi, S.P., Nepal, S., Croft, H.A. & Silverman, J. (2021). Interventions for improving medical students' interpersonal communication in medical consultations. *Cochrane Database of Syst Rev,* (2), CD012418. https://doi.org/10.1002/14651858.CD012418.pub2

GKV Spitzenverband (2021). Hygienesonderprogramm. https://www.gkv-spitzenverband.de/krankenversicherung/krankenhaeuser/budgetverhandlungen/hygienesonderprogramm/kh_hygienesonderprogramm.jsp (22.11.2022).

Gladstar, R. (2008). *Rosemary Gladstar's Herbal Recipes for Vibrant Health.* North Adams, MA: Storey Publishing LLC.
Gleiss, A., Frass, M. & Gaertner, K. (2016). Re-analysis of survival data of cancer patients utilizing additive homeopathy. *Complement Ther Med, 27*, 65–67.
Göbel, E. & Schagen, U. (1982). Gesundheitsbewegung wohin? In *Argument Sonderband AS 86* (130–139). Berlin: Argument Verlag.
Goerig, M. & Schulte am Esch, J. (2012). Die Entwicklung des Narkosewesens in Deutschland von 1890–1930. Lübeck: Steintor Verlag.
Goettle G. (2013, 26. August). Die Hoffnung stirbt zuletzt. *taz.*
Gogol, M. (2016). Klug entscheiden in der Geriatrie. *Dtsch Arztebl, 113*, A-1756–1760.
Goodman, B. (2022). New study examines the effectiveness of colonoscopies. https://kvia.com/health/cnn-health/2022/10/09/new-study-questions-the-effectiveness-of-colonoscopies/ (22.11.2022).
Gordo, F. & Abella, A. (2014). Intensive care unit without walls: seeking patient safety by improving the efficiency of the system. *Med Intensiva, 38*, 438–443.
Gowing, C. & Gale, N. (2019). ›You cannot get enough of them!‹ The rise (and fall) of complementary therapies in British nursing practice in the 1980 and 1990s. *J Hist Sociol, 32*, 215–231.
Grand View Research (2019). Complementary And Alternative Medicine Market Size, Share & Trends Analysis Report By Intervention (Botanicals, Mind Healing, Body Healing, External Energy, Sensory Healing), By Distribution Method, And Segment Forecasts, 2021–2028. https://www.grandviewresearch.com/industry-analysis/complementary-alternative-medicine-market (22.11.2022).
Grand View Research (2021). Complementary And Alternative Medicine Market Growth & Trends. https://www.grandviewresearch.com/press-release/global-alternative-complementary-medicine-therapies-market (22.11.2022).
Greegor, D.H. (1967). Diagnosis of Large-Bowel Cancer in the Asymptomatic Patient. *JAMA, 201*, 943–945.
Green, A.C., Baade, P., Coory, M., Aitken, J.F. & Smithers, M. (2012). Population-based 20-year survival among people diagnosed with thin melanomas in Queensland, Australia. *J Clin Oncol, 30*, 1462–1467.
Greenberg, G. (2018, 7. November). What if the Placebo Effect Isn't a Trick? *The New York Times.*
Greene, J.A. & Riggs, K.R. (2015).Why is There No Generic Insulin? Historical of a Modern Problem. *NEJM, 372*, 1171–1175.
Greene, N.M. (1971). A consideration of factors in the discovery of anesthesia and their effects on its development. *Anesthesiology, 35*, 515–522.
Greene, N.M. (1979). Anesthesia and the development of surgery (1846–1896). *Anesth Analg, 58*, 5–12.
Greenwood, B. (2014). The contribution of vaccination to global health: past, present and future. *Philos Trans R Soc Lond B Biol Sci, 369*, 20130433.
Grego, S., Pasotti, E., Moccetti, T. & Maggioni, A.P. (2020). »Sex and gender medicine«: il principio della medicina di genere [Sex and gender medicine: the foundation of gender medicine]. *G Ital Cardiol (Rome)*, (8), 602–606.
Grundy, E. (2005). Commentary: The McKeown debate: time for burial. *Int J Epidemiol, 34*, 529–533.

Grunze, A., Mago, R. & Grunze, H. (2017). Nebenwirkungen von Psychopharmaka: Tipps für die Praxis. *Dtsch Med Wochenschr, 142*, 1690–1700.

Grüntzig, A. (1977). Die perkutane transluminale Rekanalisation chronischer Arterienverschlüsse mit einer neuen Dilatationstechnik. Baden-Baden: G. Witzstrock.

Gruppo Italiano per lo Studio della Streptochi-nasi nell'Infarto Miocardico (GISSI) (1987). Long-term effects of intravenous thrombolysis in acute myocardial infarction: final report of the GISSI study. *Lancet, 2*, 871–874.

Gunawardena, T., Merinopoulos, I., Wickramarachchi, U., Vassiliou, V. & Eccleshall, S. (2021). Endothelial Dysfunction and Coronary Vasoreactivity – A Review of the History, Physiology, Diagnostic Techniques, and Clinical Relevance. *Curr Cardiol Rev, 17*, 85–100.

Gurramkonda, C., Polez, S., Skoko, N. Adnan, A., Gäbel, T., Chugh, D., Swaminathan, S., Khanna, N., Tisminetzky, S. & Rinas, U. (2010). Application of simple fed-batch technique to high-level secretory production of insulin precursor using Pichia pastoris with subsequent purification and conversion to human insulin. *Microb Cell Fact, 9*, 31.

Guttmann, L. (1954). Statistical survey on one thousand paraplegics. *Proc R Soc Med, 47*, 1099–1103.

Guttmann, L. (1964). The married life of paraplegics and tetraplegics. *Spinal Cord, 2*, 182–188.

Guttmann L. (1971). Prinzipien und Methoden in der Behandlung und Rehabilitation von Rückenmarksverletzten. In L. Guttmann & G. Maurer, *Neuro-Traumatologie mit Einschluss der Grenzgebiete. Band II. Verletzungen der Wirbelsäule und des Rückenmarks. Verletzungen der peripheren Nerven* (S. 76–163). München-Berlin-Wien: Urban & Schwarzenberg.

Guttmann L. (1973). Sport and Recreation for the Mentally and Physically Handicapped. *R Soc Health J, 93*, 208–212.

Gyawali, B., Rome, B.N. & Kesselheim, A.S. (2021). Regulatory and clinical consequences of negative confirmatory trials of accelerated approval cancer drugs: retrospective observational study. *BMJ, 374*, n1959.

Haake, M., Müller, H.H., Schade-Brittinger, C., Basler, H.D., Schäfer, H., Maier, C., Endres, H.G., Trampisch, H.J. & Molsberger, A. (2007). German Acupuncture Trials (GERAC) for chronic low back pain: randomized, multicenter, blinded, parallel-group trial with 3 groups. *Arch Intern Med., 167*, 1892–1898.

Häfner, H., von Baeyer, W. & Kisker, K.P. (1965). Dringliche Reformen in der psychiatrischen Krankenversorgung der Bundesrepublik. Über die Notwendigkeit des Aufbaus sozialpsychiatrischer Einrichtungen (psychiatrischer Gemeindezentren). *helfen und heilen – Diagnose und Therapie in der Rehabilitation*, (4), 118–125.

Hajar, R. (2017). Coronary Heart Disease: From Mummies to 21st Century. *Heart Views, 18*, 68–74.

Hall, H.G., McKenna L.G. & Griffiths, D.L. (2012). Midwives' support for Complementary and Alternative Medicine: a literature review. *Women Birth, 25*, 4–12.

Halstedt, W.S.I. (1894). The Results of Operations for the Cure of Cancer of the Breast Performed at the Johns Hopkins Hospital from June, 1889, to January, 1894. *Ann Surg, 5*, 497–555.

Hanke, S. (2021). Krankenhaus-Statistik: So viele Kliniken gibt es in Deutschland.https://

aerztestellen.aerzteblatt.de/de/redaktion/krankenhaus-statistik-so-viele-kliniken-gibt-es-deutschland (22.11.2022).

Haque, W., Minhajuddin, A., Gupta, A. & Agrawal, D. (2018). Conflicts of interest of editors of medical journals. *PLoS ONE, 13*(5), e0197141.

Harbeck, N., Penault-Llorca, F., Cortes, J., Gnant, M., Houssami, N., Poortmans, P., Ruddy, K., Tsang, J. & Cardoso, F. (2019). Breast cancer. *Nat Rev Dis Primers, 5*, 66.

Haug, A. (1998). *Die Reichsarbeitsgemeinschaft für eine Neue Deutsche Heilkunde (1935/36): Ein Beitrag zum Verhältnis von Schulmedizin, Naturheilkunde und der Medizin und der Naturwissenschaften*. Husum: Matthiesen Verlag.

Haynes, R.B., Taylor, D.W., Sackett, D.L. (Hrsg.). (1979). *Compliance in Health Care*. Baltimore: The Johns Hopkins University Press.

Head, S.J., Milojevic, M., Daemen, J., Ahn, J.M., Boersma, E., Christiansen, E.H., Domanski, M.J., Farkouh, M.E., Flather, M., Fuster, V., Hlatky, M.A., Holm, N.R., Hueb, W.A., Kamalesh, M., Kim, Y.H., Mäkikallio, T., Mohr, F.W., Papageorgiou, G., Park, S.J., Rodriguez, A.E., Sabik, J.F. 3rd, Stables, R.H., Stone, G.W., Serruys, P.W. & Kappetein, A.P. (2018). Mortality after coronary artery bypass grafting versus percutaneous coronary intervention with stenting for coronary artery disease, a pooled analysis of individual patient data. *Lancet, 391*, 939–948.

Heaf, J.G. & Wehberg, S. (2014). Relative Survival of Peritoneal Dialysis and Haemodialysis Patients: Effect of Cohort and Mode of Dialysis Initiation. *PLoS One, 9*(3), e90119.

Heinzerling, L., De Toni, E., Schett, G., Hundorfean, G., Zimmer, L. (2019). Checkpoint inhibitors – the diagnosis and treatment of side effects. *Dtsch Arztebl, 116*, 119–126.

Hirsch, S. & Steinert, T. (2019). Freiheitsbeschränkende Zwangsmaßnahmen. *Dtsch Arztebl, 116*, 336–343.

Heinzerling, L., De Toni, E., Schett, G., Hundorfean, G. & Zimmer, L. (2019). Checkpoint inhibitors – the diagnosis and treatment of side effects. *Dtsch Arztebl Int, 116*, 119–126.

Heinzl, S. (2015). Anästhesie: Die Sicherheit von Stickstoffoxid hat sich bestätigt. *Dtsch Arztebl, 112*, 333.

Her, A.Y., Shin, E.S., Bang, L.H., Nuruddin, A.A., Tang, Q., Hsieh, I.C., Hsu, J.C., Kiam, O.T., Qiu, C., Qian, J., Ahmad, W.A.W. & Ali, R.M. (2021). Drug-coated balloon treatment in coronary artery disease: Recommendations from an Asia-Pacific Consensus Group. *Cardiol J, 28*, 136–149.

Herman, M.E., O'Keefe, J.H., Bell, D.S.H. & Schwartz, S.S. (2017). Insulin Therapy Increases Cardiovascular Risk in Type 2 Diabetes. *Prog Cardiovasc Dis, 60*, 422–434.

Heyll, U. (2006). *Wasser, Fasten, Luft und Licht. Die Geschichte der Naturheilkunde in Deutschland*. Frankfurt, New York: Campus.

Heyll, U. (2015). Franz Anton Messmer, Benjamin Franklin und die Geburt der alternativen Medizin. In N. Schmacke (Hrsg.), *Der Glaube an die Globuli* (S. 17–79). Berlin: Suhrkamp.

Heyll, U. (2022). *Placeboeffekte als erlebte Erkenntnis. Eine philosophisch-medizinhistorsiche Untersuchung*. Bielefeld: transcript.

Hinterhuber, H., Liensberger, D., Tasser, A., Schwitzer, J., Rizzuti, E. & Meise, U. (2001). Stand und Entwicklung der psychiatrischen Versorgung in Italien. 22 Jahre nach Franco Basaglias Reformgesetz Nr. 180. *Nervenarzt, 72*, 501-510.

Hirsch, S. & Steinert, T. (2019). Freiheitsbeschränkende Zwangsmaßnahmen. *Dtsch Arztebl 116*, 336–343.
Hirschhorn, N. & Westley, T. A. (1972). Oral rehydration of children with acute diarrhoea. *Lancet, 2*, 494.
Hodenberg, C. v. (2018). *Das andere Achtundsechzig. Gesellschaftsgeschichte einer Revolte.* München: Beck.
Höfert, H.W, Michalsen, A. & Ühleke, B. (2014). *Komplementärmedizin im Krankenhaus: Strategien, Konzepte, Umsetzung*. Berlin: Medizinisch Wissenschaftliche Verlagsgesellschaft.
Hötzel, A. (2019). Klinischer Stellenwert von total intravenöser Anästhesie (TIVA) und Inhalationsanästhesie. *Anästh Intensivmed, 60*, 174–189.
Hofmann, B.L & Primack, B. A. (2019). It's not all about autism: The emerging landscape of anti-vaccination sentiment on Facebook. *Vaccine, 37*, 2216–2223.
Hoff, G., Grotmol, T., Skovlund, E. & Bretthauer, M.(2009). Norwegian Colorectal Cancer Prevention Study Group. Risk of colorectal cancer seven years after flexible sigmoidoscopy screening: randomised controlled trial. *BMJ, 338*, 1846.
Hoffmeister, M. & Brenner, H. (2019). Darmkrebsfrüherkennung und -vorsorge. In C. Günster, J. Klauber, B. P. Robra, N. Schmacke & C. Schmuker (Hrsg.), Versorgungs-Report Früherkennung (S. 179–190). Berlin: Medizinisch Wissenschaftliche Verlagsgesellschaft.
Holme, Ø., Schoen, R. E., Senore, C., Segnan, N., Hoff, G., Løberg, M., Bretthauer, M., Adami, H. O. & Kalager, M. (2017). Effectiveness of flexible sigmoidoscopy screening in men and women and different age groups: pooled analysis of randomised trials. *BMJ, 356*, i6673.
Holt, S., Schmiedl, S. & Thürmann, P.A (2010). Potenziell inadäquate Medikation für ältere Menschen: Die PRISCUS-Liste. *Dtsch Arztebl Int, 107*, 543-551.
Hontschik, B. (1989). Die Appendektomie als mechanische Psychotherapie bei jungen Frauen. In W. Söllner, W. Wesiack & B. Wurm (Hrsg.). *Sozio-psycho-somatik* (S. 237–244). Berlin Heidelberg: Springer.
Hontschik, B. (2012). *Kurze Geschichte der Appendektomie. Mythen – Fakten – Perspektiven*. München: Marseille Verlag.
Hontschik, C. (2018). *Frau C. hat MS. Wenn die Nerven blank liegen*. Frankfurt a. M.: Westend Verlag.
Hontschik, C. & Hontschik, B. (2020). *Kein Örtchen Nirgends*. Frankfurt a. M.: Westend Verlag.
Horbar, J.D, Badger, G. J., Carpenter, J. H., Fanaroff, A. A., Kilpatrick, S., LaCorte, M., Phibbs, R. & Soll, R. F.; Members of the Vermont Oxford Network (2002). Trends in mortality and morbidity for very low birth weight infants, 1991–1999. *Pediatrics, 110*, 143–151.
Horbar, J. D., Wright, E. C. & Onstad, L.; The Members of the National Institute of Child Health and Human Development Neonatal Research Network (1993). Decreasing mortality associated with the introduction of surfactant therapy: an observational study of neonates weighing 601 to 1300 grams at birth. *Pediatrics, 92*, 191–196.
Howson, C. P., Kinney, M.V. & Lawn, J. (2012). Born too soon: Preterm birth matters. *Reproductive Health, 10*(Suppl 1), S1.
Huber, E. (1993). Liebe statt Valium. Plädoyer für ein anderes Gesundheitswesen. Berlin: Argon.

Huber, E. (2016). Gesundheitsförderung und Naturheilkunde. *zkm, 8*, 18–22.

Huber, E. & Lundt, S. (1981). Im Anstieg des Regenbogens? Kritische Nachgedanken zum Gesundheitstag 1980. In S. Lundt (Hrsg.), *Rebellion gegen das Valiumzeitalter. Überlegungen zur Gesundheitsbewegung* (S. 89–99). Berlin: Verlagsgesellschaft Gesundheit.

Hung, J., Teng, T.H., Finn, J., Knuiman, M., Briffa, T., Stewart, S., Sanfilippo, F.M., Ridout, S. & Hobbs, M. (2013). Trends from 1996 to 2007 in incidence and mortality outcomes of heart failure after acute myocardial infarction: a population-based study of 20,812 patients with first acute myocardial infarction in Western Australia. *J Am Heart Assoc, 2*, e000172.

Ibanez, B., James, S., Agewall, S., Antunes, M.J., Bucciarelli-Ducci, C., Bueno, H., Caforio, A.L.P., Crea, F., Goudevenos, J.A., Halvorsen, S., Hindricks, G., Kastrati, A., Lenzen, M.J., Prescott, E., Roffi, M., Valgimigli, M., Varenhorst, C., Vranckx, P. & Widimský, P.; ESC Scientific Document Group (2018). 2017 ESC Guidelines for the management of acute myocardial infarction in patients presenting with ST-segment elevation: The Task Force for the management of acute myocardial infarction in patients presenting with ST-segment elevation of the European Society of Cardiology (ESC). *Eur Heart J., 39*, 119–177.

Iges (2018). Konzept für Patientenlotsen soll Versorgung chronisch Kranker verbessern. https://www.iges.com/kunden/gesundheit/forschungsergebnisse/2018/patientenlotsen/index_ger.html (22.11.2022).

Illich, I. (1971). *Deschooling Society*. New York: Harper and Row.

Illich, I. (1976). *Medical Nemesis: The Expropriation of Health*. New York: Pantheon (deutsche Version im Rowohlt Taschenbuch Verlag 1977ff.).

Illich, I. (1982). Die Unfähigkeit, für sich selbst zu sorgen. Oder: Was kann der Allgemeinmediziner zur Demedikalisierung beitragen. In M. Brinkmann & M. Franz (Hrsg.), *Nachtschatten im weißen Land. Betrachtungen zu alten und neuen Heilsystemen* (S. 11–18). Berlin: Verlagsgesellschaft Gesundheit.

Illich, I. (1991). Die Substantivierung des Lebens im 19. und 20. Jahrhundert – eine Herausforderung für das 21. Jahrhundert. In K. Jork, B. Kauffmann, R. Lobo & E. Schuchardt (Hrsg.), *Was macht den Menschen krank* (S. 225–234). Basel: Birkhäuser.

Illich I. (2007). *Die Nemesis der Medizin. Die Kritik der Medikalisierung des Lebens*. München: C.H.Beck.

Imrie, R. (1999). Rapid Response. *BMJ*. https://www.bmj.com/rapid-response/2011/10/28/only-20-western-medicine-evidence-based-wrong (22.11.2022).

in der Schmitten, J. & Marckmann, G. (2015). Das Pilotmodell beizeiten begleiten. In M. Coors, R.J. Jox & J. in der Schmitten (Hrsg.), Advance Care Planning. Von der Patientenverfügung zur gesundheitlichen Vorausplanung (S. 234–257). Stuttgart: Kohlhammer.

Institut für Qualität und Wirtschaftlicheit im Gesundheitswesen (IQWiG) (o.J.). Antworten auf einige Fragen zum Bluthochdruck. https://www.iqwig.de/printprodukte/hintergrundinfo_a05_09_vorbericht_antihypertensive20wirkstoffgruppen20als20therapie20der20ersten20wahl.pdf?rev=181004h (22.11.2022).

Institut für Qualität und Wirtschaftlichkeit im Gesundheitswesen (IQWiG) (2011). Rapid Report. IQWiG-Berichte – Jahr: 2011 Nr. 87. https://www.iqwig.de/down

load/a05-07_rapid-report_normnahe-blutzuckersenkung-bei-diabetes-mellitus-typ-2.pdf?rev=117386 (22.11.2022).

Institut für Qualität und Wirtschaftlichkeit im Gesundheitswesen (IQWiG). (2016). Entscheidungshilfe Darmkrebsfrüherennung. https://www.iqwig.de/download/p15-01_entscheidungshilfe_darmkrebs-frauen_version_aus_dem_abschlussbericht_p15-01.pdf (22.11.2022); https://www.iqwig.de/download/p15-01_entscheidungshilfe_darmkrebs-mc3a4nner_version_aus_dem_abschlussbericht_p15-01.pdf (22.11.2022).

Institute of Medicine (US). Committee on Quality of Health Care in America (2000). *To Err is Human: Building a Safer Health System*. Hrsg. v. L.T. Kohn, J.M. Corrigan & M.S. Donaldson. Washington (DC): National Academies Press (US).

Institute of Medicine (US). Committee on Understanding Premature Birth and Assuring Healthy Outcomes (2007). Preterm Birth: Causes, Consequences, and Prevention. Hrsg. v. R.E. Behrman & A.S. Butler. Washington (DC): National Academies Press (US).

Ito, Y., Miyashiro, I., Ito, H., Hosono, S., Chihara, D., Nakata-Yamada, K., Nakayama, M., Matsuzaka, M., Hattori, M., Sugiyama, H., Oze, I., Tanaka, R., Nomura, E., Nishino, Y., Matsuda, T., Ioka, A., Tsukuma, H. & Nakayama, T.; J-CANSIS Research Group (2014). Long-term survival and conditional survival of cancer patients in Japan using population-based cancer registry data. *Cancer Sci, 105*, 1480–1486.

Iqbal, J., Gunn, J. & Serruys, P.W. (2013). Coronary stents: historical development, current status and future directions. *Br Med Bull., 106*, 193–211.

Iversen, E.D., Wolderslund, M., Kofoed, P.E., Gulbrandsen, P., Poulsen, H., Cold, S. & Ammentorp, J. (2021). Communication Skills Training: A Means to Promote Time-Efficient Patient-Centered Communication in Clinical Practice. J Patient Cent Res Rev., 8, 307–314.

Jacobson, R.M., St. Sauver, J.L. & Finney Rutten, L.J. (2015). Vaccine Hesitancy. *Mayo Clin Proc., 90*, 1562–1568.

Järvinen, T. & Guyatt, G. (2017). Falling out of love with knee arthroscopy. *Nat Rev Rheumatol, 13*, 515–516.

Jain, N.B., Ayers, G.D., Peterson, E., Harris, M.B., Morse, L., O'Connor, K.C. & Garshick, E. (2015). Traumatic Spinal Cord Injury in the United States, 1993–2012. *JAMA, 313*, 2236–2243.

Janik, E. (2014). The battle for medicine's soul: A century of alternative remedies. http://www.salon.com/2014/01/19/the_battle_for_medicines_soul_a_century_of_alternative_remedies/ (22.11.2022).

Jatta, F., Sundby, J., Vangen, S., Lindskog, B.V., Sørbye, I.K., Owe, K.M. (2021). Association between Maternal Origin, Pre-Pregnancy Body Mass Index and Caesarean Section: A Nation-Wide Registry Study. *Int J Environ Res Public Health, 18*, 5938.

Jayachandran, S., LLeras-Muney, A. & Smith, K.V. (2010). Modern Medicine and the Twentieth Century Decline in Mortality: Evidence on the Impact of Sulfa Drugs. *Am Econ J Appleid Economics, 2*, 118–146.

Jeger, R.V., Eccleshall, S., Wan Ahmad, W.A., Ge, J., Poerner, T.C., Shin, E.S., Alfonso, F., Latib, A., Ong, P.J., Rissanen, T.T, Saucedo, J., Scheller, B. & Kleber, F.X.; International DCB Consensus Group (2020). Drug-Coated Balloons for Coronary Artery Disease: Third Report of the International DCB Consensus Group. *JACC Cardiovasc Interv, 13*, 1391–1402.

Jenča, D., Melenovský, V., Stehlik, J., Staněk, V., Kettner, J., Kautzner, J., Adámková, V. & Wohlfahrt, P. (2021). Heart failure after myocardial infarction: incidence and predictors. *ESC Heart Fail, 8*, 222–237.

Jenss, H. (2010a). *Ismar Boas. Jüdische Miniaturen*. Berlin: Hentrich & Hentrich Verlag.

Jenss H. (2010b). *Hermann Strauss. Jüdische Miniaturen*. Berlin: Hentrich & Hentrich Verlag.

Joachim, C., Macni, J., Drame, M., Pomier, A., Escarmant, P., Veronique-Baudin, J. & Vinh-Hung, V. (2019). Overall survival of colorectal cancer by stage at diagnosis: Data from the Martinique Cancer Registry. *Medicine (Baltimore), 98*, e16941.

Jörgens, V. (2020). Prof. Georg Zülzer. Dem Insulin-Pionier zum 150. Geburtstag! *Diabetes Journal, 69*, 36–37.

Jørgensen, O.D., Kronborg, O. & Fenger, C. (2002). A randomised study of screening for colorectal cancer using faecal occult blood testing: results after 13 years and seven biennial screening rounds. *Gut, 50*, 29–32.

Johnson, S.B., Park, H.S., Gross, C.P. & Yu, J.B. (2018). Complementary Medicine, Refusal of Conventional Cancer Therapy, and Survival Among Patients with Curable Cancers. *JAMA Oncol, 4*, 1375–1381.

Johansson, M., Brodersen, J., Gøtzsche, P.C. & Jørgensen, K.J. (2019). Screening for reducing morbidity and mortality in malignant melanoma. *Cochrane Database Syst Rev, 6*(6), CD012352.

Johnston, R.D. (Hrsg.). (2004). *The Politics of Healing. Histories of Alternative Medicine in Twentieth-Century North America.* New York: Routledge.

Josting, A., Wiedenmann, S., Franklin, J., May, M., Sieber, M., Wolf, J., Engert, A. & Diehl, V; German Hodgkin's Lymphoma Study Group (2003). Secondary myeloid leukemia and myelodysplastic syndromes in patients treated for Hodgkin's disease: a report from the German Hodgkin's Lymphoma Study Group. *J Clin Oncol, 21*, 3440–3446.

Julian, T.B., Venditti, C.A. & Duggal, S. (2015). Landmark clinical trials influencing surgical management of non-invasive and invasive breast cancer. *Breast J, 21*, 60–66.

Jung, H.Y., Jeon, Y., Park, Y., Kim, Y.S., Kang, S.W., Yang, C.W., Kim, N.H., Choi, J.Y., Cho, J.H., Park, S.H., Kim, C.D. & Kim, Y.L. (2019). Better Quality of Life of Peritoneal Dialysis compared to Hemodialysis over a Two-year Period after Dialysis Initiation. *Sci Rep, 9*, 10266.

Jütte R. (2005). *Samuel Hahnemann. Begründer der Homöopathie*. München: dtv.

Jütte, R. (2013). Medizinhistorische Kurzexpertise zur Einordnung der Komplementärmedizin. Auftragsnummer 13.005.156. https://www.dakomed.ch/2015/07/03/medizinhistorische-kurzexpertise-vom-19-august-2913-zur-einordnung-der-komplement%C3%A4rmedizin/ (22.11.2022).

Jütte, R. & Riley, D. (2005). A review of the use and role of low potencies in homeopathy. *Complement Ther Med, 13*, 291–296.

Kadar, N. (2019). Rediscovering Ignaz Philipp Semmelweis (1861–1865). *Am J Obst Gynecol, 220*, 26–39.

Kahi, C.J., Pohl, H., Myers, L.J., Mobarek, D., Robertson, D.J. & Imperiale, T.F. (2018). Colonoscopy and Colorectal Cancer Mortality in the Veterans Affairs Health Care System: A Case-Control Study. *Ann Intern Med, 168*, 481–488.

Kalkowski, P. (o.J.). Zur Klärung der Begriffe »Beruflichkeit und Professionalisierung«. https://sofi.uni-goettingen.de/fileadmin/Publikationen/Kalkowski_Begriffsklaerungen_Beruf.pdf (04.08.2023).

Kamisan Atan, I., Lin, S., Dietz, H.P., Herbison, P. & Wilson, P.D.; ProLong Study Group (2018). It is the first birth that does the damage: a cross-sectional study 20 years after delivery. *Int Urogynecol J, 29*, 1637–1643.

Kaminski, M.F., Bretthauer, M., Zauber, A.G., Kuipers, E.J., Adami, H.O., van Ballegooijen, M., Regula, J., van Leerdam, M., Stefansson, T., Påhlman, L., Dekker, E., Hernán, M.A., Garborg, K. & Hoff, G. (2012). The NordICC Study: rationale and design of a randomized trial on colonoscopy screening for colorectal cancer. *Endoscopy, 44*(7), 695–702.

Kampmeier, F.W.O. (1974). Final Report on the »Tuskegee Syphilis Study«. *Southern Medical Journal, 67*, 1349–1353.

Kaptchuk, T.J. (1998). Intentional ignorance: a history of blind assessment and placebo controls in medicine. *Bull Hist Med, 72*, 389–433.

Kaptchuk, T.J. (2020). Placebo Effects in Acupuncture. *Med Acupunct, 32*, 352–356.

Kaptchuk, T.J., Kerr, C.E. & Zanger, A. (2009). Placebo Controls, Exorcisms and the Devil. *Lancet, 374*, 1234.

Kaptchuk, T.J. & Miller, F.G. (2005). What is the Best and Most Ethical Model for the Relationship Between Mainstream and Alternative Medicine: Opposition, Integration, or Pluralism? *Acad Med, 80*, 286–290.

Kaptchuk, T.J. & Miller, F.G. (2015). Placebo Effects in Medicine. *N Engl J Med, 373*, 8–9.

Karamanou, M., Protogerou, A., Tsoucalas, G., Androutsos, G. & Poulakou-Rebelakou, E. (2016). Milestones in the history of diabetes mellitus: The main contributors. *World J of Diabetes, 10*, 1–7.

Kaartinen, M. (2013). *Breast Cancer in the Eighteenth Century*. London: Pickering & Chatto.

Kardorff, E. v. (2017). 40 Jahre gesellschaftspolitisches Projekt »Psychiatriereform« – Was ist daraus geworden? *Soziale Psychiatrie,* (2), 4–8.

Karlström, A., Nystedt, A., Johansson, M. & Hildingsson, I. (2011). Behind the myth – few women prefer caesarean section in the absence of medical or obstetrical factors. *Midwifery, 27*, 620–627.

Kasper, J., Legaré, F., Scheibler, F. & Geiger, F. (2010). Shared Decision-Making und Kommunikationstheorie: »Grounding the tango«. *ZEFQ, 104*, 636–641.

Keag, O.E., Norman, J.E. & Stock, S.J. (2018). Long-term risks and benefits associated with cesarean delivery for mother, baby, and subsequent pregnancies: Systematic review and meta-analysis. *PLoS Med, 15*, e1002494.

Keil, U. (2005). Das weltweite WHO-MONICA-Projekt: Ergebnisse und Ausblick. *Gesundheitswesen, 67*(Sonderheft 1), S38–S45.

Kemppainen, L.M., Kemppainen, T.T., Reippainen, J.A., Salmenniemi, S.T. & Vuolanto, P.H. (2018). Use of complementary and alternative medicine in Europe: Health-related and sociodemographic determinants. *Scand J Public Health, 46*, 448–455.

Kernis, M.A. (1977). Holistic Approach to Contraception. *Country Women: Animals,* (27). https://www.jstor.org/action/doBasicSearch?si=1&Query=au:%22MERILEE+KERNIS%22 (22.11.2022).

Kerr, E.A., Kullgren, J.T. & Saini, S.D. (2017). Choosing Wisely: How To Fulfill The Promise In The Next 5 Years. *Health Aff, 36*, 2012–2018.

Keshavjee, S. & Farmer, P.E. (2012). Tuberculosis, Drug Resistance, and the History of Modern Medicine. *New Engl J Med, 367*, 931–936.

Khan, M.J., Werner, C.L., Darragh, T.M., Guido, R.S., Mathews, C., Moscicki, A.B., Mitchell, M.M., Schiffman, M., Wentzensen, N., Massad, L.S., Mayeaux, E.J.Jr., Waxman, A.G.,

Conageski, C., Einstein, M.H. & Huh, W.K. (2017). ASCCP Colposcopy Standards: Role of Colposcopy, Benefits, Potential Harms, and Terminology for Colposcopic Practice. *J Low Genit Tract Dis, 21*, 223–229.

Khan, S.U., Singh, M., Valavoor, S., Khan, M.U., Lone, A.N., Khan, M.Z., Khan, M.S., Mani, P., Kapadia, S.R., Michos, E.D., Stone, G.W.,, Kalra A. & Bhatt, D.L.(2020). Dual Antiplatelet Therapy After Percutaneous Coronary Intervention and Drug-Eluting Stents: A Systematic Review and Network Meta-Analysis. *Circulation, 142*, 1425–1436.

Kissel, M., Rambeau, A., Achkar, S., Lecuru, F. & Mathevet, P. (2020). Challenges and advances in cervix cancer treatment in elder women. *Cancer Treat Rev, 84*, 101976.

Kjeken, I., Dagfinrud, H., Mowinckel, P., Uhlig, T., Kvien, T.K. & Finset, A. (2006). Rheumatology Care: Involvement in Medical Decisions, Received Information, Satisfaction with Care, and Unmet Health Care Needs in Patients with Rheumatoid Arthritis and Ankylosing Spondylitis. *Arthritis Rheum, 55*, 394–401.

Ko, C.W., Doria-Rose, V.P., Barrett, M.J., Kamineni, A., Enewold, L. & Weiss, N.S. (2019). Screening flexible sigmoidoscopy versus colonoscopy for reduction of colorectal cancer mortality. *Int J Colorectal Dis, 34*, 1273–1281.

Koch, R. (1882). Die Aetiologie der Tuberculose. *Berliner Klinische Wochenschrift, 19*(15), 1882, S. 221–230.

Kochen, M. (2022). Mein letztes Editorial: Gefahr am Horizont! *ZfA, 98*, 9.

Köpke, S., Solari, A., Rahn, A., Khan, F., Heesen, C. & Giordano, A. (2018). Information provision for people with multiple sclerosis. *Cochrane Database Syst Rev, 10*(10), CD008757.

Kolip, P. (Hrsg.). (2000). *Weiblichkeit ist keine Krankheit. Die Medikalisierung körperlicher Umbruchphasen im Leben von Frauen*. Weinheim, München: Juventa.

Kolip, P. (2012). Einflussfaktoren auf den Geburtsmodus: Kaiserschnitt vs. Spontangeburt. In J. Böcken, B. Braun & U. Repschläger (Hrsg.), Gesundheitsmonitor 2012 (S. 182–204). Gütersloh: Bertelsmann Stiftung.

Kolip, P. & Jahn, I. (2002). Frauen, Frauenbewegung und das Gesundheitswesen. *Forschungsjournal NSB, 15*, 143–148.

Koller, D. & Gryski, C. (2008). The life threatened child and the life enhancing clown: towards a model of therapeutic clowning. *Evid Based Complement Alternat Med, 5*, 17–25.

Kong, V.Y., Sartorius, D.L. (2015). Acute appendicitis in the developing world is a morbid disease. *Ann R Coll Surg Engl, 97*, 390–395.

Kostandy, R.R. & Ludington-Hoe, S.M. (2019). The evolution of the science of kangaroo (mother) care (skin-to-skin contact). *Birth Defects Res, 111*, 1032–1043.

Kroenlein H. (o.J.). Langzeitnebenwirkungen von Krebstherapien. https://haema-cbf.charite.de/fileadmin/user_upload/microsites/m_cc14/haema-cbf/Langzeitnebenwirkungen_von_Krebstherapien_als_Word_rev_MP_und_O%C3%96.pdf (22.11.2022).

Kroon, F.P.B., van der Burg, L.R.A., Bundbinder, R., Osborn, R.H., Johnston, R.V. & Pitt, V. (2014). Self-management education programmes for osteoarthritis. *Cochrane Database Syst Rev, 1*, CD008963. https://doi.org/10.1022/1451858.CD008963.pub2

Ktistaki, P., Alevra, N. & Voulgari, M. (2017). Long-Term Survival of Women with Breast

Cancer. Overview Supportive Care Needs Assessment Instruments. *Adv Exp Med Biol, 989*, 281–284.

Kuhlmann, E. & Annandale, E. (2010). *The Palgrave Handbook of Gender and Healthcare*. London: Springer.

Kühnemund, L. & Freisinger, E. (1921). Gender disparities in management and treatment in acute myocardial infarction – a German nationwide real-life analysis. https://dgk.org/daten/kuehnemund.pdf (22.11.2022).

Kumbier, E. & Haak, K.I. (2017). Psychiatrie in der DDR zwischen Aufbruch und Stagnation: Die Brandenburgischen Thesen zur »Therapeutischen Gemeinschaft« (1974–1976). *Psychiat Prax, 44*, 434–445.

Kuntz, B. & Jenss, H. (2021). Paul-Ehrlich Schüler und Mitbegründer der Chemotherapie. Zum 150. Geburtstag von Julius Morgenroth (1871–1924). *Berliner Ärzt:innen*, (10), 36–37.

Läärä, E., Day, N.E. & Hakama, M. (1987). Trends in mortality from cervical cancer in the Nordic countries: association with organised screening programmes. *Lancet, 329*, 1247–1249.

Lamberty, P. & Imhoff, R. (2018). Powerful pharma and its marginalized alternatives? Effects of individual differences in conspiracy mentality on attitudes toward medical approaches. *Social Psychology, 49*(5), 255–270.

Lamberty, P. & Nocun K. (2022). *Gefährlicher Glaube. Die radikale Gedankenwelt der Esoterik*. Köln: Bastei Lübbe.

Latosinsky, S., Berrang, T.S., Cutter, C.S., George, R., Olivotto, I., Julian, T.B., Hayashi, A., Baliski, C., Croshaw, R.L., Erb, K.M. & Chen, J. (2012). CAGS and ACS Evidence Based Reviews in Surgery. 40. Axillary dissection versus no axillary dissection in women with invasive breast cancer and sentinel node metastasis. *Can J Surg, 55*, 66–69.

Lauer, H.H. (1971). *Geschichtliches zur Koronarsklerose*. Konstanz: BYK Gulden.

Laurant, M., van der Biezen, M., Wijers, N., Watananirun, K., Kontopantelis, E. & van Vught, A.J. (2018). Nurses as substitutes for doctors in primary care. *Cochrane Database Syst Rev, 7*, CD001271

Lauterbach, K. (2022). Wir haben wichtige Reformen des Gesundheitssystems vor uns. Deutscher Bundestag 08.08.2022. https://www.bundesgesundheitsministerium.de/presse/reden/rede/lauterbach-wir-haben-wichtige-reformen-des-gesundheitssystems-vor-uns.html (22.11.2022).

Lee, M., Khan, M.M. & Wright, B. (2017). Is Childhood Socioeconomic Status Related to Coronary Heart Disease? Evidence From the Health and Retirement Study (1992–2012). *Gerontol Geriatr Med, 3: 1–9*

Légaré, F., Moumjid-Ferdjaoui, N., Drolet, R., Stacey, D., Härter, M., Bastian, H., Beaulieu, M.D., Borduas, F., Charles, C., Coulter, A., Desroches, S., Friedrich, G., Gafni, A., Graham, I.D., Labrecque, M., LeBlanc, A., Légaré, J., Politi, M., Sargeant, J. & Thomson, R. (2013). Core Competencies for Shared Decision Making Training Programs: Insights From an International, Interdisciplinary Working Group. *J Contin Educ Health Prof, 33*, 267–273.

Leighton, L.S. (2017). The Story of the »Cardiac Chair« and the Resistance to Its Use in Patients With Acute Myocardial Infarction, 1950–1961. *Am J Cardiol, 120*(9), 674–1680.

Leitlinie Peri- und Postmenopause – Diagnostik und Interventionen (2018.). https://

www.awmf.org/uploads/tx_szleitlinien/015-062l_S3_HT_Peri-Postmenopause-Diagnostik-Interventionen_2021-01.pdf (22.11.2022).

Lembcke, P.A. (1952). Measuring the quality of medical care through vital statistics based on hospital service areas. I. Comparative study of appendectomy rates. *Am J Public Health Nations Health, 42*, 276–286.

Lempp, H., Scott, D. & Kingsley, G. (2006). The Personal Impact of rheumatoid arthritis on patients' identity: a qualitative study. *Chronic Illness, 2*, 109–120.

Lenzen-Schulte, M. (2018a). Beckenbodenschäden: Besser als bisher über Risiken vaginaler Geburten aufklären. *Dtsch Arztebl, 115*, A2062–2068.

Lenzen-Schulte, M. (2018b). Kranke Lunge, schwächelnder IQ. *Dtsch Arztebl, 115*, A648–650.

Lenzen-Schulte, M. (2019a). Absehbar längere Intervalle. *Dtsch Arztebl, 116*, A84–A87.

Lenzen-Schulte, M. (2019b). Die Sectiorate zu senken ist schwierig. *Dtsch Arztebl, 116*, A1063–A1064.

Lenzen-Schulte, M. (2021). Sinkende Sectiorate fordert Tribut. *Dtsch Arztebl, 118*, A2337.

Lenzen-Schulte, M. (2022). *Untenrum offen. Der Beckenboden nach der Geburt. Verharmlost – Ignoriert – Tabuisiert*. Hamburg: Eden Books.

Lenzen-Schulte, M. & Grunert, D. (2018). Lahme Abwehr scharf machen. *Dtsch Arztebl, 115*, A1736–1738.

Leitlinienprogramm Onkologie (Deutsche Krebsgesellschaft, Deutsche Krebshilfe, AWMF) (2019). S3-Leitlinie Diagnostik, Therapie und Nachsorge der Keimzelltumoren des Hodens, Langversion 1.0, 2019, AWMF-Registernummer: 043/049OL. https://www.leitlinienprogramm-onkologie.de/leitlinien/hodentumoren/ (22.11.2022).

Lerner, B.H. (1997). From careless consumptives to recalcitrant patients: The historical construction of noncompliance. *Social Sci Med, 45*, 1423–1431.

Levine, S.A. & Lown, B. (1952). »Armchair« treatment of acute coronary thrombosis. *J Am Med Assoc, 148*, 1365–1369.

Li, Y., Sun, H., Yan, Y., Sun, T., Wang, S. & Ma, H. (2018). Long-Term Survival Rates of Patients with Stage III–IV Hodgkin Lymphoma According to Age, Sex, Race, and Socioeconomic Status, 1984–2013. *Oncologist, 23*, 1328–1336.

Lichtwark-Aschoff, M. (2021). *Robert Kochs Affe. Der grandiose Irrtum des berühmten Seuchenarztes*. Stuttgart: Hirzel.

Lieb, K., Klemperer, D., Kölbel, R. & Ludwig, W.D. (Hrsg.). (2018). *Interessenkonflikte, Korruption und Compliance im Gesundheitswesen*. Berlin: Medizinisch Wissenschaftliche Verlagsgesellschaft.

Lind, J. (1753). *A treatise of the scurvy. In three parts. Containing an inquiry into the nature, causes and cure, of that disease. Together with a critical and chronological view of what has been published on the subject*. Edinburgh: Printed by Sands, Murray and Cochran for A. Kincaid and A. Donaldson.

Link, K.P. (1959). The discovery of dicumarol and its sequels. *Circulation, 19*, 97–107.

Livingstone, S.J., Levin, D., Looker, H., Lindsay, R.S., Wild, S.H., Joss, N., Leese, G., Leslie, P., McCrimmon, R.J., Metcalfe, W., McKnight, J.A., Morris, A.D., Pearson, D.W., Petrie, J.R., Philip, S., Sattar, N.A., Traynor, J.P. & Colhoun, H.M. (2015). Estimated Life Expectancy in a Scottish Cohort With Type 1 Diabetes, 2008–2010. *JAMA, 313*, 37–44.

Lirici, M.M. & Hüscher, C.G. (2016). Techniques and technology evolution of rectal cancer surgery: a history of more than a hundred years. *Minim Invasive Ther Allied Technol, 25*(5), 226–233.

Loeffler, F. (1884). Untersuchung über die Bedeutung der Mikroorganismen für die Entstehung der Diphtherie beim Menschen, bei der Taube und beim Kalbe. *Mittheilungen aus dem Kaiserlichen Gesundheitsamte, 2*, 424.

Lopes-Júnior, L.C., Bomfim, E., Olson, K., Neves, E.T., Silveira, D.S.C., Nunes, M.D.R., Nascimento, L.C., Pereira-da-Silva, G. & Lima, R.A.G. (2020). Effectiveness of hospital clowns for symptom management in paediatrics: systematic review of randomised and non-randomised controlled trials. *BMJ, 371*, m4290.

Lorig, K., Lubeck, D., Kraines, R.G., Seleznick, M. & Holman, H.R. (1985). Outcomes of self-help education for patients with arthritis. *Arthritis Rheum, 28*, 680–685.

Louwen, F. (2015). DGGG-Vorstandsbeschluss aus Anlass der Diskussion um Hans Hinselmann. *Frauenarzt, 56*, 300–303.

Lundt, S. (Hrsg.). (1981). *Rebellion gegen das Valiumzeitalter. Überlegungen zur Gesundheitsbewegung*. Berlin: Verlagsgesellschaft Gesundheit.

Lurie, S. (2005). The changing motivs of cesaerean section: From the ancient world to the twenty-first century. *Arch Gynecol Obstet, 271*, 281–285.

Lurie, S. & Glezermann, M. (2003). The history of cesarean technique. *Am J Obstet Gynecol, 189*, 1803–1806.

Maggioni, A.P., Franzosi, M.G., Farina, M.L., Santoro, E., Celani, M.G., Ricci, S. & Tognoni, G. (1991). Cerebrovascular events after myocardial infarction: analysis of the GISSI trial. Gruppo Italiano per lo Studio della Streptochinasi nell'Infarto Miocardico (GISSI). *BMJ, 302*, 1428–1431.

Mandel, J.S., Bond, J.H., Church, T.R., Snover, D.C., Bradley, G.M., Schuman, L.M. & Ederer, F. (1993). Reducing mortality from colorectal cancer by screening for fecal occult blood. Minnesota Colon Cancer Control Study. *N Engl J Med, 328*, 1365–1371.

Mankad, P. & Kalahasty, G. (2019). Antiarrhythmic Drugs: Risks and Benefits. *Med Clin North Am, 103*, 821–834.

Mann, T. (1924). *Der Zauberberg*. Berlin: Fischer.

Mannucci, P.M., Nobili, A. & Pasina, L.; REPOSI Investigators (2018). Polypharmacy in older people: lessons from 10 years of experience with the REPOSI register. *Intern Emerg Med, 13*, 1191–1200.

Marcovich, M., de Jong, T.M. (1999). *Frühgeborene – zu klein zum Leben? Die Methode Marina Marcovich*. Frankfurt a.M.: Fischer.

Markovic, S.N., Erickson, L.A., Flotte, T.J., Kottschade, L.A., McWilliams, R.R., Jakub, J.W., Farley, D.R., Tran, N.V., Schild, S.E., Olivier, K.R., Vuk-Pavlovic, S., Sekulic, A., Weenig, R.H., Pulido, J.S., Quevedo, J.F., Vile, R.G., Wiseman, G.A., Stoian, I. & Pittelkow, M.R.; Melanoma Study Group of the Mayo Clinic Cancer Center (2009). Metastatic malignant melanoma. *G Ital Dermatol Venereol, 144*, 1–26.

Marcovitch, H. (2012). Editors' conflicting interests remain in the shadows. *BMJ*. http://dx.doi.org/10.1136/medethics-2012-100721 (22.11.2022).

Marmot, M. (2001). Sustainable development and the social gradient in coronary heart disease. *Eur Heart J, 22*, 740–750.

Martens, E. & Demain, A.L. (2017). The antibiotic resistance crisis, with a focus on the United States. *J Antibiot (Tokyo), 70*, 520–526.

Masur, H., Michelis, M.A., Greene, J.B., Onorato, I., Stouwe, R.A., Holzman, R.S., Wormser, G., Brettman, L., Lange, M., Murray, H.W. & Cunningham-Rundles, S. (1981).

An outbreak of community-acquired Pneumocystis carinii pneumonia: initial manifestation of cellular immune dysfunction. *N Engl J Med, 305*, 1431–1438.

Matthiesen, P. F. (Hrsg.). (2010). *Patientenorientierung und Professionalität.* Bad Homburg: Verlag für Akademische Schriften.

McDonald, W. I. (1999). Physicians, subsequence and consequence. *J Neurol Neurosurg Psychiatry, 67*, 282–289.

McKeown, T. (1976a). *The Modern Rise of Population.* London, UK: Edward Arnold.

McKeown, T. (1976b). *The Role of Medicine: Dream, Mirage or Nemesis?* Princeton: Princeton University Press.

McPherson, K. M., Brander, P., Taylor, W. J. & McNaughton, H. K. (2001). Living with arthritis – what is important? *DisabilRehabil, 23*, 706–721.

Medical Research Council (1948). Streptomycin treatment of pulmonary tuberculosis: a Medical Research Council investigation. *BMJ, 2*, 769–782.

Mehta, L. S., Beckie, T. M., DeVon, H. A., Grines, C. L., Krumholz, H. M., Johnson, M. N., Lindley, K. J., Vaccarino, V., Wang, T. Y., Watson, K. E., Wenger, N. K.; American Heart Association Cardiovascular Disease in Women and Special Populations Committee of the Council on Clinical Cardiology, Council on Epidemiology and Prevention, Council on Cardiovascular and Stroke Nursing, and Council on Quality of Care and Outcomes Research. (2016). Acute Myocardial Infarction in Women: A Scientific Statement From the American Heart Association. *Circulation, 133*, 916–947.

Mensah, G. A., Wei, G. S., Sorlie, P. D., Fine, L. J., Rosenberg, Y., Kaufmann, P. G., Mussolino, M. E., Hsu, L. L., Addou, E., Engelgau, M. M. & Gordon, D. (2017). Decline in Cardiovascular Mortality: Possible Causes and Implications. *Circ Res, 120*, 366–380.

Mertens, L. (2003). Nur »zweite Wahl« oder Die Berufung Adolf Butenandts zum Direktor des KWI für Biochemie. *Bericht zur Wissenschaftsgeschichte, 26*, 213–222.

Messerle, R., Schreyögg, J. & Gerlach, F. M. (2021) Patientenorientierte Notfallsteuerung. In J. Klauber, J. Wasem, A. Beivers & C. Mostert (Hrsg.), *Krankenhaus-Report 2021*. Berlin, Heidelberg: Springer. https://doi.org/10.1007/978-3-662-62708-2_3

Meyer, E. A. (2016). Syphilis. Die Geschichte der Franzosenkrankheit. *Der Allgemeinarzt, 38*, 112–114.

Meyers, H. P., Bracey, A., Lee, D., Lichtenheld, A., Li, W. J., Singer, D. D., Kane, J. A., Dodd, K. W., Meyers, K. E., Thode, H. C., Shroff, G. R., Singer, A. J. & Smith, S. W. (2021). Comparison of the ST-Elevation Myocardial Infarction (STEMI) vs. NSTEMI and Occlusion MI (OMI) vs. NOMI Paradigms of Acute MI. *J Emerg Med, 60*, 273–284.

Michard, F. (2016). Hemodynamic monitoring in the era of digital health. *Ann Intensive Care, 6*, 15.

Miller, H., Newell, D. J., Ridley, A. (1961a). Multiple sclerosis. Trials of maintenance treatment with prednisolone and soluble aspirin. *Lancet, 277*, 127–129.

Miller, H., Newell, D. J. & Ridley, A. (1961b). Multiple sclerosis. Treatment of acute exacerbations with corticotrophin (A. C. T. H.). *Lancet, 278*, 1120–1122.

Miller, L. V. & Goldstein, J. (1972). More efficient care of diabetic patient in a count-hospital setting. *NEJM, 286*, 1388–1391.

Miller, R. G., Secrest, A. M., Sharma, R. K., Songer, T. J. & Orchard, T. J. (2012). Improvements in the life expectancy of type 1 diabetes: the Pittsburgh Epidemiology of Diabetes Complications study cohort. *Diabetes, 61*, 2987–2992.

Mohr, F.W., Morice, M.C., Kappetein, A.P., Feldman, T.E., Ståhle, E., Colombo, A., Mack, M.J., Holmes, D.R.Jr., Morel, M.A., Van Dyck, N., Houle, V.M., Dawkins, K.D. & Serruys, P.W. (2013). Coronary artery bypass graft surgery versus percutaneous coronary intervention in patients with three-vessel disease and left main coronary disease: 5-year follow-up of the randomised, clinical SYNTAX trial. *Lancet, 381*, 629–638.

Mohr, J.P., Caplan, L.R., Melski, J.W., Goldstein, R.J., Duncan, G.W., Kistler, J.P., Pessin, M.S. & Bleich, H.L. (1978). The Harvard Cooperative Stroke Registry: a prospective registry. *Neurology, 28*, 754–762.

Moncrieff, J. (2016). Limits to Medicine: re-visiting Ivan Illich. https://joannamoncrieff.com/2016/04/18/limits-to-medicine-re-visiting-ivan-illich/ (22.11.2022).

Moncrieff, J., Wessely, S. & Hardy, R. (1998). Meta-analysis of trials comparing antidepressants with active placebos. *Br Psychiat, 172*(3), 227–231.

Moningi, S., Patki, A., Padhy, N. & Ramachandran, G. (2019). Enhanced recovery after surgery: An anesthesiologist's perspective. *J Anaesthesiol Clin Pharmacol, 35* (Suppl. 1), S5–S13.

Monto, A.S. (1999). Francis Field Trial of Inactivated Poliomyelitis Vaccine: Background and Lessons for Today. *Epidemiological Reviews, 21*, 7–23.

Moo, T.A., Sanford, R., Dang, C. & Morrow, M. (2018). Overview of Breast Cancer Therapy. *PET Clin, 13*, 339–354.

Moore, J.E., Mahoney, J.F., Schwartz, W., Sternberg, T. & Wood, W.B. (1944). The Treatment of Early Syphilis With Penicillin: A Preliminary Report of 1.418 Cases. *JAMA, 126*, 62–72.

Morgen, S. (2002). *Into our own hands. The Women's Health Movement in the United States, 1969–1990*. New Brunswick: Rugers University Press.

Morgenroth, J. & Levy, R. (1911). Chemotherapie der Pneumokokkeninfektion. *Berliner Klinische Wochenschrift, 48*, 1979–1983.

Moseley, J.B., O'Malley, K., Petersen, N.J., Menke, T.J., Brody, B.A., Kuykendall, D.H., Hollingsworth, J.C., Ashton, C.M. & Wray, N.P. (2002). A controlled trial of arthroscopic surgery for osteoarthritis of the knee. *N Engl J Med, 347*, 81–88.

Moynihan, P. (1999). Deinstitutionalization Failed. https://mentalillnesspolicy.org/media/eft/deinstitutionalization-deadly-moynihan-torrey.html (22.11.2022).

Mozaffarian, D., Benjamin, E.J., Go, A.S., Arnett, D.K., Blaha, M.J., Cushman, M., de Ferranti, S., Després, J.P., Fullerton, H.J., Howard, V.J., Huffman, M.D., Judd, S.E., Kissela, B.M., Lackland, D.T., Lichtman, J.H., Lisabeth, L.D., Liu, S., Mackey, R.H., Matchar, D.B., McGuire, D.K., Mohler, E.R. 3rd, Moy, C.S., Muntner, P., Mussolino, M.E., Nasir, K., Neumar, R.W., Nichol, G., Palaniappan, L., Pandey, D.K., Reeves, M.J., Rodriguez, C.J., Sorlie, P.D., Stein, J., Towfighi, A., Turan, T.N., Virani, S.S., Willey, J.Z., Woo, D., Yeh, R.W. & Turner, M.B.; American Heart Association Statistics Committee and Stroke Statistics Subcommittee (2015). Heart disease and stroke statistics – 2015 update: a report from the American Heart Association. *Circulation, 131*, e29–322.

Mu, J., Furlan, A.D., Lam, W.Y., Hsu, M.Y., Ning, Z. & Lao, L. (2020). Acupuncture for chronic nonspecific low back pain. *Cochrane Database System Rev,* (12), CD013814.

Mühlhause, I., Jörgens, V., Berger, M., Graninger, W., Gürtler, W., Hornke, I., Kunz, A., Schernthaner, G., Scholz, V. & Voss, H.E. (1983). Bicentic evaluation of a teaching and training programme for Type 1 (insulin dependant) diabetic patient: im-

provement of metabolic control and other measures of diabetes care for up to 22 months. *Diabetologia, 25*, 470–476.
Müller, R. & Rothgang, H. (2014). Bedarfs- und Angebotsanalyse und -prognose über Ausbildungsplätze in der Altenpflegeausbildung. Gutachten im Auftrag der Senatorin für Soziales, Kinder, Jugend und Frauen in Bremen. Bremen: Universität Bremen, Zentrum für Sozialpolitik (ZeS).
Münche, R. & Biel, S. S. (1998). Expedition, Experiment und Expertise im Spiegel des Nachlasses von Robert Koch. *Sudhoffs Archiv, 82*(1), 1–27.
Münsteraner Kreis (2022). Wissenschaftsorientierte Medizin. http://muensteraner-kreis.de/wp-content/uploads/2022/03/Muensteraner-Memorandum-Wissenschafts orientierte-Medizin.pdf (22.11.2022).
Muir Gray, J. A. (1996). *Evidence-based Healthcare*. London: Churchill Livingstone.
Munir, H., Fromowitz, J. & Goldfarb, M. (2020). Early mobilization post-myocardial infarction: A scoping review. *PLoS One, 15*(8), e0237866.
Murray, T. J. (2009). The history of multiple sclerosis: the changing frame of the disease over the centuries. *J Neurol Sci, 277*(Suppl. 1), S3–8.
Mylonas, I. & Friese, K. (2015). Indications for and Risks of Elective Cesarean Section. *Dtsch Arztebl Int, 112*, 489–495.
Nakayama, D. K. (2018). Antisepsis and Asepsis and How They Shaped Modern Surgery. *Am Surg, 84*, 766–771.
Nardin, S., Mora, E., Varughese, F. M., D'Avanzo, F., Vachanaram, A. R., Rossi, V., Saggia, C., Rubinelli, S. & Gennari, A. (2020). Breast Cancer Survivorship, Quality of Life, and Late Toxicities. *Front Oncol, 10*, 864.
Narod, S. A., Giannakeas, V. & Sopik, V. (2018). Time to death in breast cancer patients as an indicator of treatment response. *Breast Cancer Res Treat, 172*, 659–669.
National Cancer Institute (o. J.). Cancer Stat Facts: Colorectal Cancer. https://seer.cancer.gov/statfacts/html/colorect.html (22.11.2022).
National Cancer Institute (2014). The ›Accidental‹ Cure – Platinum-based Treatment for Cancer: The Discovery of Cisplatin. https://www.cancer.gov/research/progress/discovery/cisplatin (22.11.2022).
National Center for Complementary and Alternative Medicine (2019). Complementary and Alternative Medicine in the United States. https://www.ncbi.nlm.nih.gov/books/NBK83804/ (22.11.2022).
National Institute for Health and Clinical Excellence (NICE) (2022). Caesarean birth. https://www.nice.org.uk/guidance/ng192/chapter/Recommendations-for-re search (22.11.2022).
Nationales Kompetenzzentrum Shared Decision Making (o. J.). https://www.uksh.de/sdm/ (22.11.2022).
Nawarskas, J. J. & Osborn, L. A. (2005). Paclitaxel-eluting stents in coronary artery disease. *Am J Health Syst Pharm, 62*, 2241–2251.
Nelson, J. (2015). *More Than Medicine. A History of the Feminist Women's Health Movement*. New York: New York University Press.
Nerdygaga (2019). Weird Medical Animal Organs. http://www.nerdygaga.com/weird-medicinal-animal-organs/ (22.11.2022).
Neurologen und Psychiater im Netz (o. J.). Prognose und Verlauf bei Schlaganfall. https://www.neurologen-und-psychiater-im-netz.org/neurologie/erkrankungen/schlaganfall/prognose-und-verlauf/ (22.11.2022).

Neuwirth, M. M., Marche, B., Kugler, C., Bures, D., Sauerland, D., Herbrandt, S., Ligges, U., Mattner, F. & Otchwemah, R. (2021). Evidence of the medical and economic benefits of implementing hygiene measures by a prevention link physician in trauma surgery: Study protocol for a biphasic multicenter prospective interventional pre-post cohort study using a structured intervention bundle development and tools of behavior change management. *Contemp Clin Trials Commun, 23*, 100815.

Newnham, J. P., White, S. W., Lee, H. S., Arrese, C. A., Watts, J. C., Pedretti, M. K., Dickinson, J. E. & Doherty, D. A. (2020). The elements of success in a comprehensive state-wide program to safely reduce the rate of preterm birth. *PLoS One, 15*, e0234033.

Ng, A. K., Bernardo, M. V., Weller, E., Backstrand, K., Silver, B., Marcus, K. C., Tarbell, N. J., Stevenson, M. A., Friedberg, J. W. & Mauch, P. M. (2002). Second malignancy after Hodgkin disease treated with radiation therapy with or without chemotherapy: long-term risks and risk factors. *Blood, 100*, 1989–1996.

Nichols, C. R., Roth, B., Albers, P., Einhorn, L. H., Foster, R., Daneshmand, S., Jewett, M., Warde, P., Sweeney, C. J., Beard, C., Powles, T., Tyldesley, S., So, A., Porter, C., Olgac, S., Fizazi, K., Hayes-Lattin, B., Grimison, P., Toner, G., Cathomas, R., Bokemeyer, C. & Kollmannsberger, C. (2013). Active surveillance is the preferred approach to clinical stage I testicular cancer. *J Clin Oncol, 31*(28), 3490–3493.

Nichols, F. H. (2000). History of Women's Health Movement in the 20th century. *J Obstet Gynecol Neonatal Nurs, 29*, 55–64.

Nimptsch, U. & Mansky, T. (2017). Hospital volume and mortality for 25 types of inpatient treatment in German hospitals: observational study using complete national data from 2009 to 2014. *BMJ Open, 7*(9), e016184.

Nimptsch, U. & Mansky, T. (2018). Volume-Outcome-Zusammenhänge in Deutschland. In F. Dormann, J. Klauber & R. Kuhlen (Hrsg.), Qualitätsmonitor 2018 (S. 55–70). Berlin: MWV.

Nissen, N. (2011). Challenging perspectives: women, complementary and alternative medicine, and social change. *Interface: a journal for and about social movements, 3*, 187–212.

North American Symptomatic Carotid Endarterectomy Trial Collaborators, Barnett, H..J. M., Taylor, D. W., Haynes, R. B., Sackett, D. L., Peerless, S. J., Ferguson, G. G., Fox, A. J., Rankin, R. N., Hachinski, V. C., Wiebers, D. O. & Eliasziw, M. (1991). Beneficial effect of carotid endarterectomy in symptomatic patients with high-grade carotid stenosis. *N Engl J Med, 325*, 445–453.

Nothacker, M., Busse, R., Elsner, P., Fölsch, U. R., Gogol, M., Jungehülsing, G. J., Kopp, I., Marckmann, G., Maschmann, J., Meyer, H. J., Miller, K., Wagner, W., Wienke, A., Zimmer, K. P. & Kreienberg, R. (2019). Medizin und Ökonomie: Maßnahmen für eine wissenschaftlich begründete, patientenzentrierte und ressourcenbewusste Versorgung. Ein Strategiepapier der Arbeitsgemeinschaft der Wissenschaftlichen Medizinischen Fachgesellschaften (AWMF) [Medicine and Economy: Measures for a Science Based, Patient-Centred and Resource Conscious Care. The Association of Scientific Medical Societies' (AWMF) Strategy Paper]. *Dtsch Med Wochenschr, 144*, 990–996. https://doi.org/10.1055/a-0891-3940

Novo Nordisk (o. J.). Zugang und Bezahlbarkeit 2022. https://www.novonordisk.de/sustainable-business/access-and-affordability.html (22.11.2022).

Oehmke, F., Lauer, T., Baecker, J., Mader, S., Soydan, N., Born, T., Brumhard, M., Dettmeyer, R., Staszewski, S., Heinemann, T., Kilian, U., Sarikaya, Y., Kress, H., Tinneberg, H. R.,

Bilgin, Y., Zimmer, K.P. & Ehrhardt, H. (2019). Ethical, Legal, and Religious Aspects at the Border of Viability. *Front Pediatr*, *7*, 175.

Offenstadt, G., Pinta, P., Hericord, P., Jagueux, M., Jean, F., Amstutz, P., Valade, S. & Lesavre, P. (1983). Multiple opportunistic infection due to AIDS in a previously healthy black woman from Zaire. *N Engl J Med, 308*, 775.

Office of Technology Assessment (OTQ). (1978). Assessing the Efficacy and Safety of Medical Technologies. http://ota.fas.org/reports/7805.pdf (22.11.2022).

O'Flaherty, M., Huffman, M.D. & Capewell, S. (2015). Declining trends in acute myocardial infarction attack and mortality rates, celebrating progress and ensuring future success. *Heart, 101*, 1353–1354.

Olsen, J.S. (2002). *Bathsheba's Breast: Women, Cancer, and History*. Baltimore, Maryland: Johns Hopkins University Press.

O'Mahoney, S. (2016). Medical Nemesis 40 years on: the enduring legacy of Ivan Illich. *J R Coll Physicians Edinb, 46*, 134–139.

Omar, W.A. & Kumbhani, D.J. (2019). The Current Literature on Bioabsorbable Stents: a Review. *Curr Atheroscler Rep, 21*, 54.

Orefice, R., Smythe, J., Doherty, D.A. & Lim, B. (2021). Preventing early births in a regional tertiary maternity unit: Evaluating preterm and early term birth rates before and after implementation of the Preterm Birth Prevention Initiative in the Australian Capital Territory. *Aust N Z J Obstet Gynaecol, 61*, 693–699.

Ortho Eins (o.J.). Gelenkspülung/Lavage. https://www.orthopaede-berlin.com/de/gelenkspuelung-berlin (22.11.2022).

Ozcan Cetin, E.H., Ozeke, O., Ilkay, E., Aras, D., Topaloglu, S., Golbasi, Z., Aydogdu, S. & Ozer, C. (2018). Palliative treatment of coronary »atherosclerotic cancer« by drug-eluting or bare-metal stents: From oculo-stenotic reflex period to age of precision medicine. *Indian Heart J, 70*, 191–193

Packy L.M. & Gross, D. (2019). Between Cardiology and Urology: Werner Forssmann's Double Career. *Urol Int, 103*, 1–7.

Parascandola, J. (2001). John Mahoney and the Introduction of Penicillin to Treat Syphilis. *PharmHist, 43*, 3–13.

Parkinson, J. & Bedford, E. (1928). Cardiac infarction and coronary thrombosis. *Lancet, 211* 4–11.

Paul-Ehrlich-Institut (2022). Sicherheit von COVID-19-Impfstoffen. https://www.pei.de/DE/newsroom/dossier/coronavirus/arzneimittelsicherheit.html (22.11.2022).

Payne, L.M. (1967). »Guérir quelquefois, Soulanger souvent, Consoler toujours«. *BMJ, 4*, 47–48.

Perrin, J.M. (2020). Detailing the Primary Care Imperative – Remembering Barbara Starfield. *Milbank Q, 98*, 235–238.

Pfizer (2015). Pfizer Global Survey Finds Adults with Rheumatoid Arthritis Who Feel Comfortable Speaking Up About Their Concerns Have a More Positive View of Their Health. http://www.pfizer.com/news/press-release/press-release-detail/pfizer_global_survey_finds_adults_with_rheumatoid_arthritis_who_feel_comfortable_speaking_up_about_their_concerns_have_a_more_positive_view_of_their_health (22.11.2022).

Philip, A.G. (2005). The evolution of neonatology. *Pediatr Res, 58*, 799–815.

Pichlmayr, R. & Coburg, A.J. (1981). Appendizitis. In G. Heberer & L. Schweiberer (Hrsg.), Indikation zur Operation (S. 539–545). Berlin: Springer 1983.

Pichlmayr, R., Coburg, A.J. & Wiegrefe, K. (1974). Die Appendizitis. *Dtsch Arztebl, 71*, 1901–1906.

Pilny, A. & Rösel, F. (2021). Personalfluktuation in deutschen Krankenhäusern: Jeder sechste Mitarbeiter wechselt den Job. In: J. Klauber, J. Wasem, A. Beivers & C. Mostert (Hrsg.), *Krankenhaus-Report 2021* (S. 2–15). Berlin, Heidelberg: Springer.

Pichlmayr, R., Wiegrefe, K. & Corburg, A.J. (1973). Indikationsprobleme der Appendicitis (Kritische Betrachtiung der Statistik). *Langenbecks Arch Chir, 334*, 859–866.

Pinnock, H., Parke, H.L., Panagioti, M., Daines, L., Pearce, G., Epiphaniou, E., Bower, P., Sheikh, A., Griffiths, C.J. & Taylor, S.J.C. (2017). *Systematic meta-review of supported self-management for asthma: a healthcare perspective. BMC Medicine, 15*, 64.

Pittock, S.J., Mayr, W.T., McClelland, R.L., Jorgensen, N.W., Weigand, S.D., Noseworthy, J.H., Weinshenker, B.G. & Rodriguez, M. (2004). Change in MS-related disability in a population-based cohort: a 10-year follow-up study. *Neurology, 62*, 51–59.

Pleym, H., Spigset, O., Kharasch, E.D. & Dale, O. (2003). Gender differences in drug effects: implications for anesthesiologists. *Acta Anaesthesiol Scand, 47*, 241–259.

Pösl, N.F. (2020). *Von Homöopathie und Handauflegen zur Hassideologie? Zum Verhältnis von alternativen Heilmethoden zu Verschwörungstheorien, Esoterik und rechten Ideologien*. Hamburg: Diplomica Verlag.

Polin, R.A. & Carlo, W.A.; Committee on Fetus and Newborn; American Academy of Pediatrics (2014). Surfactant replacement therapy for preterm and term neonates with respiratory distress. *Pediatrics, 133*, 156–163.

Polio Initiative Europa (2018). Schluckimpfung ist süß, Kinderlähmung ist grausam und Post-Polio-Syndrom ist bitter. https://www.polio-initiative-europa.de/medien/Newsletter_Schlucki.pdf (22.11.2022).

Porter, R. (1989). *Quacks. Fakers & Charlatans in English Medicine*. Gloustershire: Tempus Publishing.

Porter, R. (2000). *Die Kunst des Heilens. Eine medizinische Geschichte der Menschheit von der Antike bis heute*. Heidelberg: Spektrum.

Pratt, R.J., Pellowe, C., Loveday, H.P., McDougall, C., Mulhall, A., Privett, S., Smales, C., Taylor, L., Weller, B., Wilcox, M. (2001). The EPIC project: developing national evidence-based guidelines for preventing healthcare associated infections. *J Hosp Infection, 47* (Suppl.), S. 3–82.

Prentice, C. (o.J.). Miracle at Coney Island. https://claireprentice.org/martin-couney/ (22.11.2022).

Pringle, P. (2012). *Experiment Eleven: Dark Secrets Behind the Discovery of a Wonder*. New York: Walker & Company.

Psychiatrienetz (2022a). Sozialpsychiatrie und Gemeindepsychiatrie. https://www.psychiatrie.de/psychiatriegeschichte/sozialpsychiatrie-und-gemeindepsychiatrie.html (22.11.2022).

Psychiatrienetz (2022b). Psychopharmaka. https://www.psychiatrie.de/psychopharmaka.html (22.1.2022).

Pui, C.H., Yang, J.J., Hunger, S.P., Pieters, R., Schrappe, M., Biondi, A., Vora, A., Baruchel, A., Silverman, L.B., Schmiegelow, K., Escherich, G., Horibe, K., Benoit, Y.C., Izraeli, S., Yeoh, A.E., Liang, D.C., Downing, J.R., Evans, W.E., Relling, M.V. & Mullighan, C.G. (2015). Childhood Acute Lymphoblastic Leukemia: Progress Through Collaboration. *J Clin Oncol, 33*, 2938–2948.

Pulte, D., Jansen, L. & Brenner, H. (2020). Changes in long term survival after diagnosis

with common hematologic malignancies in the early 21st century. *Blood Cancer J, 10*, 56.
Rabinerson, D., Ashwal, E., Gabbay-Benziv, R. (2014). Cesarean section through history. *Harefuah, 153*, 667–670.
Rahn, A.C., Solari, A., Beckerman, H., Nicholas, R., Wilkie, D. & Heesen, C., Giordano, A.; Rehabilitation in Multiple Sclerosis (RIMS) Special Interest Group on Patient Autonomy (2020). »I Will Respect the Autonomy of My Patient«: A Scoping Review of Shared Decision Making in Multiple Sclerosis. *Int J MS Care, 22*, 285–293.
Rand Corporation (2020). Insulin Prices Are Dramatically Higher in the United States Than in Other Countries. https://www.rand.org/news/press/2020/10/06.html (22.11.2022).
Randow, T. (1981, 9. August). »Was Du hier spinnst, will keener hören«. *Die Zeit*.
Rashkind, W.J., Wagner, H.R. & Tait, M.A. (1986). Historical aspects of interventional cardiology: past, present and future. *Tex Heart Inst J, 13*, 363–367.
Redaelli, A., Laskin, B.L., Stephens, J.M., Botteman, M.F. & Pashos, C.L. (2005). A systematic literature review of the clinical and epidemiological burden of acute lymphoblastic leukaemia (ALL). *Eur J Cancer Care, 14*, 53–62.
Reed, L.S. (1932). *The healing cults*. Chicago: University of Chicago Press.
Reichardt, S. (2014). *Authentizität und Gemeinschaft. Linksalternatives Leben in den siebziger und frühen achtziger Jahren*. Berlin: Suhrkamp.
Reijneveld, S.A., Hornman, J., Boelema, S.R. & de Winter, A.F. (2021). Stability of Executive Functioning of Moderately-Late Preterm and Full-Term Born Children at Ages 11 and 19: The TRAILS Cohort Study. *Int J Environ Res Public Health, 18*, 4161.
Relman, A.S. (1980). The New Medical-Industrial Complex. *NEJM, 303*, 963–970.
Rey, E.S. & Martinez, H.G. (1983). »Manejo racional del niño prematuro.« Universidad Nacional, Curso de Medicina Fetal, Bogotá, Universidad Nacional.
Reyes-Marcelino, G., Tabbakh, T., Espinoza, D., Sinclair, C., Kang, Y.J., McLoughlin, K., Caruana, M., Fernández-Peñas, P., Guitera, P., Aitken, J.F., Canfell, K., Dobbinson, S. & Cust, A.E. (2021). Prevalence of skin examination behaviours among Australians over time. *Cancer Epidemiol 70*, 101874. https://doi.org/10.1016/j.canep.2020.101874
Richards, T., Coulter, A. & Wicks, P. (2015). Time to deliver patient centred care. *BMJ, 350*, h530. https://doi.org/10.1136/bmj.h530
Rief, W., Shedden-Mora, M.C., Laferton, J.A.C., Auer, C., Petrie, K.J., Salzmann, S., Schedlowski, M. & Moosdorf, R. (2017). Preoperative optimization of patient expectations improves long-term outcome in heart surgery patients: results of the randomized controlled PSY-HEART trial. *BMC Med, 15*, 4.
Robert Koch Institut (2018). Robert Koch: Der Mitbegründer der Mikrobiologie. https://www.rki.de/DE/Content/Institut/Geschichte/Robert_Koch.html (22.11.2022).
Robert Koch Institut (2019). Neue Schätzung zur Krankheitslast durch Krankenhaus-Infektionen. https://www.rki.de/DE/Content/Service/Presse/Pressemitteilungen/2019/14_2019.html (22.11.2022).
Robra, B.P. (2020). Manfred Pflanz (1923–1980), Versorgungsforscher – sein früher Beitrag zur Versorgungsepidemiologie der Appendektomie. *Das Gesundheitswesen, 82*, 607–613.
Robra, P.B. & Brecht, J.G. (1983). Dralle, H. Appendizitis-Mortalität in der Bundesrepublik Deutschland 1952–1979. *DMW, 108*, 485–489.

Rochell, B. & Weiser, F. (2012). Bonusregelungen in Chefarztverträgen: Ärztliche Unabhängigkeit in Gefahr. *Dtsch Arztebl, 109*, A-2450.

Rönnberg, K., Lind, B., Zoëga, B., Halldin, K., Gellerstedt, M. & Brisby, H. (1976). Patients' satisfaction with provided care/information and expectations on clinical outcome after lumbar disc herniation surgery. *Spine, 32*, 256–261.

Romanis, E.C. (2019). Why the Elective Caesarean Lottery is Ethically Impermissible. *Health Care Anal, 27*, 249–268.

Rortveit, G., Daltveit, A.K., Hannestad, Y.S. & Hunskaar, S; Norwegian EPINCONT Study (2003). Urinary incontinence after vaginal delivery or cesarean section. *N Engl J Med, 348*, 900–907.

Rosenbaum, L. (2015). Beyond moral outrage weighing the trade-offs of COI regulation. *NEJM, 372*, 2064–2068.

Rosenberg, B., Van Camp, L. & Krigas, T. (1965). Inhibition of Cell Division in Escherichia Coli by Electrolysis Products from a Platinum Electrode. *Nature, 205*, 698–699.

Ross, C., Blau, M. & Sheridan, K. (2017). Medicine with a side of mysticism: Top hospitals promote unproven therapies. https://www.statnews.com/2017/03/07/alternative-medicine-hospitals-promote/ (22.11.2022).

Rostock, M., Naumann, J., Guethlin, C., Guenther, L., Bartsch, H.H. & Walach, H. (2011). Classical homeopathy in the treatment of cancer patients – a prospective observational study of two independent cohorts. *BMC Cancer, 11*, 19.

Roszak, T. (1968). *The Making of a Counter Culture*. University of California Press.

Rothgang, H. & Wagner, C. (2019). Quantifizierung der Personalverbesserungen in der stationären Pflege im Zusammenhang mit der Umsetzung des Zweiten Pflegestärkungsgesetzes. https://www.socium.uni-bremen.de/lib/download.php?file=e84a69ea33.pdf&filename=Abschlussbericht_Quantifizierung_der_Personalverbesserungen.pdf (22.11.2022).

Roviello, G., D'Angelo, A., Sirico, M., Pittacolo, M., Conter, F.U. & Sobhani, N. (2021). Advances in anti-BRAF therapies for lung cancer. *Invest New Drugs, 39*, 879–890. https://doi.org/10.1007/s10637-021-01068-8

Rubin, E.J. & Longo, D.L. (2020). SARS-CoV-2 Vaccination – An Ounce (Actually, Much Less) of Prevention. *NEJM, 383*(27), 2677–2678.

Rudey, E.L., Leal, M.D.C. & Rego, G. (2020). Cesarean section rates in Brazil: Trend analysis using the Robson classification system. *Medicine (Baltimore)*, 99, e19880.

Ruxin, J.N.(1994). Magic Bullet: The History of Oral Rehydration Therapy. *Med Hist, 38*, 363–397.

S3-Leitlinie Komplementärmedizin in der Onkologie (2021). https://www.leitlinienprogramm-onkologie.de/fileadmin/user_upload/Downloads/Leitlinien/Komplement%C3%A4r/Version_1/LL_Komplement%C3%A4r_Langversion_1.1.pdf (22.11.2022).

Saks, M. (2002). Medicine and the Counter Culture. In R. Cooler & J. Pickstone (Hrsg.), *Companion to Medicine in the Twentieth Century*. Abingdon: Routledge.

Saks, M. (2003). *Orthodox and Alternative Medicine. Politics, Professionalization and Health Care*. London: Sage.

Saleeby, E. (2017). Sixty years after »The Pill«, the war on contraception continues. https://www.statnews.com/2017/07/06/the-pill-contraception-aca/ (22.11.2022).

Salk, J.E., Bennett, B.L, Lewis, L.J., Ward, E.N. & Youngner, J.S. (1953). Studies in human

subjects on active immunization against poliomyelitis. 1, A preliminary report of experiments in progress. *JAMA, 151*, 1081–1098.
Salminen, P., Tuominen, R., Paajanen, H., Rautio, T., Nordström, P., Aarnio, M., Rantanen, T., Hurme, S., Mecklin, J.P., Sand, J., Virtanen, J., Jartti, A. & Grönroos, J.M. (2018). Five-Year Follow-up of Antibiotic Therapy for Uncomplicated Acute Appendicitis in the APPAC Randomized Clinical Trial. *JAMA, 320*, 1259–1265.
Salmon, W.J. (1989). *Zur Entwicklung der alternativen Medizin in den USA. Argument Sonderband 186* (S. 106–122). Berlin: Argument.
Sarmento-Leite, R., Krepsky, A.M. & Gottschall, C.A. (2001). Acute myocardial infarction. One century of history. *Arq Bras Cardiol, 77*, 593–610.
Schaefer, C. & Klemperer, D. (2020). Mit Leitlinien, Shared Decision Making und Choosing Wisely gegen Über-, Unter- und Fehlversorgung? *GGW, 20*, 23–30.
Schaeffer, D. & Kuhlmey, A. (2012). Neue Modelle für die pflegerische Versorgung alter Menschen – Herausforderungen in der ambulanten Pflege. In C. Günster, J. Klose & N. Schmacke (Hrsg.), *Versorgungsreport 2012* (S. 177–192). Stuttgart: Schattauer.
Schieder, W. (2004). Spitzenforschung und Politik. Adolf Butenandt in der Weimarer Republik und im »Dritten Reich«. In W. Schieder & A. Trunk (Hrsg.), *Adolf Butenandt und die Kaiser-Wilhelm-Gesellschaft. Wissenschaft, Industrie und Politik im ›Dritten Reich‹* (S. 23–77). Göttingen: Wallstein Verlag.
Schlenger, R.L. & Lenzen-Schulte, M. (2021). Lohn der Hartnäckigkeit – als Insulin zum Medikament wurde. *Dtsch Arztebl*, 118, 29–30.
Schlesinger, M. (2002). A loss of faith: the sources of reduced political legitimacy for the American medical profession. *Milbank Q, 80*, 185–235.
Schlich, T. (2012). Asepsis and bacteriology: a realignment of surgery and laboratory science. *Med Hist, 56*, 308–334.
Schmacke, N. (2006). Ärztemangel – viele Fragen werden noch nicht diskutiert. *GGW, 6*(3), 18–25.
Schmacke, N. (2013). Wie viele und welche Ärzte braucht das Land? *GGW, 13*(3), 7–15.
Schmacke, N. (2015a). Das Q-Fieber der Gesundheitspolitik: Über die Frage der Immunisierung. *Gesundheits- und Sozialpolitik, 69*, 21–25.
Schmacke, N. (2015b). *Der Glaube an die Globuli. Die Verheißungen der Homöopathie*. Berlin: Suhrkamp.
Schmacke, N. (2019). Pay for Performance (P4P). Bilanz einer gesundheitsökonomischen Ideologie. Ein narrativer Review. https://www.ipp.uni-bremen.de/uploads/IPP-Schriften_15.pdf (22.11.2022).
Schmacke, N. (2020a). Homöopathie: Heilslehre »ohne Substanz«. *Bundesgesundheitsbl, 63*, 541–547.
Schmacke, N. (2020b). Grenzen von Health Technology Assessment. In C. Katzenmeier (Hrsg.), Festschrift für Dieter Hart (S. 511–520). Berlin, Heidelberg: Springer. https://doi.org/10.1007/978-3-662-61665-9_30
Schmacke, N. (2022). Woher kommt Deutschlands Scheu vor Kosten-Nutzen-Bewertungen im Gesundheitswesen? *ZEFQ, 170*, 38–42. http://dx.doi.org/doi.org/10.1016/j.zefq.2022.02.003
Schmacke, N., Müller, V. & Stamer, M. (2014). What is it about homeopathy that patients value? And what can family medicine learn from this? *Qual Prim Care, 22*, 17–24.
Schmacke, N., Richter, P. & Stamer, M. (2016). *Der schwierige Weg zur Partizipation*. Bern: Hogrefe.

Schmutzler, R., Heckner, F., Körtge, P., van de Loo, J., Poliwoda, H., Pezold, F.A., Praetorius, F. & Zekorn, D. (1966). Zur thrombolytischen Therapie des frischen Herzinfarktes. I. Einführung, Behandlungspläne, allgemeine klinische Ergebnisse [On thrombolytic therapy of a recent myocardial infarct. I. Introduction, treatment plans, general clinical results]. *Dtsch Med Wochenschr, 91*, 581–587.

Schöne-Seifert, B., Friedrich, D.R. & Reichard, J.O. (2015). CAM-Präparate als therapeutische Placebos: wissenschaftstheoretische und medizinethische Überlegungen. *ZEFQ, 109*, 245–254.

Schreyögg, J. & Milstein, R. (2020). Bedarfsgerechte Gestaltung der Krankenhausvergütung – Reformvorschläge unter der Berücksichtigung von Ansätzen anderer Staaten. Gutachten im Auftrag der Techniker Krankenkasse. https://www.tk.de/resource/blob/2090886/90a4ec1624cb79d28da08e0edab46328/gutachten-der-krankenhausfinanzierung-2020-data.pdf (22.11.2022).

Schubert, I., Stelzer, D., Siegel, A., Köster, I., Mehl, C., Ihle, P., Günster, C., Dröge, P., Klöss, A., Farin-Glattacker, E., Graf, E. & Geraedts, M (2021). Ten-year evaluation of the population-based integrated health care system »Gesundes Kinzigtal«. *Dtsch Arztebl Int, 118*, 465–467.

SCOAP Collaborative, Cuschieri, J., Florence, M., Flum, D.R., Jurkovich, G.J., Lin, P., Steele, S.R., Symons, R.G. & Thirlby, R. (2008). Negative appendectomy and imaging accuracy in the Washington State Surgical Care and Outcomes Assessment Program. *Ann Surg, 248*, 557–563.

Scott-Samuel, A. (2003). Less medicine, more health: a memoir of Ivan Illich. *J Epidemiol Community Health, 57*, 935.

Segnan, N., Senore, C., Andreoni, B., Arrigoni, A., Bisanti, L., Cardelli, A., Castiglione, G., Crosta, C., DiPlacido, R., Ferrari, A., Ferraris, R., Ferrero, F., Fracchia, M., Gasperoni, S., Malfitana, G., Recchia, S., Risio, M. & Rizzetto, M. (2007). SCORE3 Working Group-Italy. Comparing attendance and detection rate of colonoscopy with sigmoidoscopy and FIT for colorectal cancer screening. *Gastroenterology, 132*, 2304–2312.

Semmelweis, I.P. (1861). *Die Ätiologie, der Begriff und die Prophylaxe des Kindbettfiebers*. Pest, Wien, Leipzig: Hartleben. Deutsches Textarchiv. http://www.deutschestextarchiv.de/semmelweis_kindbettfieber_1861 (22.11.2022).

Sepkowitz, K.A. (2011). One Hundred Years of Salvarsan. *NEJM, 365*, 291–293.

Severson, A. (2020). Profiles in Nursing. Evelyn Lundeen. https://www.workingnurse.com/articles/evelyn-lundeen-rn-1900-1963-and-premature-infants/ (22.11.2022).

Shahvisi A. (2019) Medicine is Patriarchal, But Alternative Medicine is Not the Answer. *J Bioeth Inq, 16*, 99–112.

Shariff, F., Carter, J., Dow, C., Polley, M., Salinas, M. & Ridge, D. (2009). Mind and Body Management Strategies for Chronic Pain and Rheumatoid Arthritis. *Qual Health Res, 19*, 1037–1049.

Sharma, R., Kumar, P., Prashanth, S.P. & Belagali, Y. (2020). Dual Antiplatelet Therapy in Coronary Artery Disease. *Cardiol Ther, 9*, 349–361.

Shermer, M. & Traynor, L. (2000). *Heilungsversprechen. Zwischen Versuch und Irrtum*. Aschaffenburg: Alibri.

Sherrod, M.M. (2017). The History of Cesarean Birth From 1900 to 2016. *J Obstet Gynecol Neonatal Nurs, 46*, 628–636.

Shi, L. (2012). The impact of primary care: a focused review. *Scientifica (Cairo)*, 432892.

Sridharan, K. & Sivaramakrishnan, G. (2016). Therapeutic clowns in pediatrics: a systematic review and meta-analysis of randomized controlled trials. *Eur J Pediatr, 175,* 1353–1360.

Siegel, R.L., Miller, K.D., Fuchs, H.E. & Jemal, A. (2021). Cancer Statistics, 2021. *CA Cancer J Clin, 71,* 7–33.

Siegel, R.L., Miller, K.D., Goding Sauer, A., Fedewa, S.A., Butterly, L.F., Anderson, J.C., Cercek, A., Smith, R.A. & Jemal, A. (2020). Colorectal cancer statistics, 2020. *CA Cancer J Clin, 70,* 145–164.

Siegrist, J. (2011). *Gesundheit für alle? Die Herausforderung sozialer Ungleichheit.* Darmstadt: Wissenschaftliche Buchgesellschaft.

Sikri, N. & Bardia, A. (2007). A history of streptokinase use in acute myocardial infarction. *Tex Heart Inst J, 34,* 318–327.

Silver, J.R. (2005). History oft the treatment of spinal injuries. *Postgrad Med J,* 81, 108–114.

Silverman, W.A. (1977). The lesson of retrolental fibroplasia. *Sci Am, 236,* 100–107.

Simon, J.B. (1985). Occult blood screening for colorectal carcinoma: a critical review. *Gastroenterology, 88*(3), 820–837.

Simon, M. (2020). Das DRG-Fallpauschalensystem für Krankenhäuser. Kritische Bestandsaufnahme und Eckpunkte für eine Reform der Krankenhausfinanzierung jenseits des DRG-Systems, Working Paper der HBS-Forschungsförderung Nr. 196. https://www.boeckler.de/fpdf/HBS-007898/p_fofoe_WP_196_2020.pdf (20.11.2022)

Simonton, O.C., Matthews-Simonton, S. & Sparks, T.F. (1980). Psychological intervention in the treatment of cancer. *Psychosomatics, 21,* 226–227; 231–233.

Sinclair, V.G., Blackburn, D.S. (2008). Adaptive coping with rheumatoid arthritis: the transforming nature of response shift. *Chronic Illness, 4,* 219–230.

Singer, D., Thiede, L.P. & Perez, A. (2021). Erwachsene mit Frühgeburtsanamnese. *Dtsch Arztebl, 118,* 521–527.

Sinnaeve, P.R. & Adriaenssens, T. (2021). Dual Antiplatelet Therapy De-escalation Strategies. *Am J Cardiol, 144*(Suppl. 1), S23–S31.

Skyler, J.S. (2018). Hope vs Hype: where are we in type 1 diabetes? *Diabetologia, 61,* 509–516.

Smilowitz, N.R. & Feit, F. (2016). The History of Primary Angioplasty and Stenting for Acute Myocardial Infarction. *Curr Cardiol Rep, 18,* 5.

Smith, C.A. (2003). Homoeopathy for induction of labour. *Cochrane Database Syst Rev,* (4), CD003399.

Smith, K.R. & Sampson, W. (2008). Word Use and Semantics in Alternative Medicine: A Survey of Editors of Medical and Related Journals. *Medscape J Med, 10,* 125.

Smith, R. (2019). The most devastating critique of medicine since Medical Nemesis by Ivan Illich in 1975. https://blogs.bmj.com/bmj/2019/02/13/richard-smith-most-devastating-critique-medicine-since-medical-nemesis-ivan-illich/ (22.11.2022).

Snyder, M.J., Guthrie, M. & Cagle, S. (2018). Acute Appendicitis: Efficient Diagnosis and Management. Am Fam Physician, 98, 25–33.

Sørbye, I.K., Bains, S., Vangen, S., Sundby, J., Lindskog, B. & Owe, K.M. (2022). Obstetric anal sphincter injury by maternal origin and length of residence: a nationwide cohort study. *BJOG, 129,* 423–431.

Søreide, K. (2015). The research conundrum of acute appendicitis. *Br J Surg, 102,* 1151–1152.

Sorensen, P.S., Sellebjerg, F., Hartung, H.P., Montalban, X., Comi, G. & Tintoré, M. (2020).

The apparently milder course of multiple sclerosis: changes in the diagnostic criteria, therapy and natural history. *Brain, 143*, 2637–2652.

Soran, O., Feldman, A.M. & Cohen, H.A. (2000). Oculostenotic reflex and iatrogenosis fulminans. *Circulation, 101*, E198–E199.

Spector, M. (2020, 4. Dez.). How the fight against COVID-19 is bringing about a perilous rise in preventable diseases in poorer Nations. *The New Yorker*.

Spiro, S.G. & Silvestri, G.A. (2005). One hundred years of lung cancer. *Am J Respir Crit Care Med, 172*, 523–529.

Sporn, M.B. (1996). The war on cancer. *The Lancet, 347*, 1377–1381.

Spree, R. (1998). Der Rückzug des Todes: der epidemiologische Übergang in Deutschland während des 19. und 20. Jahrhunderts. *Hist Soc Res, 23*(1/2), 4–43.

Stamer, M., Schmacke, N. & Richter, P. (2013). Noncompliance: A Never-Ending-Story. Understanding the Perspective of Patients with Rheumatoid Arthritis. *FQS 14*(3), Art. 7. https://www.qualitative-research.net/index.php/fqs/article/view/1932 (22.11.2022).

Stamm, T., Lovelock, L., Stew, G., Nell, V., Smolen, J., Jonsson, H., Sadlo, G. & Machold, K. (2008). I Have Mastered the Challenges of Living With a Chronic Disease: Life Stories of People With Rheumatoid Arthritis. *Qualitat Health Res, 18*, 658–669.

Steinbrook, R., Kassirer, J.P. & Angell, M. (2015). Justifying conflicts of interest in medical journals: a very bad idea. *BMJ, 350*, h2942.

Stelwagen, J., Lubberts, S., Steggink, L.C., Steursma, G., Kruyt, L.M., Donkerbroek, J.W., van Roon, A.M., van Gessel, A.I., van de Zande, S.C., Meijer, C., Gräfin Zu Eulenburg, C.H, Oosting, S.F., Nuver, J., Walenkamp, A.M.E., Jan de Jong, I., Lefrandt, J.D. & Gietema, J.A. (2020). Vascular aging in long-term survivors of testicular cancer more than 20 years after treatment with cisplatin-based chemotherapy. *Br J Cancer, 123*, 1599–1607.

Stephenson, A., Eggener, S.E., Bass, E.B., Chelnick, D.M., Daneshmand, S., Feldman, D., Gilligan, T., Karam, J.A., Leibovich, B., Liauw, S.L., Masterson, T.A., Meeks, J.J., Pierorazio, P.M., Sharma, R. & Sheinfeld, J. (2019). Diagnosis and Treatment of Early Stage Testicular Cancer: AUA Guideline. *J Urol, 202*, 272–281.

Streicher, M.-H. & Streicher, H.-J. (1981). Schulmedizin oder Naturheilverfahren – eine falsche Alternative (S. 40–45). In S. Lundt (Hrsg.), *Rebellion gegen das Valiumzeitalter. Überlegungen zur Gesundheitsbewegung*. Berlin: Verlagsgesellschaft Gesundheit.

Strøm, C., Rasmussen, L.S. & Sieber, F.E. (2014). Should general anaesthesia be avoided in the elderly? *Anaesthesia, 69*(Suppl. 1), 35–44.

Sudlow, A., Tuffaha, H., Stearns, A.T. & Shaikh, I.A. (2018). Outcomes of surgery in patients aged ≥90 years in the general surgical setting. *Ann R Coll Surg Engl, 100*, 172–177.

Sugarman, J. (2003). Informed Consent, Shared Decision Making, and Complementary and Alternative Medicine. *J Law M Ethics, 31*, 247–250.

Sussman, B.J. & Fitch, T.S. (1958). Thrombolysis with fibrinolysin in cerebral arterial occlusion. *J Am Med Assoc, 167*, 1705–1709.

Szreter, S. (1988). The Importance of Social Intervention in Britain's Mortality Decline c. 1840–1914: a Re-interpretation of the Role of Public Health. *Soc Hist Med, 1*, 1–37.

Takahashi, S., Metcalf, C.J.E., Ferrari, M.J., Tatem, A.J. & Lessler, J. The geography of measles vaccination in the African Great Lakes region. *Nat Commun, 8*, 15585.

Temel, J.S., Greer, J.A., Muzikansky, A., Gallagher, E.R., Admane, S., Jackson, V.A., Dahlin, C.M., Blinderman, C.D., Jacobsen, J., Pirl, W.F., Billings, J.A. & Lynch, T.J. (2010). Early palliative care for patients with metastatic non-small-cell lung cancer. *N Engl J Med, 363*, 733–742.

Ternyila, D. (2020, 4. Mai). Combination Regimes Inspire Hope for the treatment of Melanoma. https://www.targetedonc.com/view/new-combination-regimens-inspire-hope-for-melanoma-treatment (22.11.2022).

Teut, M. & Wilkens, J. (2005). *Homöopathische Schlaganfalltherapie*. Stuttgart: Hippokrates Verlag.

Thiele, H., Bauersachs, J., Mehilli, J., Möllmann, H., Landmesser, U. & Jobs, A. (2021). Kommentar zu den 2020er Leitlinien der Europäischen Gesellschaft für Kardiologie (ESC) zum Management des akuten Koronarsyndroms bei Patienten ohne persistierende ST-Strecken-Hebung. *Kardiologe, 15*, 19–31.

Thießen, M. (2013). Vom immunisierten Volkskörper zum »präventiven Selbst«. Impfen als Biopolitik und soziale Praxis vom Kaiserreich zur Bundesrepublik. *VfZ, 61*, 35–64.

Thießen, M. (2015). Infizierte Gesellschaften: Sozial- und Kulturgeschichte von Seuchen. *APuZ, 65* (20–21), 11–18.

Tintore, M., Vidal-Jordana, A. & Sastre-Garriga, J. (2019). Treatment of multiple sclerosis – success from bench to bedside. *Nat Rev Neurol, 15*, 53–58.

Topol, E.J. & Nissen, S.E. (1995). Our preoccupation with coronary luminology. The dissociation between clinical and angiographic findings in ischemic heart disease. *Circulation, 92*, 2333–2342.

Travis, L.B., Curtis, R.E., Storm, H., Hall, P., Holowaty, E., Van Leeuwen, F.E., Kohler, B.A., Pukkala, E., Lynch, C.F., Andersson, M., Bergfeldt, K., Clarke, E.A., Wiklund, T., Stoter, G., Gospodarowicz, M., Sturgeon, J., Fraumeni, J.F. Jr. & Boice, J.D. Jr. (1997). Risk of second malignant neoplasms among long-term survivors of testicular cancer. *J Natl Cancer Inst, 89*, 1429–1439.

Tribe, L. (2020). EASD 2020: Life Expectancy of People with Type 1 Diabetes (A Review of Hope). https://practicaldiabetic.com/2020/10/22 (22.11.2022).

Troianos, C. (2020). How Safe is Anesthesia? 5 Common Concerns. Familiy Medicine. https://health.clevelandclinic.org/safe-anesthesia-5-things-know/ (22.11.2022).

Trostle, J.A. (1988). Medical compliance as an ideology. *Soc Sci Med 27*, 1299–1308.

Twilhaar, E.S., Wade, R.M., de Kieviet, J.F., van Goudoever, J.B., van Elburg, R.M. & Oosterlaan, J. (2018). Cognitive Outcomes of Children Born Extremely or Very Preterm Since the 1990s and Associated Risk Factors: A Meta-analysis and Meta-regression. *JAMA Pediatr, 172*, 361–367.

UNAIDSGlobal (o.J.). HIV & AIDS statistics – Fact sheet. https://www.unaids.org/en/resources/fact-sheet (22.11.2022).

Universitätsklinikum Erlangen (o.J.). »die Wirksamkeit des Aethers in hiesiger Klinik […] zu erproben – die Einführung der Äthernarkose 1847. https://www.200.uk-erlangen.de/de/geschichte/momentaufnahmen-des-universitaetsklinikums-erlangen/einfuehrung-der-aethernarkose/index.html (22.11.2022).

United States, Congress, Office of Technology Assessment (1978, Sept.). Assessing the Efficacy and Safety of Medical Technologies. Report. https://ota.fas.org/reports/7805.pdf (22.11.2022).

Unschuld, P. (2013). *Traditionelle Chinesische Medizin*. München: C.H. Beck.

van de Luijtgaarden, M.W., Jager, K.J., Segelmark, M., Pascual, J., Collart, F., Hemke, A.C., Remón, C., Metcalfe, W., Miguel, A., Kramar, R., Aasarød, K., Abu Hanna, A., Krediet, R.T., Schön, S., Ravani, P., Caskey, F.J., Couchoud, C., Palsson, R., Wanner, C., Finne,

P. & Noordzij, M.T. (2016). rends in dialysis modality choice and related patient survival in the ERA-EDTA Registry over a 20-year period. *Nephrol Dial Transplant, 31*, 120–128.

van Houdt, C.A., Oosterlaan, J., van Wassenaer-Leemhuis, A.G., van Kaam, A.H. & Aarnoudse-Moens, C.S.H. (2019). Executive function deficits in children born preterm or at low birthweight: a meta-analysis. *Dev Med Child Neurol, 9*, 1015–1024.

van Wijhe, M., McDonald, S.A., de Melker, H.E., Postma, M.J. & Wallinga, J. (2016). Effect of vaccination programmes on mortality burden among children and young adults in the Netherlands during the 20th century: a historical analysis. *Lancet Infect Dis, 16*, 592–598.

Vartiainen, E. (2018). The North Karelia Project: Cardiovascular disease prevention in Finland. *Glob Cardiol Sci Pract*, (2), 13. https://doi.org/10.21542/gcsp.2018.13

Vecchio, I., Tornali, C., Bragazzi, N.L. & Martini, M. (2018). The Discovery of Insulin: An Important Milestone in the History of Medicine. *Front Endocrinol (Lausanne), 9*, 613. https://doi.org/10.3389/fendo.2018.00613

Ventegodt, S., Morad, M., Hyam, E. &Merrick, J. (2004). Clinical Holistic Medicine: Induction of Spontaneous Remission of Cancer by Recovery of the Human Character and the Purpose of Life (the Life Mission). *Scientific World Journal, 4*, 362–377.

Ventola, C.L. (2010a). Current Issues Regarding Complementary and Alternative Medicine (CAM) in the United States Part 2: Regulatory and Safety Concerns and Proposed Governmental Policy Changes with Respect to Dietary Supplements. *P T, 35*, 514–522.

Ventola, C.L. (2010b) Current Issues Regarding Complementary and Alternative Medicine (CAM) in the United States. Part 3: Policies and Practices Regarding Dietary Supplements In Health Care Facilities. *P T, 35*, 570–576.

Ventola, C.L. (2015a). The antibiotic resistance crisis: part 1: causes and threats. *P T, 40*, 277–283.

Ventola, C.L. (2015b) The antibiotic resistance crisis: part 2: management strategies and new agents. *P T, 40*, 344–352.

Viana-Tejedor, A., Loughlin, G., Fernández-Avilés, F. & Bueno, H. (2015). Temporal trends in the use of reperfusion therapy and outcomes in elderly patients with first ST elevation myocardial infarction. *Eur Heart J Acute Cardiovasc Care, 4*, 461–467.

Vilos, G.A. (1998). The history of the Papanicolaou smear and the odyssey of George and Andromache Papanicolaou. *Obstet Gynecol, 91*, 479–483.

Virchow, R. (1858). Vortrag vor der Berliner Gesellschaft für Geburtshilfe. http://www.pathologie.uni-wuerzburg.de/geschichte/virchow-in-wuerzburg/forschung/puerperalsepsis/virchow-zitate/ (22.11.2022).

von Wernsdorff, M., Loef, M., Tuschen-Caffier, B. & Schmidt, S. (2021). Effects of open-label placebos in clinical trials: a systematic review and meta-analysis. *Sci Rep, 11*, 3855.

Vyse, S.A. (1997). *Die Psychologie des Aberglaubens*. Basel: Birkenhäuser.

Wallace, A.S. & Rocque, G.B. (2020). Why Aren't We Choosing Wisely? *JCO Oncol Pract, 16*, 443–445.

Waldum-Grevbo, B., Leivestad, T., Reisæter, A.V. & Os, I. (2015). Impact of initial dialysis modality on mortality: a propensity-matched study. *BMC Nephrol, 16*, 179.

Walker, A.R.P. & Segal, I. (1995). Appendicitis: an African perspective. *JRSocMed, 88*, 616–619.

Walsh, D. (2015). Psychiatric deinstitutionalisation in Ireland 1960–2013. *Irish Journal of Psychological Medicine, 32*, 47–352.

Wasem, J. (2020). Systeme der Krankenhausfinanzierung. In J. Klauber, M. Geraedts, J. Friedrich, J. Wasem & A. Beivers (Hrsg.) *Krankenhaus-Report 2020* (S. 41–51). Berlin, Heidelberg: Springer.

Watson, O.J., Barnsley, G., Toor, J., Hogan, A., Winskill, P. & Ghani, A.C. (2022). Global impact oft he first year of COVID-19 vaccination: a mathematical modelling study. *Lancet Infect Dis, 22*(9), 1293-1302.

Weerink, L.B.M., Gant, C.M., van Leeuwen, B.L., de Bock, G.H., Kouwenhoven, E.A. & Faneyte, I.F. (2018). Long-Term Survival in Octogenarians After Surgical Treatment for Colorectal Cancer: Prevention of Postoperative Complications is Key. *Ann Surg Oncol, 25*(13), 3874–3882.

Wehkamp, K.-H. (1981). Alternative und/oder Widerspruch. In S. Lundt (Hrsg.), R*ebellion gegen das Valiumzeitalter. Überlegungen zur Gesundheitsbewegung* (S. 213–217). Berlin: Verlagsgesellschaft Gesundheit.

Weigart, C. (1880). Ueber die pathologischen Gerinnungs-Vorgänge. *Arch Path Anat (Virchow), 79*, 87–123.

Welt, A., Bogner, S., Arendt, M., Kossow, J., Huffziger, A., Pohlkamp, C., Steiniger, H., Becker, U., Alashkar, F., Kohl, M., Wiesweg, M., Richly, H., Hense, J., Scheulen, M.E., Schuler, M., Seeber, S. & Tewes, M. (2020). Improved survival in metastatic breast cancer: results from a 20-year study involving 1033 women treated at a single comprehensive cancer center. *J Cancer Res Clin Oncol, 14*, 1559–1566.

Wennberg, J., Gittelsohn, A. (1973). Small area variations in health care delivery. *Science, 182*, 1102–1108.

Wernli, K.J., Henrikson, N.B., Morrison, C.C., Nguyen, M., Pocobelli, G., Blasi, P.R. (2016). Screening for Skin Cancer in Adults: Updated Evidence Report and Systematic Review for the US Preventive Services Task Force. *JAMA, 316*, 436–447.

Weymayr, C. (2013). Scientabilität – ein Konzept zum Umgang der EbM mit homöopathischen Arzneimitteln? *ZEfQ, 107*, 606–610.

Whitelaw, A. & Sleath, K. (1985). Myth of the marsupial mother: home care of very low birth weight babies in Bogota, Colombia. *Lancet, 325*, 1206–1208.

White House Commission on Complementary and Alternative Medicine Policy. (2002). Final Report. https://govinfo.library.unt.edu/whccamp/pdfs/fr2002_document.pdf (22.11.2022).

Witt, C.M., Bluth, M., Albrecht, H., Weisshuhn, T.E., Baumgartner, S. & Willich, S.N. (2007). The in vitro evidence for an effect of high homeopathic potencies – a systematic review of the literature. *Complement Ther Med, 15*, 128–138.

WHO (2019a). Evidence and resources to act on health inequities, social determinants and meet the SDGs. https://www.euro.who.int/__data/assets/pdf_file/0009/397899/20190218-h1740-sdg-resource-pack-2.pdf (22.11.2022).

WHO (2019b). Global report on traditional and complementary medicine 2019. https://www.who.int/publications/i/item/978924151536 (22.11.2022).

WHO Immediate KMC Study Group. (2021). Immediate »Kangaroo Mother Care« and Survival of Infants with Low Birth Weight. *N Engl J Med, 384*, 2028–2038.

Wildrick, D.M. (1989). Molecular genetic studies of colon cancer. *Hematol Oncol Clin North Am, 3*, 1–18.

Wilkens, J. (o.J.). Über mich https://www.drjohanneswilkens.de/%C3%BCber-mich/ (22.11.2022).

Wilkens, J. & Böhm, G. (2006). *Misteltherapie bei Krebs. Die sanfte Revolution*. München: Kösel.

Wilkens, J. & Meyer, F. (2021). *Corona natürlich behandeln: Covid-19 ganzheitlich verstehen, vorbeugen, heilen*. Aarau: At Verlag.

Willeford, W.G., Bachmann, L.H. (2016). Syphilis ascendant: a brief history and modern trends. *Tropical Diseases, Travel Medicine and Vaccines, 2*, 20.

Wilson, R.A. (1963). *Feminine Forever*. New York: Evans.

Windeler, J. (2007). Placebo-Effekte. *ZEFQ, 101*, 307.e1–307.e7.

Wise, J. (2017). Choosing Wisely: how the UK intends to reduce harmful medical overuse. *BMJ, 356*, j370. https://doi.org/10.1136/bmj.j370

Witt, C. (2015, 25. Juni). Ist das bei Chirurgen so anders? *Züricher Tagesanzeiger*.

Witt, C.M., Bluth, M., Albrecht, H., Weisshuhn, T.E., Baumgartner, S., Willich, S.N. (2007). The in vitro evidence for an effect of high homeopathic potencies – A systematic review of the literature. *Complement Ther Med, 15*, 128–138.

Wright, P. (2003). Ivan Illich – Obituary. *Lancet, 361*, 185.

Wurster, J. (2007). Die homöopathische Behandlung und Heilung von Krebs und metastasierter Tumore (2. Aufl.). Buchendorf: Verlag Peter Irl.

Yaqub, O., Castle-Clarke, S., Sevdalis, N. & Chataway, J. (2014). Attitudes to vaccination: a critical review. *Soc Sci Med, 112*, 1–11.

Yeh, J.M., Ward, Z.J., Chaudhry, A., Liu, Q., Yasui, Y., Armstrong, G.T., Gibson, T.M., Howell, R., Hudson, M.M., Krull, K.R., Leisenring, W.M., Oeffinger, K.C. & Diller, L. (2020). Life Expectancy of Adult Survivors of Childhood Cancer Over 3 Decades. *JAMA Oncol, 6*, 350–357.

Yin, S.H., Xu, P., Wang, B., Lu, Y., Wu, Q.Y., Zhou, M.L., Wu, J.R., Cai, J.J., Sun, X. & Yuan, H. (2019). Duration of dual antiplatelet therapy after percutaneous coronary intervention with drug-eluting stent: systematic review and network meta-analysis. *BMJ, 365*, 2222.

Young, I.R., Hall, A.S., Pallis, C.A., Legg, N.J., Bydder, G.M. & Steiner, R.E. (1981). Nuclear magnetic resonance imaging of the brain in multiple sclerosis. *Lancet, 318*, 1063–1066.

Younge, N., Goldstein, R.F., Bann, C.M., Hintz, S.R., Patel, R.M., Smith, P.B., Bell, E.F., Rysavy, M.A., Duncan, A.F., Vohr, B.R., Das, A., Goldberg, R.N., Higgins, R.D. & Cotton, C.M.; Eunice Kennedy Shriver National Institute of Child Health and Human Development Neonatal Research Network (2017). Survival and Neurodevelopmental Outcomes among Periviable Infants. *N Engl J Med, 376*, 617–628.

Zander, B. Köppen, J. & Busse, R. Personalsituation in deutschen Krankenhäusern in internationaler Perspektive. In J. Klauber, M. Geraedts, J. Friedrich & J. Wasem (Hrgs), *Krankenhaus-Report 2017* (S. 61–78). Stuttgart: Schattauer.

Zentrum für Krebsregisterdaten (o.J.a). Brustkrebs (Mammakarzinom). www.krebsdaten.de/Krebs/DE/Content/Krebsarten/Gebaermutterhalskrebs/gebaermutterhals krebs_node.html (22.11.2022).

Zentrum für Krebsregisterdaten (o.J.b). Malignes Melanom der Haut. www.krebsdaten.de/Krebs/DE/Content/Krebsarten/Melanom/melanom_inhalt.html (22.11.2022).

Zhang, J., Chen, G., Li, Z., Zhang, P., Li, X., Gan, D., Cao, X., Du, H., Zhang, J., Zhang, L. & Ye, Y. (2020). Colonoscopic screening is associated with reduced Colorectal

Cancer incidence and mortality: a systematic review and meta-analysis. *J Cancer, 11*, 5953–5970.

Zimmerman, D. R. & Guttman, N. (2001). »Breast is best«: knowledge among low-income mothers is not enough. *J Hum Lact, 17*, 14–19.

Zinkler, M. & von Peter, S. (2019). Ohne Zwang – ein Konzept für eine ausschließlich unterstützende Psychiatrie. *Recht und Psychiatrie, 37*, 203–209.

Zou, K., Wong, J., Abdullah, N., Chen, X., Smith, T., Doherty, M. & Zhang, W. (2016). Examination of overall treatment effect and the proportion attributable to contextual effect in osteoarthritis: meta-analysis of randomised controlled trials. *Ann Rheum, 75*, 1964–1970.